가장 건강에 좋은 자연식 해독으로 노화를 늦춘다!

노화는 느리게
해독은 빠르게
몸은_ 가볍게

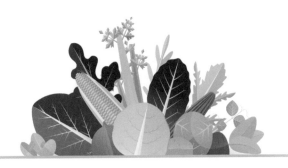

가장 건강에 좋은 자연식 해독으로 노화를 늦춘다!

노화는 느리게
해독은 빠르게
몸은__가볍게

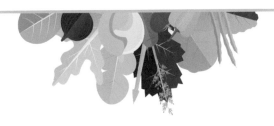

·· 방성혜 지음 ··

트로이목마

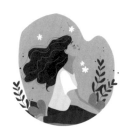

| 이제는 다른 의미가 되어 버린 60세 |

사람의 일생에서 60이라는 나이는 예나 지금이나 특별한 의미를 지닌다. 과거에는 60년을 모두 채우고 61세가 되는 해에 환갑잔치를 열어 장수를 축하했다. 평균수명이 짧았기에 60세까지 산다는 것은 대단한 복과 행운이 있어야 가능하다고 여겼기 때문이다.

그러나 현대에 들어 60세의 의미는 완전히 달라졌다. 최근 통계에 따르면, 취업자 수가 가장 많은 연령대가 놀랍게도 60대 이상이라고 한다. 2024년을 기준으로 했을 때, 전체 취업자 중 60대 이상이 674만 9천 명이다. 전체의 23.4%를 차지하면서 처음으로 모든 연령대를 제치고 1위를 기록했다고 한다. 이는 전체 취업자의 약 4명 중 1명이 60대 이상이라는 뜻이다.

경제활동이 가장 활발할 것 같은 연령대가 30대나 40대일 것 같은데 오히려 60대가 가장 높은 비중을 차지한다니, 참 놀라운 일이다. 그 배경에는 평균수명의 증가가 자리하고 있다. 조선 시대 사람들의 평균수명은 약 35세로, 60세까지 사는 것은 매우 드문 일이었다. 그러나 현대에는 평균수명이 남성 약 80세, 여성 약 86세로 크게 늘어났다. 이제 60세는 단순히 오래 살았다는 것을 넘어서 새로운 인생의 시작점으로 여겨진다.

더 나아가, 지금의 60대는 과거와 비교해 건강 상태도 훨씬 좋아졌다. 평균수명이 길어진 지금의 60대는 과거의 40대와 비슷한 신체적 활력을 지녔다고 볼 수 있지 않을까? 이제 60대는 단순히 생존을 넘어 가장 왕성하게 경제활동을 이어 가는 연령대로 자리잡았다.

| 저속 노화 열풍의 이유는? |

그렇다면 이렇게 활발하게 일하는 분들의 최고 관심사는 무엇일까? 당연히 건강하게 오래 사는 것이다. 그저 오래 사는 것은 중요하지 않다. '건강하게' 오래 사는 것이 중요하다.

이런 관심사를 반영한 최근의 트렌드가 바로 저속 노화이다. 저속 노화란 말 그대로, 건강하고 활력 있게 나이 드는 것을 목표로 한다. 이 트렌드는 인기를 넘어 이제 열풍을 불러일으키는 것 같다. 왜 사람들은 저속 노화에 이렇게 큰 관심을 보이는 것일까?

그 이유는 간단하다. 나이 드는 속도를 늦추는 것, 즉 평균수명 80세 이

상의 시대에 아프고 골골대며 오래 사는 것이 아니라, 기왕이면 건강하게 오래 살고 싶은 욕구에 부합하기 때문이다. 비슷한 개념으로 과거에 '안티에이징Anti-aging'이라는 단어가 유행했었다. 그런데 이 단어에는 노화에 대한 거부감이 녹아들어 있다. 반면에 저속 노화는 자연스럽게 노화를 받아들이되, 속도를 늦추면서 삶의 질을 높이는 데 초점을 맞추고 있는 것으로 보인다.

그렇다고 저속 노화가 60대에만 해당되는 것은 절대 아니다. 젊은 사람들에게도 꽤나 인기가 높다. 왜냐하면 웰빙에 대한 욕구가 높아진 데다, 젊은 세대에서도 비만, 고혈압, 당뇨와 같은 만성질환 발병률이 증가하고 있기 때문이다. 요즘은 40대부터 혈압약을 먹기 시작한다는 환자의 이야기를 심심찮게 듣게 된다. 당뇨병, 고혈압, 대사질환 등 만성질환에 노출된 젊은층이 늘면서 건강에 대한 경각심이 높아졌다. 저속 노화는 이러한 질병을 예방하고 건강한 삶을 유지하는 데 도움이 된다고 생각하기 때문에 젊은층에서도 큰 인기를 끌고 있다.

| 독소는 당신의 젊음을 훔치는 범인! |

그런데 여기서 우리가 주목해야 할 사실이 하나 있다. 바로 노화를 가속화시키는 주요 원인 중 하나가 바로 '체내에 쌓인 독소'라는 것이다. 양질의 영양분 섭취도 중요하다. 하지만 우리 몸에 축적된 독소를 제거하는 것역시 그에 못지않게 중요하다.

일상생활에서 우리는 다양한 독소에 노출된다. 가공식품의 첨가물과 방부제, 불규칙한 식습관으로 인한 소화장애, 미세먼지와 화학물질로 인한 환경오염, 그리고 만성 스트레스 등이 독소 축적의 주요 원인이다. 소화기, 호흡기, 피부에 쌓인 독소가 배출되지 못하면 여러 문제를 일으킨다.

체내에 쌓인 독소는 장기 기능을 저하시키고 염증을 유발한다. 이는 장기능 저하, 면역력 감소, 피부 노화, 만성피로 등으로 이어지면서 결과적으로 노화를 가속화한다. 독소가 제대로 배출되지 않으면 '저속 노화'가 아닌 '고속 노화'가 진행되는 셈이다.

따라서 건강하게 천천히 늙어 가기 위해서는 적절한 영양 섭취와 함께 효과적인 해독이 필수적이다. 최근에는 단순히 영양제를 섭취하는 것보다 염증을 제거하는 해독에 더 주목해야 한다는 의견이 늘고 있다. 이는 저속 노화의 비결이 적절한 영양 섭취와 효과적인 해독의 균형에 있음을 시사하는 것이다.

| 자연 유래 해독법이 담긴 《동의보감》 |

이 책에서는 느린 노화와 건강한 노화를 위해 '해독解毒'이라는 것에 초점을 맞춰 보고자 한다. 특히 《동의보감東醫寶鑑》에 기반한 자연 유래 해독법에 대해 소개한다. 《동의보감》이라는 책의 내용을 자세히 살펴보면, 인체의 '해독 메커니즘'을 깊이 있게 다룬 해독 의학서임을 알 수 있기 때문이다.

《동의보감》에는 인체에 쌓인 독소의 문제점을 언급한, "사람의 몸은 맑아지기는 어렵고 흐려지기는 쉽다."라는 구절이 있다. 여기서 흐려진다는 것은 바로 독소에 의해 흐려진다는 것을 말한다.

사람의 몸은 가만히 있으면 독소에 의해 흐려진다. 계속해서 노력해야 맑아진다는 것이다. 《동의보감》의 핵심 내용은 몸에 쌓인 독소를 어떻게 배출해서 몸을 맑게 유지할 수 있는가에 대한 해답을 제시하는 것이라 해도 과언이 아니다.

《동의보감》에서는 어떤 독소가 문제가 된다고 말하고 있을까? 어떤 방법으로 배출하라고 이야기하고 있을까? 이에 대한 상세한 이야기를 이제부터 펼쳐 보려고 한다. 가장 자연 유래적인 해독법이 궁금한 분이라면 이 책의 내용에서 많은 힌트를 얻을 수 있을 것이다. 집에서 당장 실천할 수 있는 해독법에 대해서도 상세히 실어 놓았다. 해독이 빠를수록 노화는 느려지고, 당연히 몸은 가벼워진다는 사실을 꼭 기억하자.

그럼, 지금부터 저속 노화를 위한 해독 여행을 함께 떠나 보자.

Contents

Contents

CHAPTER 02. 내 몸 안의 독소를 제거하는 방법

CHAPTER 03. 저속 노화를 위한 맞춤 해독 플랜

CHAPTER 04. 해독 후, 가벼워진 내 몸 유지하기

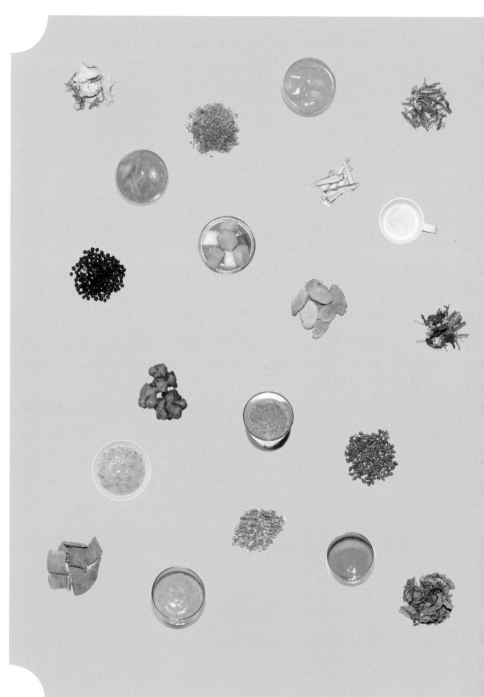

CHAPTER 01———

문제는
내 몸 안의 독이다

기대수명이 아닌 건강수명을 늘려야!

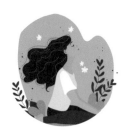

| 60대인 줄 알았어요! |

한의원에서 환자를 진료하다 보면 가끔 놀라운 경험을 하기도 한다. 처음 오신 환자분과 이야기를 나누다 차트에 적힌 나이를 확인하고 깜짝 놀라는 경우가 있다. 환자의 얼굴만 보고 짐작한 나이와 실제 나이가 너무 달라서이다.

한번은 83세의 할머니가 한의원에 오신 적이 있었다. 차트에 적힌 나이를 제대로 보지 않은 채 대화를 시작했다. 한참 이야기를 이어 가다 차트의 나이를 확인하고 깜짝 놀랐다. 할머니의 나이가 83세였기 때문이다. 처음 얼굴만 보고 짐작했던 나이는 60대 후반 정도였다. 보청기도 착용하지 않았다는데 청력도 아주 좋았다. 무엇보다 매우 총명하셔서 젊은 사람과 대화하는 것 같았다. 군살 하나 없이 날씬한 체형도 놀라웠다. 혈압약이나 당뇨약 같은 양약을 드시냐고 여쭤 보니 전혀 드시지 않는다고 했다. 게다가 취미 생활로 주식 투자를 하신다는 이야기에 나의 놀라움은 극에 달했다.

너무 동안이신데 어떻게 이렇게 젊음을 유지하시는지 여쭤 보았다. 그러자 수줍게 웃으시면서 평생 소식小食을 했고 지금도 꾸준히 운동을 하고 있어서 그런 것 같다고 하셨다. 나는 이분을 보면서 '기대수명'과 '건강수명'이라는 두 개의 대비되는 용어가 떠올랐다.

| 건강수명을 기대수명만큼 늘려라 |

기대수명이라 함은, 앞으로 생존할 것으로 기대되는 평균 생존 연수를 말한다. 통계청 자료에 의하면, 2023년 우리나라 사람들의 기대수명은 83.5세에 도달했다고 한다. 80세가 넘는 나이에 도달했으니 선진국 수준에 이르렀다고 볼 수 있다.

그런데 이와는 약간 다른 '건강수명'이라는 개념이 있다. 건강수명이란, 기대수명에서 질병 또는 장애를 가진 기간을 제외한 수명을 말한다. 쉽게 말해 신체적으로나 정신적으로 특별한 이상 없이 건강하게 생활하는 기간을 말한다. 자료에 의하면, 한국인의 건강수명은 2021년에 72세에 이르렀다고 한다.

그렇다면 기대수명과 건강수명의 차이가 짧을수록 건강하게 오래 산다는 이야기인 셈이다. 기대수명이 길다고 좋은 것이 아니다. 건강수명이 길어야 좋은 것이다. 기대수명만 길고 건강수명이 짧다면 이는 오히려 불행한 일이 될 수 있다. 건강수명이 기대수명과 일치할수록 행복한 인생에 가까워질 수 있다.

바로 위에서 만난 할머니는 건강수명과 기대수명이 거의 일치하는 분이었다. 모든 분들이 이렇게 건강하게 살면 좋을 텐데, 통계에 의하면 꼭 그렇지만은 않은 것 같다. 자료에 의하면 기대수명과 건강수명의 격차는 2008년 11.94년에서 2020년 12.73년으로 더 벌어졌다고 한다. 기대수명이 늘어난만큼 건강수명도 늘어나야 하는데, 꼭 그렇지는 않다는 것이다. 이제는 건강수명을 늘리려는 노력이 필요한 시점이다.

| 유병장수의 고통 |

환자들과 이야기하다 보면 간혹 당황스러워 어떻게 대답을 해야 할지 모를 때가 있다. 연세가 지긋하신 분이 여기저기 아픈 곳을 이야기하다가 "에휴, 늙으면 그냥 빨리 죽어야 한다."는 말씀을 하실 때가 참 난감하다. 이럴 때는 뭐라고 답을 해드려야 할지 몰라, 그저 "무슨 그런 말씀을 하세요, 건강하게 오래 사셔야죠."라고만 대답한다.

진료 중에 특별하게 기억에 남는 환자분이 있었다. 이분은 50대 초반에 치매가 생긴 분이었다. 50대면 한창 사회적 활동을 할 나이인데, 어느 날 갑자기 쓰러진 후 알츠하이머 치매 진단을 받았다는 것이다. 나중에 알고 보니 회사에서 온갖 격무에 시달리던 중, 극심한 스트레스까지 겹치면서 발병을 했다고 한다. 지금은 60대의 나이에 이르렀는데 아내분이 지극 정성으로 간호를 하고 있었다. 남편의 체격은 건장했고, 아내의 체격은 왜소했다. 10여 년을 온 힘을 다해 보살피느라 아내분의 체력이 한계에 도달한 것으로 보였다. 남은 미래를 어떻게 보내야 할지 고민을 거듭하고 있다면서 씁쓸한 미소를 지으셨다.

예측하는 것은 힘들겠지만 치매에 걸린 남편분의 기대수명은 아직 많이 남아 보였다. 그런데 이분의 건강수명은 이미 50대에 끝난 상태였다. 이미 10년이 훌쩍 넘어 버렸는데, 남은 세월 동안 가족의 고통이 얼마나 클지 가늠하기도 힘들어 보였다.

| 무병장수의 비결은 덧셈이 아니라 뺄셈 |

유병장수의 고통이 얼마나 큰지는 굳이 더 설명하지 않아도 될 것 같다. 모든 분들이 무병장수를 기원한다. 그렇다면 어떻게 해야 무병장수 할 수 있을까? 어떻게 해야 기대수명과 건강수명을 최대한 일치시킬 수 있을까?

그 해답은 두 가지 키워드로 요약된다. 하나는 '영양'이고, 하나는 '해독'이다. 영양은 좋은 것을 섭취하는 것이고, 해독은 나쁜 것을 배출하는 것이다. 우리는 영양의 중요성을 강조하면서 해독의 필요성에도 관심을 기울여야 한다.

현대인은 건강 정보를 끊임없이 접하며, 무언가를 더 많이 섭취해야 한다고 생각하기 쉽다. 하지만 때로는 덜어내는 것이 더 큰 효과를 가져다 줄 수 있다. 나쁜 습관으로 인해 몸에 쌓이는 독소가 건강을 해치고 노화를 가속화한다. 그렇다면 10가지 좋은 것을 더하기보다 1가지 나쁜 것을 피하는 것이 더 중요하지 않을까?

과도한 식사, 당 섭취, 음주, 스트레스, 운동 부족 등은 독소를 쌓이게 하고, 그때마다 노화는 한 걸음 더 빠르게 진행된다. 무병장수를 위해서는 좋은 것을 채우는 것뿐 아니라 나쁜 것을 비워 내는 해독의 과정도 필요하다. 쌓이고 쌓인 몸의 독소와 마음의 독소를 제거해야 무병장수에 조금 더 가까워질 수 있기 때문이다.

인체의 네트워크를 이해하라

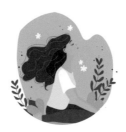

| 장염이 생기니 비염이 나아졌다? |

한 남성이 어느 날 상한 음식을 잘못 먹어서 장염에 걸리게 되었다. 배가 아프고 설사를 좍좍 해 대니 고생이 이만저만이 아니었다. 하루에도 몇 차례씩 끊임없이 이어지는 설사가 무척이나 힘들었다. 그렇게 며칠 고생한 후에야 겨우 장염이 낫게 되었다.

그런데 장염으로 고생했던 며칠 동안 그는 신기한 경험을 했다고 한다. 비록 복통과 설사가 힘들긴 했지만 지병 하나가 사라졌다는 것이다. 그는 평소 심한 비염을 앓고 있었다. 늘 코가 막혀 숨쉬기가 힘들어 항상 입을 벌리고 살아야 했다. 그런데 장염 때문에 설사를 하는 동안, 희한하게도 항상 막혀 있던 코가 뻥 뚫리더라는 것이다. 늘 숨쉬기 힘들던 코가 시원하게 뚫려서 그거 하나는 참 좋았다고 말했다.

하지만 장염이 낫고 설사가 그치자 불행히도 그의 코는 다시 막혀 버렸다. 더 이상 배가 아프지 않고 설사가 그친 것은 편하고 좋은데 코가 다시 막히자, 그 환자는 "이거 다시 장염에 걸려야 하는 거 아니냐."며 슬픈 농담을 던졌다.

과연 무슨 이유로 그의 코막힘 증세가 사라졌던 걸까? 실제로 비후성비염을 앓고 있는 환자에게 대변을 통하게 하는 처방을 써서 효과를 거두기도 한다. 평소 소화 기능이 떨어지고 대변이 원활하게 나오지 않는 환자가 비후성비염을 앓아서 늘 코막힘 증세가 있다면, 이런 경우 코에만 작용하는 처방을 쓰기보다는 소화기에 작용하는 한약을 쓴다. 왜냐하면, 소화기의 점막과 코의 점막은 서로 이어져 있다고 보기 때문이다.

이 환자는 담음, 식적, 어혈의 찌꺼기가 몸에 쌓여 있던 분이었다. (《동의보감》이 설명한 인체의 3대 독소인 담음, 식적, 어혈에 관한 자세한 설명은 뒤에 곧 이어진다.) 또한 이 찌꺼기가 소화기의 점막에도 가득 차 있었다. 아래 소화기에 가득 찬 독소는 위의 코의 점막까지 넘쳐 올라왔다. 그런데 장염을 앓으면서 설사로 변이 여러 차례 나가자 담음, 어혈, 식적의 찌꺼기가 덩달아 배설되었고, 그러면서 콧속의 점막이 부었던 것이 가라앉은 것이다. 하지만 며칠 동안의 설사로는 해결되지 않았기에 설사가 그치자 코막힘은 다시 재발하고 말았다.

이런 환자의 비염을 고치려면 대변으로 담음, 식적, 어혈을 배설하는 처방을 써야 한다. 코에 문제가 있다고 코에만 작용하는 약을 쓰지는 않는다는 것이다. 우리의 몸은 긴밀하게 이어져 있는 하나의 네트워크이기 때문이다.

| 자궁과 피부의 상관 관계 |

20대의 한 직장 여성은 안면홍조 때문에 늘 고민이었다. 술을 마시지 않았는데도 늘 얼굴이 붉어 어제 한잔 했냐는 놀림 아닌 놀림을 받아야 했고, 이제는 자존감이 낮아질 지경이 되었다. 화장을 해도 붉은 기가 잘 가려지지 않았고, 최근에는 여드름도 생기기 시작해 거울만 보면 너무 속상하다는 것이었다.

안면홍조와 여드름만이 문제는 아니었다. 그녀는 생리통도 심했다. 월경할 때만 되면 아랫배가 심하게 아파서 진통제가 없으면 견디기 힘들다고 했다. 한 알 먹던 진통제를 이제는 대여섯 알은 먹어야 겨우 통증이 가라앉았다. 거기에 변비도 심해서 일주일에 한두 번 대변을 볼까말까 했다.

본인이 생각하기에도 안면홍조와 여드름이 얼굴만의 문제가 아니구나 싶었다고 한다. 뭔가 내장을 바로잡아 주는 치료를 해야 이 얼굴도 깨끗해지지 않을까 싶어서 한의원을 내원하게 되었다고 한다.

그녀의 문제는 바로 자궁의 어혈이었다. 극심한 생리통을 일으키는 자궁의 어혈이 안면홍조와 여드름까지 일으킨 것이다. 자궁에 어혈이 있는데 그 어혈을 뚫고 생리혈이 나가려니 생리 때마다 아랫배에 심한 통증이 생겼다. 자궁에 어혈이 있으니 자궁 주위의 혈류 순환이 원활하지 못했고, 이로 인해 얼굴로 혈액이 정체되어 안면홍조와 여드름이 나타났다.

그녀가 열심히 여드름을 짜고 열심히 얼굴에 아이스팩을 한다고 해도 안면홍조와 여드름은 사라지지 않을 것이다. 왜냐하면 문제의 원인인 자궁의 어혈이 해결되지 않았기 때문이다.

| 문제는 내장 깊은 곳의 독소 |

인체는 머리, 몸통, 팔, 다리가 따로따로 존재하지 않는다. 마치 거대한 그물망처럼 서로 연결되어 있고, 끊임없이 혈血과 진액이 흐르고 있다. 심장에서 출발한 혈액이 손발 끝의 모세혈관까지 도달했다가 다시 심장으로 돌아오는 모습을 상상하면 된다.

> 「사람은 곡식에서 기(氣)를 얻는다. 곡식이 위(胃)에 들어오면 폐로 기운을 전해 주는데, 오장육부가 모두 이로써 기를 받게 된다. 그 중 맑은 기는 영기(榮氣)가 되고 탁한 기는 위기(衛氣)가 된다. 영기는 혈맥 속을 달리고 위기는 혈맥 밖을 달린다. 영기가 쉬지 않고 오십 도(度)를 돈 다음 다시 처음 시작한 데서 위기와 만나게 된다. 이렇게 영기와 위기가 이어져 흐르는 것이 하나의 동그란 고리와 같아서 돌고 도는 것이 끝이 없다.」
> (《동의보감》, 〈내경편〉, 기문)

사람을 살아가게 하는 영기와 위기는 각각 혈맥 속과 혈맥 밖을 달리는데 마치 거대한 파이프라인을 흐르듯 끝없이 이어져 흐르고 있다는 말이다. 문제는 이러한 파이프라인의 한 군데가 막혔을 때 일어난다. 한 군데에서 정체가 생겨 막혀 버리면 이 정체는 다른 부위에 영향을 미친다.

인체에 있어서 이렇게 막히는 부위는 눈에 보이는 표면일 수도 있고, 눈에 보이지 않는 내부일 수도 있다. 눈에 보이는 표면에서 막히면 원인을 쉽게 파악할 수 있다. 하지만 눈에 보이지 않는 내부가 막히면 원인 파악이 힘들다. 사람의 몸이 기계가 아니다 보니 뚜껑을 열고 들여다볼 수도 없는 노릇이기 때문이다.

눈에 보이지는 않는 내장 깊은 곳에서 독소가 쌓여 이것이 정체를 일으킨다면, 이것이 겉으로 드러나는 곳에서 문제를 일으킬 수도 있다. 그래서 간에서 정체가 생기면 안구 충혈이 생길 수도 있다. 신장에서 정체가 생기면 치흔설이 나타날 수도 있다. 자궁에서 정체가 생기면 안면홍조가 나타날 수도 있다. 대장에서 정체가 생기면 여드름이 생길 수도 있다.

따라서 눈에 보이는 병증을 아무리 치료해도 낫지 않는다면, 눈에 보이지 않는 깊은 곳 내장에 혹시 독소가 쌓여 있는 것은 아닌지 의심해 봐야 한다. 담음, 어혈, 식적의 독소가 오장육부 어딘가에 쌓여 동그란 고리처럼 계속 흐르는 기혈의 흐름을 막고 있는 것은 아닐까? 만일 그렇다면 이제는 시선을 돌려 보이지 않는 내장의 독소를 제거해야만 한다.

해독의 결정체 《동의보감》

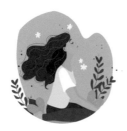

| 소화장애 치료로 7년 만에 아이를 갖다 |

결혼한 지 7년이 지난 어느 여성이 계속 임신이 되지 않아 고민이었다. 그녀는 간절히 임신을 원했지만 아무리 노력해도 아기는 생기지 않았다. 남편과 함께 수차례 불임클리닉을 다녔지만, 들려오는 말은 부부가 모두 지극히 건강한 상태라는 것뿐이었다. 두 사람이 그렇게 건강한데 왜 아이가 안 생길까 물어보면, 스트레스 때문이 아니겠냐며 마음을 편하게 먹고 기다려 보라는 답답한 말만 돌아왔다.

마음을 비우고 기다리기도 지쳐 아예 반쯤은 포기한 채로 지내던 어느 날, 평소 늘 그녀를 괴롭히던 소화장애만이라도 고쳐 봐야겠다 싶어서 한의원을 내원했다. 진찰한 결과 그녀는 전형적인 담음의 증세를 보이고 있었다. 조금만 과식하거나 조금만 스트레스를 받아도 잘 체했는데, 체할 때마다 속이 메슥거리고 머리가 어지러우며 손발이 싸늘해졌다. 차만 타면 멀미를 심하게 했고, 목에 뭐가 걸린 것처럼 항상 답답하고 이물감이 느껴졌다.

그녀가 말하는 증상을 들은 후, 그녀에게 담음을 제거하는 처방을 투여했다. 두세 달 열심히 한약을 복용한 후 그녀에게는 뜻밖의 결과가 생겼다. 바로 임신이 된 것이다. 마흔이 가까워져서 거의 포기하고 지내던 그녀에게 아기가 찾아온 것이다.

그녀에게 투여한 한약은 직접적으로 임신이 잘 되게 하는 약은 아니었다. 그저 담음이라는 찌꺼기를 제거하는 약이었을 뿐이다. 그런데 결과적으로 그녀는 임신이 되었다. 그 이유는 그녀의 몸이 깨끗해졌기 때문이었다. 그녀의 몸에 차 있던 담음이라는 찌꺼기가 제거되자 소화장애가 사라졌을 뿐만 아니라 생각지도 못했던 임신까지 성공하게 된 것이다.

| 비우고 없애는 《동의보감》의 치료 정신 |

《동의보감》이 추구하는 의학의 정신은 바로 이런 것이다. 환자의 몸을 더럽히고 있는 것이 있다면 이것을 찾아내서 제거하는 것이 치료의 우선이라는 것이다. 이렇게 해 주면 나머지 잡다한 증상들은 저절로 치료된다는 것이다. 이렇게 더러운 것을 제거한 후 새로운 것이 생겨나게 해 주는 것을 '거구생신去舊生新'이라고 한다. 낡은 것, 오래된 것, 즉 독소를 제거하는 거구去舊를 먼저 실행한 후에, 새로운 세포를 만드는 생신生新을 하라는 것이다.

거구가 우선이요, 생신은 그 다음이다.

> 「병을 치료하려면 먼저 그 본질을 치료한 후에 말단을 치료해야 한다. 말단을 먼저 치료한 후에 본질을 치료한다면, 병의 기운은 더욱 왕성해져서 질병은 더욱 심해질 것이다. 만약 그 본질을 먼저 다스린 후에 말단을 치료하면, 비록 수십 가지 증세가 있다 할지라도 모두 사라지게 될 것이다.」
> (《동의보감》, 〈잡병편〉, 용약문)

《동의보감》은 환자의 몸을 더럽히고 있는 찌꺼기의 실체가 무엇인지, 그리고 이 찌꺼기를 어떤 처방으로 청소해야 할지를 책장마다 설명하고 있는 책이다. 그렇다면 《동의보감》의 의학이 바로 '해독解毒' 의학이 아니고 무엇이겠는가! 해독은 독소를 제거하는 것이다. 《동의보감》은 사람을 병들게 만드는 독소를 담음, 어혈, 식적 세 가지로 구분하고 있다. 이 세 가지 독소를 어떻게 감별해서 어떤 처방으로 제거할지를 고민하는 의학이 바로 《동의보감》이 추구하는 의학이다.

> 「낡은 것을 쓸어 내어야 새로운 것이 생겨나게 되고 조금이라도 막힘이 없게 되니, 이것이 바로 몸을 새롭고 또 새롭게 만드는 자연의 법칙과도 맞는다. 의사가 이것을 알지 못하면 실로 의술이 없는 것이다.」
> (《동의보감》, 〈잡병편〉, 용약문)

낡은 것을 쓸어 내는 것, 몸을 막고 있는 찌꺼기를 청소하는 것, 즉 거구하는 것이 바로 의사가 꼭 알아야 하는 것이라고 강조하고 있다. 그러니 《동의보감》이 강조하는 것이 바로, 현대인이 그토록 관심 있어 하는 '해독' 이라고 할 수 있다.

| 성인聖人으로 거듭나기 |

대부분의 사람들은 큰 병에 걸린 후에야 건강의 소중함을 절실히 깨닫는다. 몸이 무척 아프고 나서야 과거에 몸을 혹사했던 것을 뒤늦게 후회한다. 아프거나 병들지 않고 이 세상 모든 사람이 건강하게 살 수 있다면 얼마나 좋을까? 그래서 《동의보감》에서도 병든 후에 고치지 말고, 병들기 전에 미리 몸을 돌보라고 강조하고 있다.

「이미 죽어 버린 사람은 다시 살려 낼 수 없고 이미 망해 버린 나라는 다시 회복시키기 어렵다. 그래서 지극히 훌륭한 사람은 아직 생기지 않은 재난을 미리 대비하고 아직 생기지 않은 질병을 미리 치료한다. 무릇 나라의 사람을 길러 내기는 힘이 들지만 위태롭게 만들기는 쉬우며, 몸의 기운을 맑게 하기는 어려우나 흐려지게 하기는 쉽다. 그러므로 위엄과 덕망을 잘 베풀어야 나라를 보존할 수 있으며, 지나친 욕심을 끊어 내야 몸을 튼튼하게 할 수 있다. 그래야 진기가 잘 보존되어서 온갖 병을 미리 막아 내어 수명을 오래 끌고 갈 수 있다.」(《동의보감》, 〈내경편〉, 신형문)

부모님 세대와 얘기를 나눠 보면 가장 소원하는 것이 건강하게 살다 죽어서 자식에게 폐를 끼치지 않는 것이라고들 하신다. 부모님들에게는 건강이라는 것이 아주 소중한 가치인 것이다. 하지만 젊은 세대들은 그렇지 않다. 크게 아파 본 적이 없는 사람이라면 대부분 삶의 즐거움이나 인생의 목표를 위해 돌진하느라 건강을 크게 돌보지 않는다. 그러다 나이를 먹으면서 조금씩 예전과 몸이 다르다는 것을 느끼게 된다.

병원에서 건강검진을 받으면 별 이상이 없다고는 하지만, 뭔가 나는 조금씩 탈이 났다고 느끼는 상태, 그 상태가 바로 《동의보감》에서 '미병未病'이라고 부르는 상태이다. 아직 큰 병이 든 것은 아니지만 그렇다고 온전히 건강하지도 않은 상태, 그것이 바로 미병이다. 이 미병의 단계에서 건강의 소중함을 깨닫고 서둘러 치료하는 사람을 《동의보감》에서는 성인聖人이라고 불렀다. 꼭 인류를 위해서 자신을 희생한 사람만이 성인이 아니다. 아무도 건강의 가치를 돌보지 않을 때 미리 병을 예방할 수 있는 지혜를 가진 사람이 바로 성인이라는 것이다.

「성인(聖人)은 아직 생기지 않은 미병(未病)을 미리 치료하고 앞으로 생길 수 있는 질병을 미리 알았으니 이는 참으로 훌륭하도다.」
(《동의보감》, 〈잡병편〉, 풍문)

불행하게도 현대 사회에서는 《동의보감》에서 말하는 성인의 반열에 오른 이가 많지 않다. 흘러가는 시간은 막을 수 없어도, 여러 가지 물질 문명의 폐해 속에 내 몸이 병들어 가는 것은 막을 수 있다. 깨끗한 몸으로 활력 있는 삶을 되찾을 수 있다는 말이다. 그 지혜가《동의보감》에 담겨 있다. 병의 근원을 파악하여 독소를 없애자는《동의보감》의 지혜를 빌어 우리 모두 성인이 되어 보는 것은 어떨까.

| 성인 2명 중 1명은 미병未病 |

국민건강보험공단은 우리나라 인구를 질병에 걸린 질병군, 아무런 병이나 불편이 없는 건강군, 그리고 질병은 없으나 어딘가 몸의 불편은 느끼는 반건강군으로 나누어 통계자료를 작성했다. 그 결과 2004년에는 반건강군이 35%였던 것이 2010년에는 61.8%로 크게 늘었다고 한다.

또한, 최근 한국한의학연구원에서 전국 성인 남녀 1,101명을 대상으로 한 조사에 의하면, 전체 응답자 중 약 47%가 미병 상태인 것으로 나타났다. 우리나라 성인 2명 중 1명은 특별한 질병은 없지만 그렇다고 온전히 건강하지도 않은 미병 상태인 셈이다. 이 조사에 따르면, 미병 상태의 성인들이 호소한 상위 7가지 증상은 피로, 통증, 분노, 소화불량, 우울감, 수면장애 그리고 불안감이다. 각 비율은 아래 그래프와 같다.

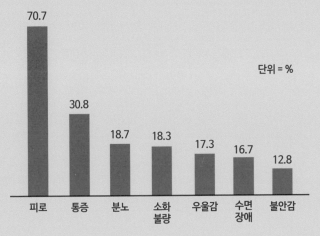

사진 자료 출처 : 〈한의신문〉(http://www.akomnews.com/)

미병 상태에 있는 사람들이 이를 해소하고자 의료기관을 방문한 비율도 조사했다. 그 결과 통증을 느끼는 응답자의 48.1%, 소화불량을 느끼는 응답자의 34.2%가 병원을 찾은 경험이 있다고 한다. 뒤이어 수면장애는 12%, 피로는 10.4%, 우울감은 7.4%, 불안감은 6.4%, 분노는 2.4%의 응답자가 병원을 찾은 것으로 나타났다. 이를 볼 때, 우리나라 성인 2명 중 1명은 미병의 상태에 놓여 있을 만큼 건강이 좋지 않지만, 이를 적극적으로 해소하려는 사람은 매우 적다는 것을 알 수 있다.

만약 요즘 들어 쉽게 피곤해지거나, 몸의 여기저기가 자꾸 아프거나, 별것 아닌 일에도 쉽게 짜증이 나거나, 툭하면 소화가 잘 안 되거나, 자꾸 우울해지거나, 잠을 깊이 자지 못하거나, 사소한 일에도 불안감이 밀려 온다면, 내 몸이 미병의 상태에 놓여 있다고 봐야 한다.

건강검진 상에서는 별 문제가 없더라도 내 몸과 마음이 문제를 느끼고 있다면 이를 방치해서는 안 된다. 적극적인 관심과 노력을 기울여 몸을 돌봐야 한다. 그래야 미병에서 건강의 상태로 개선될 수 있다.

인체에도 하수구가 있다

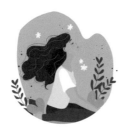

| 식중독에 설사와 구토를 멈추게 했더니 |

1982년 미국의 오리건주와 미시간주에서는 복통과 설사, 구토와 고열을 호소하는 환자들이 늘어나고 있었다. 식중독이 의심되는 상황이었고 과학자들은 환자들의 분변을 채취하여 원인균을 찾고자 했다. 그 결과 O157이라고 하는 새로운 변종 대장균이 발견되었다. 또한 이 변종 대장균은 오염된 소고기를 충분히 익히지 않고 만든 햄버거에서 유래된 것임이 밝혀졌다.

햄버거를 먹은 환자들은 물과 같은 설사를 시작했고 일부는 피가 섞인 설사로 악화되기도 했다. 심한 복통이 동반되었으며 발열이 생기기도 했고 일부는 사망에까지 이르기도 했다. 이후에도 미국에서는 지속적으로 O157균에 의한 식중독 환자가 발생하고 있다.

이 사건은 미국에서만 발생한 것이 아니었다. 유럽과 아프리카는 물론 우리와 가까이에 있는 일본에서도 발생했다. 1996년 일본에서는 1만여 명에 육박하는 대규모의 환자에게서 O157균에 의한 식중독이 발생하여 일본 전역이 공포에 떨었던 적이 있었다. 우리나라의 경우 지난 1997년 미국산 소고기에서 O157균이 검출되어 수입을 중단하고 조사반을 현지에 파견하는 등 홍역을 치르기도 했다.

이러한 O157균에 의한 식중독의 치료법은 대증요법이다. 설사가 계속되다 보면 체액의 손실이 발생하므로 수액요법을 실시하면서 회복되기를 기다리는 것이다. 대부분의 환자는 약 1주일이 지나면 별다른 후유증 없이 회복된다. 치사율이 감염 환자 1,000명 당 6~7명 정도여서 다른 감염병과 비교하자면 그리 높은 편은 아니다.

그런데 이 치사율과 관련하여 일본의 의학박사 이시하라 유미石原結實는 재미있는 이야기를 전하고 있다. O157균에 감염된 환자를 치료하는 과정에서 구토를 멈추게 하는 진토제와 설사를 멈추게 하는 지사제가 잘 들었던 사람들의 사망률이 가장 높았다는 것이다. 과연 그 이유는 무엇일까?

식중독이 발생하면 체내로 들어온 유해 대장균도 문제지만 이 균이 뿜어내는 독소 역시 문제다. 식중독이 생겼을 때 설사가 생기는 것은 감염균과 독소를 체외로 배출하려는 인체의 치료 기전이다. 그런데 지사제로 설사를 막아 버리면 감염균과 독소가 체내에 갇히게 되므로 이 독소가 전신으로 퍼져 인체에 더욱 치명적인 해를 끼치게 된다는 것이다. 구토를 막아 버리는 진토제 역시 마찬가지다. 설사 때문에 지사제를 쓰고 구토 때문에 진토제를 쓴다면 증상은 사라질지 몰라도 독소가 나가지 못해 오히려 사망할

위험을 높일 수 있다는 것이다.

| 몸 안의 하수구를 막아버리면 |

　꼭 거창하게 O157균까지 가지 않더라도 이와 비슷한 경우를 생활에서 경험할 수 있다. 한 여성분이 식체 증상을 호소하며 한의원에 내원했다. 해산물을 과식한 것이 탈이 났는지 배가 아프고 설사가 심하게 나서 약국에서 약을 사 먹었다고 한다. 그런데 딱 설사만 멈추었고 복통은 전보다 더 심해졌으며 그리고 무엇보다도 피부에 붉은색의 오돌오돌한 모양의 두드러기가 돋아나기 시작했다는 것이다. 약국에서 받은 약이 어떤 약이었냐고 물어보니 지사제라고 했다. 음식을 잘못 먹어 배탈이 나서 지사제를 먹었는데 왜 두드러기가 생기게 되었을까?

　이는 앞의 O157균에 의한 식중독의 경우와 같은 이치이다. 식중독으로 인한 유해균의 독소를 배출하기 위해 설사가 한참 생기고 있는데 이때 지사제를 써서 설사를 막아버리면, 치료를 더디게 하고 심지어 치사율을 높이게 된다. 음식을 과식하거나 잘못 먹어서 배탈이 나고 한참 설사를 하고 있을 때 지사제를 쓰면 배출의 통로가 막혀 버린다. 특히나 상한 음식을 먹고 생긴 배탈로 설사를 하고 있을 때라면 통로가 막힌 독성물질은 장벽의 혈관을 통해 흡수되어 결국은 피부로 뿜어져 나와 두드러기로 나타나게 될 수도 있다. 대변으로 나가야 할 독소가 대변 길이 막히니 피부로 배출되는 것이다.

흔하지는 않지만 간혹 이렇게 배탈에 지사제를 잘못 복용해 두드러기로 발전하는 경우를 볼 수가 있다. 이는 인체의 하수구를 막아 버리는 것과 같은 것이다. 하수구가 막히면 결국 더러운 물이 역류한다. 인체의 하수구가 막히니 피부로 역류해 두드러기가 생기는 것이다. 잠시 설사하면 나을 병이 하수구를 막아 버리는 바람에 제2의 병을 부른 셈이다.

| 병증이 생기는 진짜 원인 |

위의 경우처럼 지사제를 써서 '갑자기' 하수구를 틀어막는 경우도 있지만, 나도 모르는 사이에 '서서히' 내 몸의 하수구가 막히는 경우도 있다.

이 세상에는 맛있는 음식이 너무나 많다. 안 좋은 줄 알지만 너무 맛있어서 몸을 위한 음식보다는 혀를 위한 음식을 자꾸 먹게 된다. 혹은 일이 너무 바쁘다 보니 음식의 질을 따지기보다는 적당히 한 끼 때우기도 한다. 이런 시간들이 쌓이면 어느 순간 뱃살은 점점 늘어나고 피부도 점점 칙칙해지고 있음을 발견하게 된다. 기름진 음식, 인스턴트 음식, 밀가루 음식, 첨가제가 든 음식들을 계속 먹다 보면, 이러한 것들이 독소가 되어 서서히 몸에 쌓인다. 천천히 조금씩 몸에 들어온 독소는 마치 하수구의 파이프를 막는 찌꺼기처럼 내 뱃속에 쌓이는 것이다.

뱃살이 많이 찌고 복부에 독소가 많은 사람들의 얼굴빛이 점점 붉어지는 경우가 있다. 혹은 변비가 심한 사람의 얼굴이 홍조를 띠거나 여드름이 많이 생기는 경우도 있다. 이는 찌꺼기가 하수구를 막아 더러운 물이 위로 역류하는 것과 같은 이치이다.

체열진단기라고 해서 피부 표면의 체열을 진단하여 색깔로 표시해 주는 진단 기계가 있다. 붉은색으로 표시될수록 열이 많은 곳이고 파란색으로 표시될수록 열이 적은 곳이다. 얼굴이 붉은 사람을 체열진단기로 측정해 보면, 얼굴 쪽에서는 붉은색이 많이 나타나는 반면, 복부 쪽으로 갈수록 파란색이 많이 나타난다. 이는 복부에 찌꺼기가 많아 혈액이 역류하여 얼굴로 몰린 상태임을 시각적으로 보여주는 것이다.

배는 따뜻하고 머리는 서늘해야 하건만, 하수구에 찌꺼기가 많아서 혈액이 가는 길이 막힌 사람의 배는 점점 차가워지고 얼굴은 점점 뜨거워진다. 이런 사람에게는 어떤 치료 방법을 써야 할까? 이때는 복부에 막히고 쌓인 찌꺼기를 배출해 주는 것이 가장 적절한 치료 방법이다.

얼굴이 붉어지는 것을 예로 들었지만 이밖에도 하수구가 막혀서 생기는 증세는 다양하다. 피부에 뭔가 트러블이 생긴다든지, 팔다리가 잘 붓는다든지, 머리가 잘 아프다든지, 알레르기 질환이 생긴다든지 등의 문제를 가지고 있는 사람이라면, 혹시 복부에 쌓인 찌꺼기가 진짜 원인이 아닌지 점검해 볼 필요가 있다. 혹시 내 몸이 나도 모르게 식중독에 지사제를 써서 독소 배출의 통로를 틀어막아 버린 것과 같은 상태로 '서서히' 변해 가고 있는 것은 아닐까?

| 몸 속 하수구가 막혔을 때 나타나는 대표적인 증상 |

¨ 피부색이 칙칙해진다.

¨ 두드러기와 같은 피부 질환이 생긴다.

¨ 몸에 점이 늘어난다.

¨ 얼굴이나 손발이 잘 붓는다.

¨ 혀의 가장자리에 치아자국이 보이는 치흔설이 생긴다.

¨ 배가 차가워진다.

¨ 손발이 잘 저린다.

¨ 전에 없던 알레르기 질환이 생긴다.

¨ 눈이 잘 충혈된다.

¨ 두통이 잘 생긴다.

¨ 뒷목이 자주 결리고 아프다.

¨ 잘 체하고, 한번 체하면 오래간다.

내 몸을 병들게 하는 끈끈한 물, '담음'

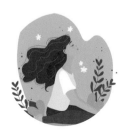

| 배에서 왜 이상한 소리가 나는 걸까? |

한 고등학생이 있었다. 아이는 성실하게 학교생활을 하는 모범생이었는데 한 가지 해결할 수 없는 고민이 있었다. 친구들이 자꾸 자신을 꿀렁이라고 놀려 대는 것이었다. 이 별명이 생긴 것은 지난 시험시간에 생긴 작은 사건 때문이었다. 쥐죽은 듯 조용한 가운데 시험을 치르고 있었는데 갑자기 배에서 '꾸우우우욱' 하는 소리가 크게 났던 것이다. 순간 여기저기서 웃음소리가 터져 나왔다. 소리의 주인공인 그 학생은 얼굴이 붉어지고 말았다. 이 사건 이후로 친구들은 그 학생을 꿀렁이라고 불렀다. 하지만 아무리 신경을 써도 꿀렁거리는 소리는 이후로도 계속 들렸다. 특히나 교실이 조용할 때 갑자기 꿀렁거리는 소리가 나면 급우들의 시선이 자신에게 쏠려 민망하기 짝이 없었다.

그러다가 대학생이 되었다. 하지만 꿀렁거리는 뱃소리는 여전히 사라지지 않았다. 학교 도서관에서 조용히 책을 읽고 있으면, 자신의 의지와 상관없이 '꾸우우우욱' 하는 뱃소리가 또 울렸다. 왠지 옆에 앉은 학생이 키득거리며 자기를 이상하게 쳐다보는 것 같아 보통 신경 쓰이는 것이 아니었다.

이 증상은 직장에 취직한 후에도 여전했다. 한번은 팀장과의 심각한 면담 중에 또 뱃속에서 꿀렁거리는 소리가 들려 팀장이 밥을 굶고 다니느냐고 핀잔을 한 적도 있었다. 배가 고플 때가 전혀 아닌데도 시도 때도 없이배에서 꿀렁대는 소리가 나는 것이 이제는 콤플렉스까지 되었다.

결국 고민을 거듭하다 한의원을 찾았다. 도대체 왜 이런 증상이 생기는지, 해결할 수는 없는지 알아보기 위해서였다. 고민을 들은 한의사는 이렇게 대답했다. "이것은 담음痰飮 때문에 생기는 증상입니다."

| 파이프에 끼어 있는 끈끈한 점액 |

수족관에 처음 채운 물은 맑고 깨끗하지만 시간이 지날수록 점점 탁해지고 미끈거린다. 바가지에 물을 담아 두고서 일주일 정도 그대로 둔 후에손을 담가 보면, 처음과는 달리 물에서 미끈거리는 느낌이 든다. 이렇듯 한곳에 고인 채 잘 흐르지 못하는 물은 점점 끈적이는 상태로 변한다.

사람의 몸에서도 이와 같은 일이 일어난다. 건강한 인체에 깃든 건강한체액을《동의보감》에서는 '진액津液'이라고 부른다. 위로는 머리에서 아래로는 발끝까지, 겉으로는 피부에서 속으로는 뼛속까지 사람의 몸을 채워 주고 있는 건강한 체액이 바로 진액이다.

> 「땀구멍이 열리면 촉촉하게 나오는 것을 진(津)이라고 한다. 음식을 먹어
> 서 기운이 충만해지고 윤택해져서 뼛속으로 들어가 관절을 구부렸다 폈다
> 하게 해 주고 뇌수를 채워 주며 피부를 촉촉하게 해 주는 것을 액(液)이라
> 고 한다.」(《동의보감》, 〈내경편〉, 진액문)

 그런데 이러한 진액이 잘 흐르지 못하고 한 곳에 고이게 되면 탁하고 끈
적이는 상태로 변하게 된다. 이렇게 고여서 탁하게 변한 체액을 《동의보
감》에서는 '담음'이라고 부른다. 마치 오랫동안 청소하지 않은 파이프에 끼
어 있는 끈끈한 점액과 같은 것이다.

> 「진액(津液)이 엉키면 담음(痰飮)이 된다.」(《동의보감》, 〈내경편〉, 담
> 음문)

> 「담음(痰飮)이라는 것은 진액(津液)이 열을 받아서 생긴 것이다. 열로 인
> 해 진액이 훈증을 받으면 걸쭉해지고 탁해지는데 이것을 담음이라고 부른
> 다.」(《동의보감》, 〈내경편〉, 진액문)

 담음은 눈에 보이는 담음과 눈에 보이지 않는 담음이 있다. 눈에 보이는
담음의 대표적인 예가 바로 가래다. 기관지 점막에 끈끈한 형태의 체액이
자꾸 늘어나면 결국에는 가래로 배출된다. 이 가래가 눈으로 확인할 수 있

는 담음의 가장 대표적인 예이다.

그런데 몸 속 깊은 곳에 생겨서 가래처럼 쉽게 배출될 수 없는 담음도 있다. 이런 담음은 눈에 보이지 않는다. 또한 이 담음은 온몸에 다 생길 수 있다. 특히 이 담음이 장에서 생길 때 나타나는 현상 중 하나가 바로 꼬르륵거리는 뱃소리이다. 배가 고프지 않는데도 내 의지와 상관없이 울리는 뱃소리를 복명^{腹鳴}이라고 하는데, 이것이 바로 장에 담음이 많이 쌓여 있을 때 생기는 현상이다. 학창 시절에 꿀렁이라고 불렸던 환자는 실은 이 담음 때문에 뱃소리가 났던 것이다.

| 담음이 생기는 두 가지 이유 |

건강한 체액이 병들어 담음이 되는 까닭은 크게 두 가지다. 하나는 더러운 음식이 자꾸 입으로 들어와 체액이 더러워지는 것이다. 또 하나는 체액의 원활한 순환이 자꾸 방해받는 것이다.

먼저 더러운 음식이 자꾸 입으로 들어와 생기는 담음을 살펴보자. 기름진 음식, 밀가루 음식, 인스턴트 음식처럼 몸을 탁하게 하는 음식이 자꾸 들어와서 담음이 생긴다면, 이를 음식 때문에 생긴 담음이라 하여 '식담^{食痰}'이라고 부른다. 또 지나치게 술을 많이 마셔서 생긴 담음이라면 이를 '주담^{酒痰}'이라고 부른다.

두 번째, 체액의 원활한 순환이 방해받아서 생기는 담음을 살펴보자. 지나친 스트레스로 인해 경락이 막히고 기혈이 잘 순환되지 못해서 생긴 담

음을 스트레스로 인한 담음이라 하여 '기담氣痰'이라고 부른다. 이 스트레스
가 극심하여 몸의 한 곳에 체액이 꽉 막힌 상태가 되면, 울체되어 생긴 담
음이라 하여 '울담鬱痰'이라고 부른다. 그다음, 몸이 너무 차서 경락이 잘 돌
지 못해 생긴 담음은 '한담寒痰'이라고 부른다. 생전 운동이라고는 하지 않아
서 지방이 늘고 살이 쪄서 생긴 담음은 '습담濕痰'이라고 부른다. 이렇게 건
강하지 못한 체액, 즉 담음들은 사람의 몸에 여러 가지 증상을 일으킨다.

> 「담음으로 인해 여러 질병이 생기는데, 혹 구토가 생기거나 혹 메스껍거
> 나 혹 머리가 어지럽거나 혹 심장이 두근거리거나 혹 춥고 열이 나거나 혹
> 여기저기 왔다갔다 몸이 아프게 된다.」 (《동의보감》, 〈내경편〉, 담음문)

 또한 여성의 경우 담음이 많은 체질이라면 생리불순이나 난임을 불러올
수도 있다. 깨끗해야 할 자궁에 담음이 끼면 원활한 월경을 방해할 뿐 아니
라 임신을 방해할 수도 있기 때문이다.

> 「임신하지 못하는 부인이 만약 몸이 여위고 약하다면 이는 자궁에 혈(血)
> 이 부족하기 때문이니 마땅히 진액을 촉촉하게 해 주고 혈을 길러 주어야
> 한다. 임신하지 못하는 부인이 만약 몸이 뚱뚱하고 비대하다면 이는 몸의
> 기름기가 자궁에까지 가득 차 있기 때문이니 마땅히 기름기와 담음을 제
> 거해 주어야 한다.」 (《동의보감》, 〈잡병편〉, 부인문)

 이 담음이라는 것은 《동의보감》에서 말한 3대 독소 중 첫 번째이다. 《동

의보감》의 여러 구절에서 알 수 있듯이, 담음은 우리 몸에서 반드시 제거해야 할 독소 중 하나다. 어디를 막고 있는 담음이건 혹은 어떤 종류의 담음이건, 결국 정체된 체액은 탁하고 끈끈한 상태로 변하게 된다.

우리 몸을 채우고 있는 무수한 파이프들에 이러한 담음이 끼어 있다고 생각해 보라. 기관지이건 장관이건 림프관이건 혈관이건 관절강이건 자궁이건 간에, 이런 담음이 잔뜩 묻어 있다면 분명 병이 생긴다. 때로는 가벼운 불편함에 그칠 수도 있지만, 어쩌면 내 인생을 우울하게 만들 수도 있다는 것이다. 그러니 이런 담음을 꼭 제거해야 하지 않을까? 지금 내가 앓고 있는 증상이 참을 만하다고 가볍게 보아서는 안 된다. 몸에 좋다는 보약이나 값비싼 영양식을 찾기 전에, 먼저 이 담음부터 제거하고 볼 일이다.

| 담음으로 인한 통증에는 생강이 특효 |

담음은 몸의 어디서든 생길 수 있고 그래서 천의 얼굴을 지녔다. 담음은 별다른 증세가 없을 수도 있지만 온갖 잡다한 증상을 일으킬 수도 있다. 담음이 특히 많이 일으키는 증상이 바로 '통증'이다.

담음이 머리에 생겨 두통을 일으키면 '담음 두통'이라고 부른다. 담음이 어깨죽지에 생겨서 통증을 일으키면 '담음 견비통'이라고 부른다. 담음이 배에 생겨서 통증을 일으키면 '담음 복통'이라고 부른다. 담음이 허리로 가서 통증을 일으키면 '담음 요통'이라고 부른다.

이렇게 천의 얼굴을 가진 담음과 상극인 음식이 바로 '생강'이다. 그래서 담음이 있는 사람은 늘 생강을 먹는 것이 좋다. 만약 별다른 이유 없이 몸의 어딘가가 아프다면 진하게 달인 생강차를 마셔 보라. 생강차를 마신 후에 통증이 가라앉는다면, 이는 담음으로 인한 통증이었음이 틀림없다. 그렇다면 이제부터는 커피를 버리고 생강차를 항상 옆에 두라. 미병 상태에서 건강 상태로 조금 더 가까워질 수 있다.

'어혈'이 불러오는 여러 가지 문제들

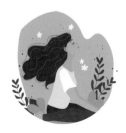

| 검은색 똥을 누다 |

한 한의대 학생이 길을 가고 있었다. 그런데 고등학생으로 보이는 아이들 몇 명이 뒤엉켜 싸움을 하고 있었다. 그냥 지나칠까 하다가 그래도 무슨 일인지 살펴보자 싶어서 가까이 다가갔다. 살펴보니 학생 여러 명이 한 명을 상대로 몸싸움을 벌이고 있었다. 대학생은 그 속으로 끼어들어 싸움을 말리며 한 명의 학생을 보호해 주려고 했다. 그런데 그렇게 뒤엉킨 와중에 그만 누군가에게 옆구리를 맞고 말았다. 순간 너무 아파 꿈쩍도 못하고 그 자리에 주저앉아 버렸다. 그 사이에 학생들은 우르르 다른 곳으로 사라져 버리고 말았다.

그렇게 옆구리를 한 대 얻어맞은 후 며칠이 지났다. 그런데 옆구리에 시꺼먼 피멍이 보이기 시작했다. 또 맞은 부위가 부으면서 딱딱해졌고 허리를 좌우로 돌리기 힘들 만큼 통증도 느껴졌다. 아무래도 얻어맞은 옆구리의 모세혈관이 터진 것 같았다. 이대로는 도저히 안되겠다 싶어서 한의사 선배를 찾아갔다. 선배는 《동의보감》을 훑어본 후 어떤 한약을 지어 주었다. 선배 한의사는 도인승기탕^{桃仁承氣湯}이라는 이름의 한약을 지어 주면서, 이 약은 어혈^{瘀血}을 대변으로 빼 내는 작용을 한다고 설명해 주었다.

> 「도인승기탕(桃仁承氣湯) : 어혈이 아랫배 방광 부위에 뭉쳐서 아랫배가 당기고 대변색이 검으며 주절주절 헛소리를 하고 물을 잘 삼키지 못할 때에는 이 약으로 어혈을 쳐서 대변으로 빼내는 것이 마땅하다.」
> (《동의보감》, 〈잡병편〉, 한문)

그 학생이 한약을 2~3일 정도 복용한 후 재미있는 증세가 생겼다. 갑자기 배가 아파서 대변을 보았는데 평소와는 달리 대변의 색깔이 검은색이었던 것이다. 황갈색의 대변이 아니라 시커먼 색깔의 대변이 변기에 가득 찼다. 더욱 재미있는 것은 그렇게 검은색 똥을 눈 후, 옆구리의 통증이 거의 사라졌다는 것이다. 선배 한의사의 말대로 두들겨 맞아서 생겼던 옆구리의 어혈이 한약을 먹자 대변으로 빠져나왔구나 싶었다.

옆구리를 얻어맞았을 때 모세혈관이 터져 출혈이 생겼고, 이로 인해 혈관 밖으로 분출된 피는 어혈이 되었다. 이 어혈이 겉으로는 피멍을 만들었고 속으로는 통증을 만들었다. 하지만 다행히 초기에 도인승기탕이라는 한약 덕분에 대변으로 배출되었던 것이다.

| 누구에게나 어혈은 있다 |

'어혈'이라는 단어를 한 번쯤은 들어보았을 것이다. 한마디로 건강하지 못한 혈액이 바로 어혈이다. 위의 사례처럼 혈관 밖으로 터져 나와서 생명력을 다한 혈액을 의미하기도 하고, 또한 혈관 내에서 잘 흐르지 못하고 덩어리 상태로 뭉쳐 있는 혈액의 찌꺼기를 의미하기도 한다. 흔히 말하는 혈전血栓이란 것도, 이 어혈의 범주에 속한다.

이 어혈은 겉으로 드러나기도 한다. 여성의 얼굴에 잘 생기는 기미가 바로 이 어혈의 징조다. 기미는 특히 임신과 출산 후에 잘 생기는데, 이는 임신과 출산을 거치면서 여성의 몸에 어혈이 늘어나기 때문이다. 나이가 들면서 얼굴에 기미나 잡티가 느는 것 역시, 노화가 진행되면서 어혈이 늘어나기 때문이다.

몸이 차거나 담배를 많이 피우는 사람의 입술이 선홍색이 되지 못하고 점점 검은색을 띠는 것도 어혈의 징조이다. 얼굴빛이 점점 검어지는 것 또한 어혈의 징조이다.

눈으로 보이지는 않지만 증세로 느낄 수 있는 어혈도 있다. 생리통과 생리불순이 대표적인 예이다. 생리를 할 때마다 아랫배나 허리, 골반에 통증이 있거나, 혹은 생리혈에 덩어리가 많거나 검붉은 색을 띠고 있다면 자궁에 어혈이 자리하고 있음을 의심해 볼 수 있다.

「자궁에 찬 기운이 들어가게 되면 월경이 제때 나오지 않고 배꼽 주위가 차가우며 아랫배에 통증이 생긴다. 자궁에 들어간 찬 기운으로 인해 혈

(血)이 엉겨서 어혈이 되어 잘 순환하지 못하므로 통증이 생기게 된다.」

(《동의보감》, 〈내경편〉, 포문)

기억력 저하 역시 어혈의 대표적인 증세로, 출산한 여성에게 빈발하는 건망증이 한 예라 할 수 있다. 또한 손발이 잘 저리거나 시린 것도 어혈로 인한 증세일 수 있다. 만약 평소에 가지고 있던 통증이 낮에는 덜하다가 밤에 유독 심하다면, 이 역시 어혈의 증세로 볼 수 있다.

「병이 낮에는 덜하다가 밤이 되면 심해지는 것은 어혈이 있기 때문이다.」

(《동의보감》, 〈내경편〉, 혈문)

어혈은 중병을 앓거나 교통사고를 당한 사람에게만 생길 것 같지만 실은 그렇지 않다. 수술을 받거나 외상을 입은 적이 없더라도 서서히 어혈이 생겨날 수 있다. 누구에게나 어혈이 있으며, 다만 많고 적음의 차이만 있을 뿐이다.

| 도대체 어혈은 왜 생길까? |

혈血은 음식을 원료로 해서 만들어진다. 음식은 혈을 만드는 원료이고 오장육부는 혈을 만드는 공장이다.

「건강한 사람이 음식을 먹으면 곡식이 위(胃)로 들어가게 되고 주위의 혈맥이 돌고 진액이 경락으로 들어가게 되어 혈(血)이 이에 생성된다.」
(《동의보감》, 〈잡병편〉, 내상문)

음식이 위胃로 들어가게 된 후 진액津液이 만들어지고 여기서 혈血이 생성됨을 설명하고 있다. 결국 음식이 혈의 원료라는 것이다. 좋은 음식이 들어온다면 좋은 혈이 만들어질 것이고, 질 나쁜 음식이 들어온다면 질 나쁜 혈이 만들어질 것이다. 나쁜 음식에서 만들어진 나쁜 혈은 혈관 내에서 찌꺼기를 만들고 덩어리가 지므로 결국 어혈이 된다. 외상이 전혀 없다 할지라도 어혈이 생길 수 있다는 것이다.

어혈을 만드는 원인은 음식 외에도 또 있다. 아무리 좋은 음식을 먹더라도 혈이 혈관 안에서 순탄하게 흐르지 못하면 이 역시 어혈을 만들 수 있다. 진액의 정체가 담음을 만들듯이 혈의 정체는 어혈을 만든다. 그리고 이러한 원인은 바로 스트레스, 운동 부족, 몸의 냉기 등이다.

「혈(血)이란 비유하자면 물과 같고 기(氣)란 비유하자면 바람과 같다. 바람이 물 위를 스쳐 지나가는 것이 혈과 기의 모습과 같다. 기는 혈을 이끄는 장수이다. 그래서 기가 움직이면 혈도 따라 움직이고 기가 멈추면 혈도 따라 멈춘다. 기가 따뜻해지면 혈이 매끄럽게 잘 돌고 기가 차가워지면 혈이 뻑뻑해져 잘 돌지 못한다. 기가 한번 숨 쉴 동안이라도 움직이지 않으면 혈도 그만큼 움직이지 못한다.」 (《동의보감》, 〈내경편〉, 혈문)

혈을 마치 장수처럼 이끄는 기가 잘 돌지 못하면 혈이 혈관 내를 잘 흐르지 못하게 된다. 중간 중간 정체가 생기면 아무리 깨끗한 혈액이라도 이 역시 찌꺼기가 쌓이고 덩어리가 지면서 어혈이 될 수 있다. 그러니 현대인들의 스트레스, 운동 부족 그리고 냉기가 기를 정체시키는 원인들이다.

「혈(血)은 온기를 받으면 넘쳐 올라 선혈이 되고, 냉기를 받으면 엉키고 뻑뻑해져서 어혈이 된다. 어혈의 빛은 검고 선혈의 빛은 붉다.」
(《동의보감》, 〈내경편〉, 혈문)

바로 이 어혈이 《동의보감》이 말하는 3대 독소 중 두 번째이다. 입으로 먹는 음식이 지저분할수록, 마음으로 받는 스트레스가 많을수록, 생활이 게으를수록, 몸이 차가울수록 어혈은 자꾸 생겨나게 된다. 또한 점차 노화가 진행될수록 어혈이 많아질 수밖에 없다.

어혈은 나도 모르는 사이에 조금씩 쌓이므로 평소 생활습관과 식습관을 잘 돌아봐야 한다. 기계에 녹이 슬거나 잔고장이 생겼을 때 바로 청소해 주고 수리해 주면 오랫동안 잘 쓸 수 있다. 사람의 몸도 마찬가지다. 어제 먹었던 음식이 어혈을 부르는 지저분한 음식이었나? 그렇다면 오늘은 어혈을 풀어 주는 깨끗한 음식을 먹어 보자. 어제 너무 게으르게 생활해서 어혈이 쌓였을 것 같은가? 그렇다면 오늘은 조금 더 부지런하게 몸을 움직여 보자. 어혈과 멀어지는 습관은 질병을 미병으로, 미병을 건강으로 만들어 줄 것이다.

| 자궁의 어혈을 없애 주는 생활 속 작은 습관 |

대부분의 여성은 피부가 나빠지면 가장 먼저 화장품을 바꿔 볼까 하는 생각을 한다. 하지만 겉에 바르는 화장품을 무엇으로 바꿀까 고민하기 전에 혹시 내 자궁이 깨끗하지 못한 것은 아닐까 먼저 고민해 보길 바란다. 월경이 시작될 무렵에 생리통이 생길 뿐만 아니라 피부가 칙칙해지고 화장도 잘 받지 않는다면, 생활 속에서 자궁의 어혈을 없애 주는 습관들을 실천해 보자. 속을 깨끗하게 만들면 겉도 깨끗해지기 때문이다.

¨ 커피 대신 어혈을 없애는 건강차 마시기(어혈을 없애는 건강차는 3장에 소개)
¨ 꽉 끼는 바지 입지 않기(하체의 순환을 저해하므로)
¨ 아무리 더워도 배꼽티는 입지 않기(아랫배를 차갑게 만들므로)
¨ 가까운 한의원을 내원해서 아랫배에 뜸 뜨기(뜸의 온기가 자궁을 따뜻하게
  만들므로)
¨ 틈나는 대로 족욕 하기(하체가 따뜻해야 순환이 잘되어 어혈이 안 생기므로)
¨ 삼음교 혈자리(안쪽 복숭아뼈에서 손가락 네 마디 정도 올라온 지점, 생리통에
  특효혈)를 자주 마사지해 주기

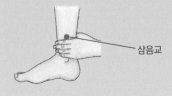

삼음교

| 어혈을 풀어 주는 음식 |

생활 속에서 쉽게 접할 수 있는 음식 중에서 어혈을 풀어 주는 효능이 있는 것들이 있다. 만약 어제 먹었던 음식이 지저분해서 어혈이 쌓였을 것 같다면, 오늘은 어혈을 풀어 주는 음식을 먹도록 하자. 먼지를 가장 잘 청소하는 방법은 먼지가 쌓이자마자 바로 닦아 주는 것이다.

어혈을 풀어 주는 음식은 다음과 같다.

·· 첫째는 부추이다. 부추는 성질이 따뜻하고 맛이 맵다. 어혈을 풀어 주는 효능이 있고 허리와 무릎을 따뜻하게 해 준다. 부추나물이나 부춧국을 만들어 먹으면 좋다.

·· 둘째는 연근이다. 연근은 성질이 차고 맛은 달다. 어혈을 없애고 열독을 풀어 준다. 연근조림을 만들어 먹으면 좋다.

·· 셋째는 쑥이다. 쑥은 성질이 따뜻하고 맛은 쓰다. 어혈을 없애고 출혈을 멎게 한다. 쑥국이나 쑥떡을 만들어 먹으면 좋다.

·· 넷째는 팥이다. 팥은 성질이 평^주하고 맛은 달다. 어혈을 없애고 소변이 잘 나가게 해 준다. 팥죽, 팥밥, 팥떡을 만들어 먹으면 좋다.

·· 다섯째는 카레의 원료인 강황이다. 강황은 성질이 뜨겁고 맛은 맵고 쓰다. 어혈을 없애고 월경이 잘 나오도록 해 준다. 카레라이스를 만들어 먹으면 좋다.

과식으로 쌓이는 독, '식적'

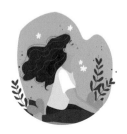

| 툭하면 방출되는 독가스 |

한 TV 채널에서 여섯 명의 남자가 모여 여행을 떠나는 프로그램을 보여주고 있었다. 저녁 시간이 되어 숙소를 잡은 후 맛있는 저녁 식사를 마치고 방에 오순도순 모여 있었다. 도란도란 재미있게 이야기를 나누던 중 갑자기 다섯 명의 남자가 동시에 얼굴을 찡그리며 코를 막더니 급하게 창문을 열어젖혔다. 나머지 한 명의 남자는 민망한 듯 씩 웃음을 지었다. 그가 썩은 냄새가 나는 방귀를 뀌었기 때문이었다.

방귀 사태는 곧 진정되는 듯싶었다. 다시 도란도란 이야기를 나누는가 싶더니 또다시 다섯 명의 남자가 코를 막더니 급하게 창문을 열었다. 역시나 범인은 동일했다. 나머지 다섯 명은 제발 그만 좀 뀌라며 방귀 낀 남자를 타박했다. 방귀를 자주 끼는 그 남자는 전체적으로 통통한 체격이었는데, 특히나 배가 불룩한 것으로 보아 복부비만이 있는 체형이었다.

또 다른 TV 채널에서는 일곱 명의 남자가 모여 매주 새로운 과제를 놓고 도전하는 프로그램을 보여주고 있었다. 그날의 과제를 해결하기 위해 어딘가로 출발할 시간이 되었다. 그런데 한 명의 남자가 갑자기 사라져 버렸다. 알고 보니 대변이 급해 화장실로 달려간 것이었다. 어쩔 수 없이 일행은 그를 기다려야 했다. 그런데 이런 일이 이번이 처음이 아니었다. 이 남자는 꼭 결정적인 시간에 배가 아프다며 화장실을 들락거리며 설사를 하기 일쑤였다. 이 남자의 체형 역시 복부비만이 상당했다. 얼굴도 통통하고 전체적인 체형도 통통한데, 특히나 배에 몰려 있는 지방이 상당했다. 마치 항아리를 배에 두른 듯했다.

ㅣ음식이 쌓여서 생기는 증상, 식적ㅣ

활동량보다 음식을 과잉 섭취하면 흔히 말하는 비만의 상태가 된다. 마치 항아리를 두른 듯 배가 볼록한 복부비만의 체형으로 점점 바뀌는 것이다. 맛있는 음식, 입을 즐겁게 하는 음식이 넘쳐나는 요즘 세상에서 이런 음식들로 하루하루 배를 채우다 보면, 어느 순간 이렇게 항아리 배가 되어 버리고 만다.

필요한 양보다 더 많은 음식을 섭취해 생긴 병적인 상태를 《동의보감》에서는 '식적食積'이라고 부른다. 글자 뜻 그대로 지나친 음식의 찌꺼기가 쌓여 있는 상태를 뜻한다.

적당한 양의 음식을 먹고 또한 먹은 음식이 깔끔하게 소화되어, 마지막으로 찌꺼기가 모두 배설되었다면 식적의 상태에 이르지 않는다. 지나친 양의 음식을 먹고 또 깔끔하게 소화되지도 못하고 찌꺼기가 모두 배설되지도 못하기에 식적의 상태가 된다. 이러한 식적에 대해서《동의보감》에는 이렇게 적혀 있다.

「식적(食積)은 대부분 과식으로 인하여 음식이 모두 소화되지 못하여 생긴다. 증세는 가슴과 배에서 음식이 정체되어 더부룩하고 답답하며 종국에는 음식 먹기를 싫어하게 된다. 시큼한 냄새가 나는 트림이 올라오고 냄새나는 방귀를 끼며 때로는 배가 아프면서 토하고 설사하기도 한다. 심한 경우에는 열이 나면서 머리도 아프다. 이것은 음식에 의해 몸이 상한 것이다.」(《동의보감》, 〈잡병편〉, 내상문)

「여러 가지 음식에 몸이 상하면 식적(食積)이 된다. 무릇 비위가 허약한 사람이거나 혹은 음식을 정상보다 지나치게 먹었거나 혹은 찬 음식을 과도하게 먹어 소화가 제대로 되지 못해 적취나 덩어리가 되면 명치가 불러 오르고 답답하며 트림이 나오고 신물이 올라오며 얼굴빛이 퍼렇게 변하게 된다.」(《동의보감》, 〈잡병편〉, 적취문)

이렇게 과도한 음식은 몸에 크고 작은 병을 부른다. 앞에서 말한 경우처럼 복부비만을 가진 사람이 툭하면 방귀를 잘 뀌거나 툭하면 설사를 한다면 식적 때문일 가능성이 아주 높다. 특히 식적 때문에 잦은 설사를 한다면 이런 설사를 식적설^{食積泄}이라고 부른다.

> 「식적설(食積泄)은 설사를 할 때는 배가 아프다가 설사를 하고 나면 통증
> 이 가시는데, 대변의 냄새가 마치 계란 썩은 듯하며 트림이 나고 신물이 올
> 라오는 증세가 동반된다. 대체로 식적으로 인한 설사를 할 때에는 배를 긁
> 어대듯이 아프다가 설사를 하게 된다. 또한 윗배가 그득한데 눌러보면 단
> 단하다.」(《동의보감》, 〈내경편〉, 대변문)

김밥을 쌀 때 밥과 부재료를 꾸역꾸역 넣으면 김밥 옆구리가 터진다. 식
적설은 꾸역꾸역 밀어 넣은 김밥의 옆구리가 터지는 것과도 같다. 음식이
너무 쌓이다 보니 설사로라도 배설하려는 것이다.

| 패스트푸드를 즐겨 드신다고요? |

식적을 잘 일으키는 음식의 종류는 뭐니 뭐니 해도 육류, 밀가루, 찬 음
식, 기름진 음식이다. 그러니 식적을 가장 잘 일으키는 음식의 예가 바로
햄버거 세트다. 햄버거 세트는 패티 속의 고기, 밀가루 그리고 얼음이 잔뜩
담긴 콜라나 사이다로 구성되어 있다.

패밀리 레스토랑에서 외식을 할 때에도 이러한 식적의 주범들이 메뉴를
이룬다. 스테이크, 빵, 청량음료가 주로 먹는 음식들이다. 간식으로 먹는 과
자 역시 식적의 주범이다. 밀가루로 만들어 감미료를 넣고 기름에 튀겨서

만드는 과자는 식적의 원인이 아닐 수 없다. 가만히 보면 현대인들이 즐겨 찾는 먹을거리 대부분이 식적을 일으키는 것들이다.

> 「끈끈하고 기름진 음식을 먹으면 기(氣)가 울체되어 잘 통하지 못하게 된다. 그러므로 현미와 채소를 먹어야 기가 잘 통할 수 있다.」(《동의보감》, 〈잡병편〉, 내상문)

비록 이런 식적의 주범들을 먹었더라도 적당히 팔다리를 움직이며 운동을 한다면 깨끗하게 소화되어 찌꺼기를 남기지 않지만, 그렇지 못한 경우가 더 많다. 그러니 현대인의 몸에 식적이 자꾸 쌓여만 갈 뿐이다.

서양식 음식, 인스턴트 음식, 편의점 음식들이 편리하고 입을 즐겁게 할지는 모르겠다. 하지만 이런 음식들을 자주 섭취하면, 입은 즐거워도 몸은 괴롭게 만든다. 왜냐하면 이러한 음식들이 《동의보감》의 3대 독소 중 세 번째인 식적이라는 강력한 독소를 남기기 때문이다.

> 「사람의 몸이 소중한 까닭은 부모에게서 몸을 물려받았기 때문이다. 음식 때문에 몸을 상하게 만드는 사람이 세상에 가득하다. 사람은 목이 마르고 배가 고프면 음식을 먹음으로써 살아 나간다. 어리석은 사람은 입에서 당기는 대로 음식을 마구잡이로 먹어서 병이 계속 생기게 만든다. 처음에는 그 증세가 심하지 않기에 먹고 싶은 대로 음식을 먹어대느라 병이 생기는 것을 소홀히 하다가, 병이 심해지고 나면 음식을 제대로 먹지 못하는 지경에 이르게 된다. 그때가 되면 부모에게 근심을 끼치고 의사를 찾아다니

고 기도를 드리는 등 온갖 짓을 다 한다. 산이나 들에서 일하는 사람은 기름기 없는 음식을 먹으며 부지런히 움직이므로 몸이 건강하다. 똑같은 기운과 체격을 타고 났는데 왜 나만 병이 많은지 뉘우칠 때가 되어서야 비로소 정신이 번쩍 들게 된다. 그러므로 《주역》에서는 음식을 조절하라고 하였고 맹자(孟子)는 조그마한 음식을 탐내 먹느라 큰 것을 잃지 말라고 하였다. 입은 병을 생기게 할 뿐만 아니라 사람의 위신까지 손상시킨다. 그러므로 입을 조심하여서 음식을 함부로 먹지 말아야 할 것이다.」(《동의보감》, 〈내경편〉, 신형문)

현대인은 늘 바쁘다는 말을 입에 단 채 스트레스에 짓눌려 산다. 바쁘다는 이유로 인스턴트 음식을 즐겨 먹고, 스트레스를 푼다면서 온갖 기름진 음식들을 찾는다. 그렇게 해서 생긴 식적은 머지 않아 우리 몸에 정말 큰 스트레스를 가져 온다. 일 때문에 바쁜 것이 아니라 아픈 몸을 치료하느라 바쁘게 될 날이 올지도 모른다.

음식으로 인한 독, 즉 식적만 줄여도 우리 몸은 상당 부분 건강해진다. 하루아침에 식습관을 싹 바꾸기란 쉬운 일이 아니다. 내가 오늘 먹은 것을 생각해 보고, 그중 일부라도 조금씩 고치려는 노력을 한다면 어느 순간 몸과 더불어 마음도 행복해질 것이다.

| 입도 즐겁고 몸에도 좋은 《동의보감》 군것질 |

입도 즐겁게 해 줄 뿐만 아니라 몸에도 좋은 먹을거리는 없을까? 《동의보감》에서 추천하는 건강한 음식 재료로 군것질거리를 만들어 먹어 보자. 조금만 몸을 움직이면 첨가물 제로의 건강한 간식거리를 간편하게 만들 수 있다. 마트에서 파는 인스턴트 과자 대신 집에서 만들어 먹을 수 있는 칩을 몇 가지 소개해 본다.

¨ 우엉칩

우엉은 갈증과 열을 내려 준다. 변비와 피부 미용에도 효과가 있음이 최근에 밝혀지고 있다. 우엉을 깨끗이 씻은 후 껍질을 벗기지 말고 얇게 슬라이스로 썰어서 180℃의 오일에 살짝 튀겨 내면, 바삭바삭하고 맛있는 칩이 된다.

¨ 마늘칩

마늘은 성질이 따뜻하고 맛이 맵다. 몸을 따뜻하게 해 주고 염증을 없애 준다. 마늘을 씻은 후 얇게 썰어서 180℃의 오일에 살짝 튀겨 낸다.

¨ 마칩

마는 성질이 따뜻하고 맛이 달다. 변비와 설사에 모두 효과가 있고 포만감을 느끼게 해 주어 출출할 때 간식으로 좋다. 깨끗이 씻은 후 껍질을 벗기지 말고 얇게 슬라이스로 썰어서 180℃의 오일에 살짝 튀겨 낸다.

독소가 병이 되다

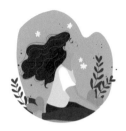

| 양분과 찌꺼기 |

음식이라는 재료가 사람의 입으로 들어가 오장육부라는 공장을 거치고 나면 크게 두 가지로 변화하게 된다. 하나는 양분, 또 하나는 찌꺼기이다.

「음식이 위(胃)로 들어간 후 그 탁한 것은 찌꺼기가 되어 소장을 거쳐 대장에 이르면 대변이 되어 항문으로 배설된다. 그 맑은 것은 비장의 기운에 의하여 폐로 올라간다. 맑은 것 중에서도 지극히 맑은 것은 폐에서부터 사지로 퍼져 온몸을 적셔 주어서 땀이 되고 진액이 되고 침이 되어 혈맥의 흐름을 돕고 기력을 북돋아 주어서 사람이 끊임없이 살아가게 해 주는 힘이 된다.」(《동의보감》, 〈잡병편〉, 내상문)

사실 독소란 별것이 아니다. 나가야 할 찌꺼기가 나가지 못하고 몸에 여전히 버티고 있으면 그것이 바로 독소이다. 이 독소를 《동의보감》에서는 크게 담음, 어혈, 식적으로 구분했을 뿐이다. 배설되지 못한 온갖 찌꺼기가 결국 독소가 되고, 이것이 여러 불편한 증상 및 질병을 일으키게 된다. 질병을 치료하는 근본책은 다른 것이 아니다. 겉으로 보이는 증상을 덮으려고만 하지 말고, 증상을 일으키는 독소를 제거해 주는 것이다.

> 「근본을 버리고 말단을 좇으며 원인을 찾지 않고 드러난 증상만을 치료하여 병을 낫게 하려는 것은 얼마나 어리석은 일인가. 비록 요행수로 나았다고 할지라도 이것은 서투른 의사의 방식이므로 따를 수 없다.」
> (《동의보감》, 〈내경편〉, 신형문)

| 독소가 한꺼번에 생긴다면? |

담음, 어혈, 식적은 한 가지만 생기는 것이 아니라 한꺼번에 뒤엉켜서 생기기도 한다. 물론 어느 한 가지가 두드러지게 많은 경우도 있다. 그런데 독소가 많은 사람은 이 세 가지가 함께 뒤엉켜서 몸을 상하게 만든다. 이렇게 여러 독소가 모여 뒤엉켜 있는 상황을 《동의보감》에서는 '울증鬱證'이라고 부른다.

> 「기혈(氣血)이 조화롭게 흐르면 온갖 병이 생기지 않지만 어느 하나라도

고이고 엉키면 여러 병이 생긴다. 울증이라는 것은 고이고 엉킨 것이 흩어지지 못하는 것을 말한다. 올라가야 할 것이 올라가지 못하고 내려가야 할 것이 내려가지 못하며 변화되어야 할 것이 변화되지 못하는 것이다. 이렇게 정상을 잃으면 여섯 가지 울증인 육울(六鬱)의 병이 나타나게 된다. 육울이란 기울(氣鬱), 습울(濕鬱), 열울(熱鬱), 담울(痰鬱), 혈울(血鬱), 식울(食鬱)을 말한다. 기가 막히면 습이 막히고 습이 막히면 열이 생기며 열이 생기면 담이 생기고 담이 생기면 혈이 막히고 혈이 막히면 음식이 소화되지 못하여 덩어리지게 되니, 이것이 육울의 병이 생기는 까닭이다.」(《동의보감》, 〈잡병편〉, 적취문)

게으르게 살면서 몸을 움직이지 않으면 기가 막혀서 기울이 되고, 점차 살이 찌고 지방이 늘어나니 습울이 되며, 염증이 생기니 열울이 되고, 진액이 더러워지니 담울이 되며, 혈이 흐르지 못하여 혈울이 되고, 음식이 소화되지 못하니 식울이 된다. 이러한 육울의 병이 실은 현대인들에게 잘 발견된다. 육울을 풀어 주는 처방으로 육울탕六鬱湯이 있는데, 독소가 많은 현대인에게 처방하면 참 효과가 좋다. 그만큼 육울의 상태에 놓인 사람들이 많다는 뜻이기도 하다.

| 잡티와 피부 트러블 |

《동의보감》에서는 찌꺼기가 배설되지 못하고 자꾸 쌓이면 독소가 된다

고 했다. 인체는 독소를 만들지 않기 위해 끊임없이 찌꺼기를 배설한다. 가장 큰 통로가 대변과 소변이지만, 그 외에 또 하나의 중요한 배설 통로가 있다. 바로 피부이다.

아무리 대변과 소변으로 찌꺼기를 배설해도 입으로 들어오는 쓰레기 음식이 많으면 자꾸 찌꺼기가 쌓여서 독소가 될 수 있다. 그럴 때에는 피부로도 독소를 배설할 수밖에 없다. 그러면서 흔히 나타나는 증상이 피부의 잡티와 트러블이다. 피부가 내장의 거울이라는 말이 괜히 있는 것이 아니다. 더욱 심해지면 여드름이 되고 아토피가 되고 무좀이 되고 기미가 되고 점이 된다. 더욱 넓게는 입 냄새, 발 냄새, 몸 냄새도 이런 예에 속한다. 속의 내장이 온갖 독소로 지저분한데 겉의 피부만 깨끗할 수는 없기 때문이다.

「여드름, 뾰루지, 기미, 땀띠, 주사비 등은 얼굴에 생기는 병이다. 풍의 기운이 피부에 머물고 담음이 장부에 쌓여 있으면 얼굴에 거무스름한 잡티가 생긴다. 비장과 폐에 풍습의 기운과 열기가 엉키면 부스럼이 생기고 얼굴이 벌겋게 되거나 혹은 붓는다.」(《동의보감》, 〈외형편〉, 면문)

「위장이 더러우면 폐가 영양을 제대로 받지 못하므로 피부가 마치 비늘처럼 거칠어진다.」(《동의보감》, 〈잡병편〉, 옹저문)

내부의 장부에 풍이니, 습이니, 담음이니 하는 여러 찌꺼기와 독소가 쌓이고 엉켜 있다면, 겉의 피부로 여드름, 뾰루지, 기미 등이 생길 수밖에 없다는 것이다. 혹시 거울 속의 내 피부가 점점 지저분해지고 있다면 피부만 보지 말고 장부도 함께 살펴보아야 한다.

| 독소가 일으키는 의외의 병 |

 대한민국 사람들이 몸이 허해졌다 싶거나 사고를 당했을 때에 흔히 보양식으로 즐겨 먹는 것 중 하나가 사골국이다. 사골국을 끓일 때 가장 마지막으로 하는 작업이 바로 기름기를 걷어내는 것이다. 뼈를 넣고 오랫동안 팔팔 끓여 뽀얗게 우려져 나오는 국물을 통에 담아서 냉장고에 넣어 두면 상층부에 기름기가 떠올라 굳는다. 이것을 걷어내면 담백하면서도 고소한 사골국이 완성된다.

 걷어낸 기름기를 손으로 만져 보면 끈끈하기 짝이 없다. 그런데 이 기름기는 소의 몸에만 존재하는 것이 아니라 사람의 몸에도 똑같이 존재한다. 또한 비만한 사람일수록, 또한 독소가 많은 사람일수록 이런 기름기는 더욱 많다. 《동의보감》에서는 이렇게 끈끈한 점액과 기름기가 뒤엉켜 있을 때, 이를 담음 중에서도 '습담^{濕痰}'이라고 불렀다.

 독소가 제대로 배출되지 못하면 몸의 어딘가에 가서 쌓인다. 독소가 가장 잘 엉겨 붙는 조직이 바로 이 지방 조직이다. 그러니 살이 찌고 지방이 많을수록 독소가 몸에 쌓이기 쉬워진다. 살도 찌고 독소도 많다면 독소가 뒤엉켜 있는 더러운 기름기가 내 몸에 점점 늘고 있다는 것이다.

 이렇게 뒤엉킨 독소는 의외의 병을 일으키기도 한다. 비염이 대표적인 예인데, 특히 코막힘이 심한 비염의 경우 콧속의 점막이 부어 숨쉬기가 여간 힘들지가 않다. 천식 역시 뒤엉킨 독소가 원인인 대표적인 병증이고, 가래나 기침, 호흡곤란 등도 독소로 인해 생기는 경우가 적지 않다. 이렇게 비염이나 해수, 천식과 같은 호흡기 질환을 앓는 사람들은 코에서부터 기관지를 거쳐 폐에까지 이르는 호흡기의 점막이 깨끗하지 못하다. 마치 사골국에서 걷어낸 기름기가 온 점막에 가득 차 있는 것과도 같은 상태이다.

《동의보감》에서는 비염, 해수, 천식의 질병이 담음, 어혈, 식적의 독소 때문에 생길 수도 있다고 했다. 그래서 담음 때문에 생기는 기침을 담음수痰飮嗽, 식적 때문에 생기는 기침을 식적수食積嗽, 어혈 때문에 생기는 기침을 혈수血嗽라고 불렀다.

쓰레기 음식은 독소를 쌓이게 한다. 그리고 독소가 호흡기 질환도 부를 수 있다. 즉, 우리가 입으로 먹는 음식이 비염, 해수, 천식과 같은 호흡기 질환과 깊은 관련이 있다는 얘기이다. 만약 내가 살이 찌면서 자꾸 기침이 나거나, 소화가 안 되면서 비염이 더욱 심해지거나, 음식을 마구 먹었더니 천식이 더욱 심해진다면, 반드시 내가 먹은 음식을 확인해 보길 바란다.

| 아무리 쉬어도 해소되지 않는 만성피로 |

현대인들은 늘 피곤하다. 아무리 산해진미를 먹어도 기운이 나질 않는다. 아무리 주말에 잠만 자도 피로가 해소되질 않는다. 이 역시 독소와 관련이 있다. 물론 못 먹고 못 쉬어서 생기는 만성피로도 있을 것이다. 하지만 현대에는 먹을거리는 넘쳐나고 몸을 움직일 일은 별로 없다. 잘 먹고 잘 쉬어도 해소되지 않는 만성피로가 오히려 더 많다. 이런 경우는 독소가 오장육부의 기능을 저해하고 있기 때문이다.

아무리 산해진미를 먹어도 장관의 점막이 독소로 더러워져 있다면 영양분을 흡수할 수가 없다. 오히려 기름지고 칼로리 높은 그 산해진미가 또 다른 독소가 될 뿐이다. 자꾸 몸을 움직이고 운동을 해야 기운이 소통되는데, 피곤하다고 누워만 있으면 이 역시 찌꺼기가 쌓이게 하여 독소가 되게 만들 뿐이다.

「사람이 아무런 이유 없이 피로해지는 증상이 생길 수도 있으니, 꼭 무거운 것을 들고 하루 종일 바쁘게 움직이는 것으로만 생기지는 않는다. 게으른 사람에게서 특히 이 피로한 증세가 많이 생긴다. 대개 한가하고 편안한 사람은 대부분 운동을 하지 않으며 배불리 먹고 앉아만 있거나 잠이나 자기 때문에 경락이 잘 통하지 않고 혈맥이 막혀서 그렇게 된다. 그래서 귀한 사람의 얼굴은 즐거운 듯하나 마음은 괴롭고, 천한 사람의 얼굴은 힘들어 보이나 마음은 편안하다. 귀한 사람은 기름진 음식만 먹고 잠만 잘 것이 아니라 항상 적당한 정도로 일을 해야 한다. 그래야 기혈이 잘 돌고 혈맥이 잘 조화된다. 비유하자면 흐르는 물은 썩지 않으며 문지도리는 좀먹지 않는 것과 같다. 움직이지 않고 가만히 있으면 기혈의 흐름이 막힌다. 막힌 정도가 가벼우면 운동을 하면 낫지만, 심한 경우라면 약을 복용해야 한다.」(《동의보감》, 〈내경편〉, 기문)

기운이 없으니 산해진미를 먹고, 기운이 솟아나질 않으니 잠만 잔다. 산해진미를 먹고 잠만 자니 독소는 또 늘어난다. 독소가 또 늘어나니 더욱 피곤하다. 그야말로 독소의 악순환이다. 현대인들은 헤어나기 힘든 독소의 바다에 빠져 있는 것 같다.

| 과거보다 독소의 질이 더욱 나빠졌다 |

《동의보감》이 편찬된 그 시절에도 담음, 어혈, 식적의 독소가 사람들 몸에 쌓여 있었다. 21세기 현재에도 똑같이 사람들의 몸에 담음, 어혈, 식적의 독소가 쌓여 있다. 그런데 그 옛날보다 지금의 독소의 질이 더욱 나빠졌다. 왜냐하면 담음, 어혈, 식적의 독소만 있는 것이 아니라 여기에 더하여 온갖 화학 쓰레기가 함께 뒤엉켜 있기 때문이다.

보존료, 살균제, 착색제, 발색제, 표백제, 조미료, 인공감미료, 산화방지제 등과 같은 온갖 식품첨가제가 그 옛날에는 존재하지 않았다. 하지만 현대의 먹을거리에는 이런 식품첨가제가 넘쳐난다. 그러다 보니 이런 독소들이 담음, 어혈, 식적의 독소와 함께 뒤엉켜 버렸다. 뿐만 아니라 농약, 유해 중금속, 실내 공기 오염물질과 같은 환경오염물질도 함께 뒤엉켜 있다. 과거에 비해 오늘날 사람들이 품고 있는 독소는, 제거되고 배출되기가 더욱 어려워진 악질의 독소가 되어 버렸다. 악질의 환경이 악질의 독소를 만든 것이다.

「사람이 기(氣) 속에서 사는 것은 물고기가 물 속에서 사는 것과 같다. 물이 탁하면 물고기가 여위고 기가 탁하면 사람이 병든다. 나쁜 기운이 사람을 병들게 함이 아주 심하다.」(《동의보감》, 〈내경편〉, 기문)

그뿐만이 아니다. 여기에 더하여 독소를 자꾸 안으로 잠복시키고 덮어 버리는 양약의 남용이 독소를 더욱 제거하기 힘들게 만든다. 옛날에는 한 번만 써도 잘 들었던 《동의보감》의 처방이 요즘 사람들에게는 두 번, 세 번 써야 겨우 효과가 생기는 이유가 바로 이런 까닭이다.

현대에 와서 독소가 생기기는 더욱 쉬워졌고 독소의 질은 더욱 나빠졌으며 독소가 제거되기는 더욱 어려워졌다. 현대인들이 독소를 제거하려면 조선 시대보다 더 많은 관심과 노력이 필요한 셈이다.

| 만성피로 없애 주는 휴일 하루 초간단 해독법 |

만성피로에 찌든 사람은 일요일이 되면 하루 종일 먹고 자는 일로 시간을 보낸다. 그렇게 해도 피로가 쉬이 풀리지 않아 월요일이면 역시나 몸이 무겁기 그지없다. 휴일 하루 동안 할 수 있는 초간단 해독 방법을 소개해 본다. 만성피로를 푸는 데 조금이나마 도움이 될 것이다.

˙˙ 100점짜리 초간단 해독 : 하루 종일 잠만 자지 말고 1시간 내외의 가벼운 산책을 한다. 산책 후에는 30분 정도 반신욕을 한다. 식사는 하지 않되 허기가 느껴지면 생강차와 제철 과일 한 접시를 배부르게 먹는다.

˙˙ 50점짜리 초간단 해독 : 도저히 기운이 없어서 산책할 힘도 없다면 30분 정도 반신욕을 한다. 반신욕을 하면 혈액순환이 활발해지므로 운동을 하지 않아도 마치 운동을 한 것과 같은 효과를 얻을 수 있다. 마찬가지로 식사 대신 생강차와 제철 과일 한 접시를 배부르게 먹는다.

˙˙ 10점짜리 초간단 해독 : 욕실에 갈 기운도 없다면 하루 종일 자되, 대신 밥도 먹지 마라. 정 배가 고프면 생강차와 제철 과일 한 접시를 먹어라.

˙˙ -100점짜리 애드톡스Addtox : 아침 먹고 바로 누워서 자고, 점심 먹고 또 바로 누워서 자고, 저녁 먹고 또 바로 누워서 잠을 잔다면, 다음날 당신의 몸은 마치 쇳덩이를 지고 있는 것 마냥 무거워질 것이다. 먹고 자고 먹고 잔 만큼의 독소가 더해 졌기 때문이다.

약이 독이 되기도 한다

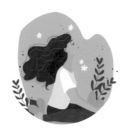

| 콘크리트로 독소를 잠시 숨기다 |

20대 젊은 남자 대학생이 한의원에 내원했다. 대학생은 얼굴과 목에 생긴 아토피로 몇 년째 고생 중이었다. 고등학교 때에는 그냥 얼굴이 오돌거리는 정도였는데 대학에 들어오고 서울에서 혼자 자취를 하면서부터 갑자기 아토피가 생겼다고 한다. 아마도 혼자 살면서 툭하면 라면이나 인스턴트 음식으로 끼니를 대신하면서 생긴 것이 아닐까 싶다고 했다. 그러다가 군대에 가게 되었는데, 군 복무 동안에는 놀랄 만큼 피부가 깨끗했다는 것이다. 하지만 제대 후 복학하고 다시 자취생활을 시작하자 얼굴과 목에 아토피가 재발했다고 한다.

피부과를 찾아서 연고와 먹는 약을 처방 받았는데, 그 효과에 대해서 대학생은 딱 세 글자로 표현했다. '그때뿐.' 1년 정도 피부과 약을 쓰다가 결국 안 되겠다 싶어서 한의원을 내원하게 되었다는 것이 그의 설명이었다.

피부과에서 처방받은 약은 스테로이드제였다. 흔히들 말하는 소염제다. 그런데 왜 스테로이드제는 효과가 '그때뿐'인 것일까? 그것은 스테로이드가 독소를 청소해 주는 약이 아니라 독소를 잠시 가려 주는 콘크리트 같은 것이기 때문이다.

땅 위에 쓰레기가 놓여 있다면 빗자루로 깨끗이 청소하면 된다. 이것은 독소를 청소하는 것이다. 그런데 땅 위에 놓인 쓰레기를 청소하지 않고 콘크리트로 덮어 버리는 것이 바로 이 스테로이드제다. 잠시 동안은 쓰레기가 없어진 것처럼 보인다. 하지만 콘크리트가 사라지고 나면 다시 그 쓰레기가 드러나게 된다. 처음 발라진 콘크리트는 제거하기가 쉽지만 계속해서 발라지는 콘크리트는 제거하기가 어렵다. 또한 한두 번 바르거나 먹은 스테로이드제는 피부에 큰 부작용을 남기지 않는다. 하지만 수년에 걸쳐 반복적으로 바르거나 먹은 스테로이드제는 피부를 점점 황폐하게 만든다. 호흡하지 못하는 피부로 만들어 버리는 것이다.

그 학생이 군 복무 중이었을 때는 규칙적인 식사를 하고 매일 같이 훈련을 받았기에 독소가 쌓일 틈이 없었다. 그런데 다시 자취생활을 시작하고 라면과 과자, 맥주로 끼니를 때우면서 독소가 또 다시 몸에 쌓이기 시작했고, 이것이 아토피성 피부염을 다시 불러왔다. 하지만 그 학생은 쓰레기 음식을 청소하는 귀찮은 방법을 선택하지 않았다. 피부로 드러난 독소를 스테로이드제라는 콘크리트로 잠시 가리는 편리한 방법을 선택했다. 그리고 콘크리트를 바른 시간만큼 피부는 악화되고 말았다.

| 항히스타민제로 비염을 치료한다고요? |

　비염을 앓고 있는 한 직장인이 심한 코막힘을 호소하며 한의원에 내원했다. 어려서부터 찬바람만 불면 늘 감기를 달고 살았고 환절기만 되면 비염을 앓았다고 한다. 감기나 비염에 걸리면 항상 약을 먹었는데 신기하게도 그 약만 먹으면 콧물이 싹 말랐다는 것이다. 나중에 커서 알고 보니 그 약은 항히스타민제였다고 했다.

　문제는 이놈의 비염이 낫지를 않고 계절이 바뀔 때만 되면 재발한다는 것이다. 콧물과 재채기 그리고 코막힘을 동반하는 비염은 이 직장인의 가장 큰 골칫거리였다. 비염이 심해질 때마다 항히스타민제를 먹으면 어느 정도 진정이 되기는 했지만, 이 사람 역시 문제는 '그때뿐'이었다는 것이다. 약을 먹으면 콧물이 마르는 듯하다가 약 기운이 떨어지면 비염 증세가 또 시작되었다. 요즘은 증세가 더욱 심해져서 코막힘이 견디기 힘든 지경까지 되었다고 한다. 콧속의 점막이 온통 부어서 코로 숨쉬기가 힘들고 입을 벌리고 숨을 쉬어야 하니 입속이 건조해져서 불편하기 짝이 없다고 한다.

　이 직장인은 어려서부터 자주 먹어 왔던 항히스타민제라는 약이 왜 비염을 근본적으로 치료해 주지 못하는지 궁금하다고 했다. 그 이유는 간단하다. 항히스타민제는 콧물을 점막으로부터 제거해 주는 약이 아니기 때문이다. 오히려 항히스타민제는 콧물을 점막 깊숙이 가라앉히는 약이기 때문이다. 콧물이라는 것 역시 담음의 일종이다. 담음은 파이프에 끼어 있는 끈끈한 점액과도 같은 것이다. 파이프가 깨끗해지려면 이 점액이 깨끗하게 '제거'되어야 한다. 그런데 항히스타민제는 이 점액을 제거하는 약이 아니다.

점액을 파이프 속으로 깊숙이 가라앉혀 '잠시' 콧물이 배설되지 못하도록 막아 주는 약이다. 그래서 일평생 항히스타민제를 먹어도 비염이 낫지 않는 것이다. 게다가 졸림, 어지럼증, 식욕감퇴, 오심, 변비, 식욕부진, 무기력증 등과 같은 부작용을 남기기도 한다.

| 아군 적군 다 죽이는 항생제 |

축농증을 앓고 있는 한 직장인이 한의원에 내원했다. 그는 어려서부터 비염을 앓고 있었는데, 언제부터인가 두통이 생기더니 코막힘이 심해지고 콧속에서 이상한 냄새가 나기 시작했다는 것이다. 콧물의 색깔 또한 더욱 진해지고 탁해져서 어떤 때는 초록색 콧물이 나오기도 한다는 것이다. 그는 비로소 축농증이 시작되었다는 것을 알게 되었다.

병원에 내원하여 석 달 동안은 항생제를 복용해야 한다는 말을 듣고 처방전을 받아 왔다. 의사의 지시대로 석 달 동안 열심히 항생제를 복용했다. 문제는 그다음이었다. 항생제를 먹으니 이상하게 소화가 안 되더라는 것이다. 식사를 하고 나서 항생제를 먹으면 속이 더부룩하고 답답해서 불편하기 이를 데가 없었다. 의사에게 소화불량 증세를 호소하자 이번에는 소화제도 처방해 주었다. 하지만 소화불량 증세는 여전히 계속되었다.

사람의 장 속에는 무수히 많은 세균이 자리잡고 있다. 이러한 세균은 대부분 사람에게 유익하다. 간혹 식중독과 같은 특수한 상황이 되면 사람에게 유해한 세균이 장 속에 자리잡게 되기도 한다. 하지만 건강한 사람이라면 대체로 장 속에는 유익균이 항상 자리하고 있다.

항생제는 세균을 죽이는 약이다. 문제는 이 항생제가 유해한 세균만 죽이는 것이 아니라 유익한 세균까지 함께 죽인다는 것이다. 그래서 항생제를 장기 복용하다 보면 장 내의 유익한 세균도 사라지고 만다. 장내세균총의 중요한 작용 중 하나가 바로 소화 작용을 돕는 것인데, 이 항생제 때문에 장내세균총의 작용이 저해되어 소화불량 증세가 생기는 것이다. 소화불량 증세가 생기다 보니, 이로 인해 결국 찌꺼기가 생기게 되고 독소를 만드는 상황이 되어 버린다.

| 최첨단 독소 가리개 |

스테로이드제, 항히스타민제, 항생제는 효과가 빠른 약이다. 그런데 이들의 작용을 자세히 살펴보면 최첨단 독소 가리개라는 생각이 든다. 약의 작용은 최첨단으로 보이지만 '그때뿐'이다. 약을 끊으면 증상이 재발한다. 그 이유는 독소를 제거해 주는 것이 아니라 독소를 가려 주기만 하기 때문이다.

나타나는 증상을 당장은 신속하게 가려 주지만, 결코 원인을 제거해 주지는 못한다. 오히려 장기간 사용할수록 독소를 더욱 깊이 잠복시키고 부작용만 늘어난다. 장기간 사용할수록 피부를 병들게 하고 점막을 병들게 하고 유익한 세균을 병들게 한다. 독소를 최첨단으로 제거하는 것이 아니라 독소를 최첨단으로 가려주기만 한다. 그래서 최첨단 독소 가리개이다.

현대인들은 독소의 바다에 빠져 있고 그로 인해 여러 증상을 앓고 있는데, 그때마다 현대인들이 즐겨 찾는 약은 결코 독소를 제거해 주지 못한다. 오히려 약을 먹지 않는 것이 더 낫다. 차라리 약이 없었더라면 장기 복용으로 인한 제3의 부작용을 앓는 일은 없을 테니 말이다.

| 환절기 비염 관리법 |

비염을 앓고 있는 현대인이 정말 많다. 특히 환절기가 되면, 심하게 코가 막히고 콧물이 줄줄 흐르는 증상 때문에 내원하는 비염 환자가 늘어난다. 집에서 할 수 있는 간단한 비염 관리법을 몇 가지 소개해 본다.

¨ 코를 따뜻하게 하라 : 코를 따뜻하게 할수록 코 주변의 혈류 순환이 좋아져 코막힘이 호전되고 비염 증세가 개선된다.

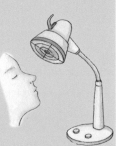

- 비염에 좋은 도라지차나 계피차를 끓여서 뜨거운 증기를 코로 쏘인 후, 마신다.
- 가정용 원적외선 조사기를 구입해 원적외선을 코에 쏘여 따뜻하게 해 준다.

¨ 코를 깨끗하게 하라 : 코 안쪽의 보이지 않는 공간인 비강의 점막에 염증이 생긴 것이 비염이다. 비강을 깨끗하게 해 주면 콧물이나 코막힘의 증세가 완화된다.

- 식염수를 코로 넣은 후 삼키지 말고 입으로 뱉어 내면 비강 속을 청소해 줄 수 있다.
- 스프레이 통에 식염수를 담고 콧속에 칙칙 뿌려 준다.

¨ 코를 땀나게 하라 : 피부의 분비 기능이 살아나면 피부 질환이 호전될 수 있듯이 비강 점막의 분비 기능이 살아나면 코 질환이 호전될 수 있다.

ᐧᐧ 땀이 나는 운동을 열심히 하라 : 비강의 점막도 피부와 같다. 피부에서 땀이 나면 점막의 분비 기능도 활발해진다. 점막의 분비가 활발해지면 점막의 부종도 가라앉아 코막힘이 호전되고 숨쉬기가 편해진다.

오염물질을 분해하는 미생물

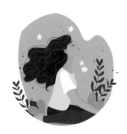

| 출생과 함께 시작되는 미생물과의 공생 |

태아를 품고 있는 자궁은 세균이 없는 무균 상태이다. 또한 신생아가 세상에 태어난 바로 그 순간 신생아의 장 역시 무균 상태이다. 하루 이틀 시간이 지나 신생아가 외부 환경과 접촉하고 또 모유를 먹으면서 신생아의 장에는 조금씩 세균총이 형성된다.

완전한 세균총이 형성되지 않은 신생아의 장은 연약하기 짝이 없다. 엄마젖 외에는 아무것도 소화시킬 수가 없다. 6개월 정도가 되어야 겨우 이유식을 시작할 수 있어서 죽 정도를 먹을 수 있다. 이 말은 죽을 소화시킬 수 있는 장내세균총이 형성되기까지 6개월이라는 긴 시간을 기다려야 한다는 뜻이다. 이후 1년 정도 되면 엄마 젖을 떼고 이런 저런 반찬과 함께 밥을 주식으로 하게 된다. 즉, 고형식을 온전히 소화시켜 낼 수 있는 세균총을 갖추기까지 1년이라는 긴 시간을 기다려야 한다는 말이다. 이것만 보아도 우리의 장 속에 상주하면서 우리가 먹은 음식을 소화시킬 수 있도록 도와 주는 균 하나하나가 얼마나 소중한지 알 수 있다.

우리 손에는 눈에 보이지는 않지만 엄청난 수의 세균이 묻어 있다. 우리의 얼굴에도 피부에도 세균과 바이러스가 묻어 있다. 몸의 외부뿐만 아니라 입에서 항문에 이르기까지 인체의 내부에도 엄청난 수의 세균이 거주하고 있다.

건강한 사람의 입에서 직장까지의 소화관 내에서 서식하고 있는 균주는 약 400여 종이라고 한다. 소화관 내를 통틀어 약 1,015개의 균체가 서식하는 것으로 알려져 있으며, 장 내용물 1g당 1,011~12개의 균체가 존재하고 있다. 또한 대변 중량의 50% 이상이 세균이며, 건조시킨 대변 1g당 1,010개의 균체가 있다고 알려져 있다. 우리의 장은 미생물들이 살고 있는 거대한 바다인 셈이다.

출생과 동시에 우리는 보이지 않는 미생물과의 공생을 시작한다. 우리 몸의 표면에 그리고 내부에 살고 있는 이 미생물들은 우리에게 해를 끼치는 존재가 아니다. 오히려 우리가 건강하게 살아갈 수 있도록 도와주는, 절대 없어서는 안 될 소중한 존재이다.

| 지구에 갯벌이 있듯이 |

인천보건환경연구원은 수도권 쓰레기 매립지에서 나는 악취로 인해 골치를 앓던 중에 이 문제를 해결하기 위한 방안을 제시했다. 그 해결책은 바로 갯벌에서 채취한 미생물을 활용하는 것이었다. 연구원은 2년간 갯벌에서 유기물 분해 능력이 우수한 미생물을 채집해 악취 제거 능력이 우수한 토착미생물을 찾아냈다. 즉, 갯벌 생태계에 유용한 미생물을 분리하여 이를 활용해 수도권 매립지에서 발생하는 악취를 제거하는 데 활용하겠다는 것이다. 실제로 갯벌 1,000평방미터에 있는 미생물이 오염물질을 분해하는 능력은 도시 하수처리장 한 개의 처리 능력과 비슷하다고 하니, 미생물의 정화 능력은 가히 뛰어나다고 해야 할 것이다.

이와 비슷하게 동물의 축사에서 나는 악취를 제거하는 데도 미생물을 활용한 사례도 있다. 동물의 축사에서 나오는 쓰레기에서는 지독한 냄새가 날 뿐더러 유해한 물질도 많이 들어 있다. 축사 멀리에서도 불쾌한 냄새가 진동해 인근 주민에게 큰 불편을 주기도 한다. 여기에 미생물을 발효시켜 만든 발효액으로 축사의 쓰레기를 처리하자 동물 축사의 악취가 거의 사라지게 되었다고 한다.

미생물의 이러한 정화 능력을 우리 조상들은 이미 알았던 것일까? 《동의보감》에서는 사람의 몸에서도 정화가 필요할 때 미생물을 약용하기도 했다. 미생물에 의해 발효를 거친 한약을 인체의 노폐물을 제거하는 데 활용했다. 예를 들자면, 반하국半夏麴이나 신국神麴과 같은 약재가 여기에 속한다. 반하국은 반하라는 약재를 누룩곰팡이로 발효한 한약재로, 담음을 제거하는 데 쓰인다. 신국은 통밀, 청호, 창이, 야료, 행인, 적소두를 누룩곰팡이로 발효한 한약재로, 식적을 제거하는 데 쓰인다. 반하국과 신국 모두 담음과 식적이라는 독소를 제거하는 데 탁월한 효능을 지닌 약재이고, 여기에는 누룩곰팡이라는 미생물이 활용되고 있다. 갯벌의 미생물이 오염물질을 정화하고 미생물을 이용한 발효액이 축사의 악취를 제거하듯, 누룩곰팡이라는 미생물이 인체의 찌꺼기를 제거해 주는 것이다. 결국 미생물의 중요한 작용 중 하나가 노폐물 청소라는 것을 입증한 셈이다.

| 인체는 작은 우주 |

한의학에서는 인체를 소우주에 비유한다. 인체가 우주의 축소판이고, 자연의 축소판이라는 것이다. 혹시 〈허준〉 드라마를 열심히 봤던 사람이라면 아래의 《동의보감》 구절이 귀에 익을지도 모르겠다.

「하늘이 둥그니 사람의 머리도 둥글고, 하늘에 4계절이 있듯이 사람에게도 4지가 있고, 하늘에 5행이 있어 사람에게도 5장이 있고, 하늘에 6극점이 있어 사람에게도 6부가 있다. 하늘에 8방위 바람이 있어 사람의 수족에도 8마디가 있고, 하늘에 9개의 행성이 있어 사람에게도 9규가 있고, 하늘에 12시간이 있어 사람도 12경맥이 있다. 하늘에 24절기가 있듯 사람도 24척추가 있고, 하늘에 365일이 있어 사람도 365혈이 있다. 하늘에 해와 달이 있듯이 사람도 두 눈이 있고, 하늘에 밤낮이 있듯이 사람도 자고 깬다. 하늘에 천둥 번개가 있어 사람도 기쁨과 성냄이 있고 하늘에 비와 이슬이 있어 사람도 눈물과 콧물이 있고, 하늘에 음과 양이 있듯이 사람도 한과 열이 있고, 땅 속에 물이 있듯이 사람도 혈액이 있고, 땅에 초목이 있듯이 사람도 모발이 있고, 지하에 금속이 있듯이 사람도 치아가 있다.」

(《동의보감》, 〈내경편〉, 신형문)

이렇게 자연과 사람이 닮은 바가 있기에 인체는 소우주라는 것이다. 그런데 여기에 한 문장이 더 추가되어야 할 것 같다. 바로 "자연에 미생물이 있어서 오염물질을 정화하듯이, 사람에게도 미생물이 있어서 독소를 정화한다."는 말이다. 이 문장이 한 줄 더 들어간다면 인체가 자연의 축소판임을 더욱 강조할 수 있을 것이다. 인체가 우주를 닮은 또 하나의 이유는, 바로 '미생물과 아름다운 동거를 하고 있다'는 공통점 때문이다.

살아 있는 땅에는 좋은 미생물이 풍부하다. 만약 이 땅에 썩은 음식을 파묻는다고 할지라도 좋은 미생물이 이를 분해하여 처리해 준다. 건강한 갯벌에는 좋은 미생물이 풍부하다. 온갖 오염물질을 정화시켜서 바다로 흘러 들어가지 않도록 막아 준다. 바닷속에도 좋은 미생물이 풍부하게 살고 있다. 비록 바다에 썩은 물을 붓는다고 할지라도 바닷속의 좋은 미생물들이 이를 분해해 처리해 준다. 이것을 자연계의 자체 정화 능력이라고 한다.

하지만 만약 땅에 사는 미생물이 감당할 수 없는 어마어마한 양의 오염물질을 파묻어 버린다면 어떻게 될까? 바닷속의 미생물이 감당할 수 없는 엄청난 양의 기름덩이를 쏟아 버린다면 어떻게 될까? 곧 죽음의 땅, 죽음의 바다로 변해 버릴 것이다.

사람의 몸도 마찬가지다. 유익한 균이 평화롭게 거주하고 있는 건강한 사람의 몸은 비록 약간의 오염된 음식이 들어온다 할지라도 이 유익균의 활동으로 정화될 수 있다. 하지만 감당할 수 없는 양의 썩은 음식이 들어온다면, 혹은 감당할 수 없는 정도의 병원균이 들어온다면 그때는 병든 몸이 되고 마는 것이다.

　자연계가 미생물로 인해 병들지 않는 것처럼 인체도 미생물로 인해 병들지 않는다. 하지만 감당할 수 없을 만큼 엄청난 유해물질이 땅으로 강으로 바다로 쏟아진다면, 그곳은 병든 땅, 병든 강, 병든 바다가 된다. 감당할 수 없을 만큼 엄청난 독소가 쌓인다면 사람의 몸도 병든 몸이 될 것이다. 자연계와 미생물의 아름다운 공생에 의해, 그리고 우리 몸과 미생물의 아름다운 공생에 의해 건강함이 유지되는 것이다. 자연과 인체가 살아가는 원리가 같은 것이다.

| 누룩곰팡이를 집에서 이용하기 |

반하국과 신국 두 가지 약재로 만든 처방으로 이국원$_{二麴元}$이란 것이 있다. 소화
기가 안 좋아 담음이 생기고 음식을 잘 소화하지 못할 때 쓰는 처방으로 신국
과 반하국 두 가지 약재를 알약으로 빚어 복용한다. 이렇게 누룩곰팡이는 술
이나 식초로 식용하는 것 외에도 몸을 치료하고 정화하는 데 쓰인다.

따라서 생활 속에서 누룩곰팡이를 활용한다면 좀 더 건강해질 수 있다. 제대
로 띄워서 만든 누룩을 이용하면 몸을 정화하는 효과를 얻을 수 있다.

누룩을 직접 만드는 것에 도전해 보자.

누룩곰팡이 만드는 법

① 먼저 통밀을 구입해 분쇄기에 넣고 가루를 낸다. 혹은 누룩 만드는 용도
  로 미리 분쇄된 통밀을 구입해도 된다.

② 큰 그릇에 통밀가루를 넣고 분무기로 물을 뿌려 가며 반죽하되 쥐었을 때
  손에 묻거나 흩어지지 않고 잘 뭉쳐질 정도로 고슬고슬하게 만든다.

③ 틀에(틀이 없으면 납작한 냄비에) 천을 깔고 반죽을 담고 천으로 덮은 후 발
  로 꾹꾹 충분히 밟는다.

④ 그 뒤 상자에 볏짚을 깔고 누룩을 올린 후 다시 짚으로 덮는 식으로 켜켜
  이 쌓는다.

⑤ 마지막에 볏짚을 깐 다음, 상자를 천으로 덮고 전기장판이나 온장고를

이용하여 30 ~ 40℃에서 누룩곰팡이가 뜨기를 기다린다. 이때 2 ~ 3일 간격으로 누룩이 쌓인 순서를 바꿔 준다.

⑥ 표면에 하얀 곰팡이가 살짝 뜨면 누룩이 잘 띄워진 것인데, 대략 2 ~ 3주 가량 소요된다.

⑦ 누룩이 완성되면 작은 조각으로 부순 후 완전히 건조시켜 냉동 보관한다.

이렇게 만든 진품 누룩은 여러 용도로 활용할 수 있다. 우선 소화가 잘 안 되거나 기름진 음식을 먹었을 때, 한 티스푼의 누룩을 먹으면 훌륭한 천연 소화제가 될 뿐 아니라 뛰어난 독소 정화제 역할도 한다. 또 누룩을 이용해 천연 과일 식초를 만들 수 있다. 사과 조각이나 포도 알맹이를 항아리에 담고 맨 위에 누룩가루를 뿌린 후 입구를 종이나 천으로 밀봉해 둔다. 그대로 3 ~ 4개월 기다리면 식초가 완성된다. 식초액을 거즈에 걸러서 깨끗한 병에 담아 사용하면 된다.

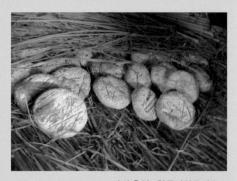

사진 출처 : 한국가양주연구소

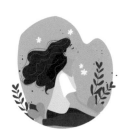

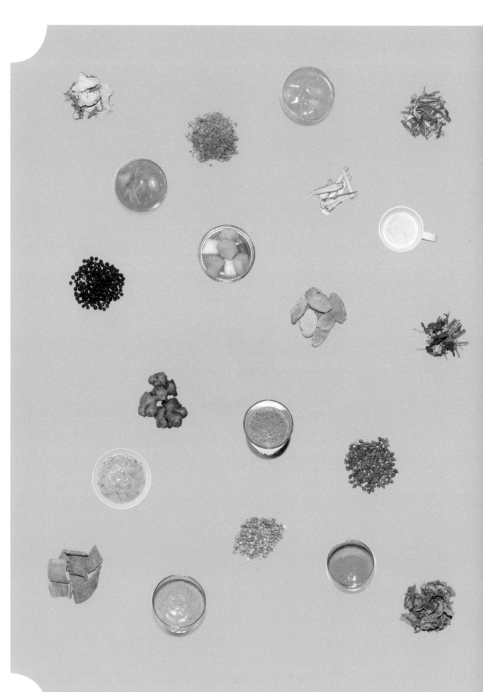

CHAPTER 02 ———
내 몸 안의 독소를
제거하는 방법

내 몸 안의 독소를 찾아라

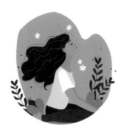

| 담음이 일으킨 수족냉증 |

20대 후반의 한 여성이 사계절 내내 손발이 찬 것이 고민이었다. 처음 만난 사람과 악수를 할 때면 차가운 손 때문에 자기도 모르게 움츠리게 되고, 심지어는 악수한 후에 얼른 손을 빼 버려서 상대에게 오해를 준 적도 있었다. 게다가 요즘 들어서는 소화도 잘 안 되고 밀가루 음식만 먹으면 속이 메슥거렸다. 저녁 시간에 술자리를 자주 가졌더니 체중도 늘었다. 속상한 마음에 식사량을 줄이고 운동도 시작했다. 덕분에 소화불량도 개선되고 체중도 약간은 줄었지만, 여전히 손발은 차가웠다. 이 여성의 수족냉증은 어떻게 해야 해결할 수 있을까?

그녀의 증세는 '담궐痰厥'이었다. 담궐이란, 담음 때문에 팔다리로 가는 경락이 막혀 손과 발이 차가워지는 증세를 말한다.

「담궐(痰厥)은 내장의 기운이 허약할 때 냉기를 받아 담음(痰飮)이 경락을 막아서 생기는 병으로 손발이 싸늘하고 저리며 어지러운 것을 말한다.」
(《동의보감》, 〈내경편〉, 담음문)

이 여성은 자신이 가진 증세가 담음이라는 독소와 관련이 있으리라고는 전혀 생각하지 못했다. 그저 체질 탓이라고 생각했을 뿐 담음이라는 독소 때문에 손발이 차가워질 수 있음을 몰랐던 것이다. 그녀는 담음을 없애기 위해 해독을 하기를 원했다. 자연식과 절식, 미생물 해독과 함께 뭔가 또 해 볼 방법이 없을까?

| 식적으로 인한 기침 |

30대 중반의 한 직장인이 근무 중에 냄새가 지독한 방귀가 나오는 것이 고민이었다. 그는 평소 육식을 즐겼다. 게다가 회사 회식을 포함해 일주일에 두세 번은 술을 마셨다. 그 덕에 점점 뱃살이 늘어났지만 크게 신경 쓰지 않았다. 하지만 근무하는 중에 시도 때도 없이 나오는 이 방귀는 정말 참기가 어려웠다.

그런데 요즘 또 하나의 고역이 생겼다. 이상하게 새벽녘만 되면 심한 기침이 나오는 것이다. 담배를 많이 피워 그런가 싶어서 흡연량을 줄여 보았지만 소용이 없었다. 실은 이 직장인의 기침은 '식적수食積嗽'라는 것으로, 그동안 쌓인 식적으로 인해 생긴 것이었다.

「식적수(食積嗽)란 식적으로 인해 가래가 생겨 기침을 하는 것으로 가슴이 답답하고 신트림이 자주 나온다.」

「이른 새벽에 기침이 심한 것은 위(胃)에 식적(食積)이 있기 때문으로 새벽 시간이 되면 열기가 폐로 들어가 기침이 난다.」

(《동의보감》,〈잡병편〉, 해수문)

이 사람은 기침이 평소의 식습관과 관련이 있다고는 전혀 생각하지 못했다. 방귀를 자주 뀌는 증세와 기침을 하는 증세가 같은 원인일 줄은 몰랐던 것이다. 이제 그는 뱃살을 빼기 위해 해독을 원했다. 그렇게도 즐기는 회식까지 중단할 만큼 독하게 마음먹고 시작하는 해독이니만큼 최대의 효과를 만들어 내고 싶었다. 어떻게 해야 이 직장인의 식적을 더욱 잘 없앨 수 있을까?

| 어혈로 인한 생리통 |

30대의 한 아이 엄마는 달마다 계속되는 생리통 때문에 고민이었다. 다른 엄마들은 아이를 낳은 뒤 있던 생리통도 없어진다는데, 자신은 전에 없던 생리통이 생겨서 보통 힘든 것이 아니었다. 월경이 시작되기 하루 전날이면 으레 아랫배가 빵빵해지면서 신호가 오기 시작했다. 여지없이 다음날에는 월경이 시작되었고 동시에 참기 힘든 생리통이 함께 찾아왔다. 아랫배가 뒤틀리듯이 아프고 심지어는 허리까지 아파서 집안일뿐 아니라 아이

보는 일도 힘에 부쳤다.

이 생리통도 고민이었지만 실은 한 가지 고민이 더 있었다. 출산 후에 살이 쪘는데 아랫배가 볼록한 똥뱃살이 유독 심해져 버렸다. 스커트, 바지, 원피스 그 어떤 옷을 입어도 표가 나서 옷을 마음대로 입을 수가 없었다. 그러다 보니 늘 배를 가리는 옷을 입을 수밖에 없어 무척이나 속이 상했다. 어떻게든 아랫배 살을 빼는 것이 첫 번째 소원이요, 달마다 찾아오는 생리통을 해결하는 것이 두 번째 소원이었다.

이 엄마의 똥배는 실은 어혈 때문이었고, 생리통 또한 어혈 때문에 생기는 것이었다.

> 「여성이 월경이 순조롭지 못하고 해질 무렵에 열이 나며 아랫배가 당기고 아프며 입술이 건조한 것은 아랫배에 있는 어혈이 없어지지 않아서이다.」
> (《동의보감》, 〈내경편〉, 포문)

> 「만일 아랫배가 단단하고 볼록하게 불러 있으면서 통증이 있는데 소변은 문제없이 잘 나온다면 이는 어혈로 인한 증세이다.」 (《동의보감》, 〈외형편〉, 복문)

그녀는 아랫배의 똥뱃살을 해결하기 위해서 이런저런 다이어트를 시도해 보았다. 그때마다 전체적인 체중은 잘 빠졌지만 유독 똥배만은 만족스럽게 빠지지 않아 늘 아쉬움이 남았다고 했다. 이제 그녀는 해독을 해 보기를 원했다. 살도 빼면서 생리통도 같이 해결할 수 없겠냐고 묻는다. 어떻게 하면 그녀의 하복부비만과 생리통을 함께 해결할 수 있을까?

| 사람마다 '맞춤 해독'이 필요하다 |

앞의 세 사람은 모두 해독을 하고 싶어 하는 상황이 생겼다. 해독을 해서 살도 좀 빼고 몸도 더 건강해지고 싶은 욕구는 세 사람 모두 동일하다. 그런데 이들의 몸에 채워진 독소는 각각 다른 상황이다. 과연 이 세 사람에게 똑같은 처방을 내릴 수 있을까? 그렇지 않다. 물론 해독이라는 큰 골격은 동일하지만, 담음, 식적, 어혈에 따른 개별적인 처방이 함께 내려져야 한다. 즉, '맞춤 해독'이 이루어져야 한다는 것이다.

만약 해독을 할 때 내 몸에는 어떤 독소가 더 많이 쌓여 있는지 미리 파악하고 시작한다면 더욱 효율적인 해독을 할 수 있을 것이다. 그러려면《동의보감》에서 말한 담음, 어혈, 식적의 독소 중에서 어떤 독소가 나에게 가장 많은지 알아볼 필요가 있다. 나에게 해당하는 독소의 종류를 파악해, 해독 기간 동안 이를 해소할 수 있는 처방을 함께 내려야 한다. 그래야 내게 꼭 맞는 맞춤 해독이 가능해진다.

단, 주의할 점이 하나 있다. 한 사람이 단 한 가지의 독소만을 가지고 있지는 않다는 점이다. 어떤 사람은 담음, 어혈, 식적의 독소를 모두 다 비슷하게 가지고 있을 수도 있다. 어떤 사람은 한 가지 독소를 두드러지게 많이 가지고 있을 수도 있고, 어떤 사람은 독소의 정도가 심하지 않아 드러나는 증세가 미미해 구분이 어려울 수도 있다.

아래에 담음, 어혈, 식적의 독소를 가졌을 때 나타나는 증상을 간략히 설명했다. 가장 많이 해당하는 사항을 파악해 해독을 실천하는 데 참조하자.

담음의 증상 •──────────────────────────────

·· 머리가 자주 아프거나 자주 어지러운데, 이럴 때 메슥거리는 증세도 함께 있다.

·· 트림이 나고 신물이 올라오며 명치 부위가 아프고 메슥거릴 때가 있다.

·· 잘 메슥거리고 잘 토하기도 한다.

·· 목에 뭐가 걸려 있는 듯한 이물감이 느껴지는데 삼키려 해도 잘 내려가지 않는다.

·· 가래가 자꾸 올라와서 뱉어 내고, 가래 기침이 자주 나온다.

·· 명치 밑에 뭔가 얼음 같은 것이 걸려 있는 느낌이 있다.

·· 등이나 팔다리가 아픈데 일정한 곳 없이 여기저기 아프다.

·· 손발이 차거나 잘 저린다.

·· 허리나 등이 이유 없이 갑자기 아플 때가 있다.

·· 등에 손바닥 만한 크기의 얼음이 있는 것처럼 냉감이 느껴진다.

·· 온몸이 스멀스멀 벌레가 기는 듯한 느낌이 든다.

·· 명치 밑에서 심장이 두근거리는 듯한 느낌이 든다.

·· 숨이 잘 차고 숨이 깊게 쉬어지지 않는다.

·· 눈 밑 부분에 다크써클이 있거나, 얼굴에 잡티, 트러블, 여드름, 기미 등이 늘었다.

·· 냉대하가 있거나, 생리불순이나 생리통이 있다.

˙˙설사를 했다가 안 했다가 하면서 대변의 양상이 일정하지 않다.

˙˙갑자기 살이 훅 쪘다가 또 살이 훅 빠지기를 반복한다.

˙˙입술과 눈 근처가 간혹 떨릴 때가 있다.

어혈의 증상

˙˙건망증이 심해졌다.

˙˙생리통이 있거나 월경의 혈색이 어둡고 덩어리가 보이거나 생리불
  순이 있다.

˙˙갈증은 나는데 물을 많이 마시지는 못 한다.

˙˙코피가 날 때가 있다.

˙˙아랫배가 단단하고 눌러 보면 아프다.

˙˙아랫배가 차갑고 입술이 건조하다.

˙˙하복부비만이다.

˙˙검붉은 색의 혈변이 나올 때가 있다.

˙˙손발이 차거나 잘 저린다.

˙˙몸에 통증이 있는데 아픈 곳이 이동하지 않고 일정하다.

˙˙몸의 통증이 낮보다 밤에 더 심하다.

˙˙찌르는 듯한 몸의 통증이 느껴진다.

˙˙유산이나 출산을 겪었다.

˙˙외상을 입은 적이 있거나 혹은 어떤 종류든 수술을 받은 적이 있다.

˙˙얼굴에 기미, 잡티, 트러블, 여드름 등이 늘었다.

˙˙얼굴빛과 입술색이 검어지고 있다.

식적의 증상 ●━━━━━━━━━━━━━━━━━━━━━━━━━

·· 소화가 잘 안 되거나 잘 체한다.

·· 속이 더부룩하고 답답하다.

·· 속에서 달걀 썩는 냄새의 트림이 올라온다.

·· 시큼한 신물이나 신트림이 올라올 때가 있다.

·· 윗배가 답답하고 눌러 보면 단단하고 아프다.

·· 명치 밑에 뭔가 걸려 있는 느낌이 들면서 속이 답답하다.

·· 갑자기 배가 아프고 설사가 나는데 설사 후에는 통증이 많이 줄어든다.

·· 배가 아플 때가 있는데 특히 윗배가 잘 아프다.

·· 상복부비만이다.

·· 음주나 과식 후에 요통이 잘 느껴지는 편이다.

·· 대변 냄새가 심하거나, 방귀가 잦고 냄새도 지독하다.

·· 얼굴에 잡티, 트러블, 여드름, 기미 등이 늘었다.

·· 발 냄새나 입 냄새가 심하다.

·· 무좀이 있다.

·· 음식만 먹으면 원래 가지고 있던 통증이 더 심해지는 느낌이 든다.

·· 이른 새벽에 기침이 나온다.

독소는 어떻게 배출되는가?

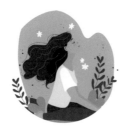

| 술 마신 다음 날 |

오랜만에 고등학교 동창생들을 만난 김 대리는 새벽녘까지 부어라 마셔라 하면서 술자리를 즐겼다. 술자리는 즐거웠지만 문제는 그다음 날이었다. 관절마다 모래주머니를 달아 놓은 양 무거운 몸을 겨우 이끌고 힘들게 출근을 했다. 하지만 오전 내내 구토와 설사 때문에 화장실을 수차례 들락거려야 했다. 갈증이 나서 물을 연신 들이켰더니 소변도 평소보다 더 자주 마려웠다. 보다 못한 앞자리 상사가 "그렇게 화장실을 들락거리면서 업무는 언제 볼 거야?"라고 핀잔을 주었다. 설상가상으로 전날 밤 폭음한 것을 티라도 내듯 얼굴은 홍당무처럼 시뻘겋게 달아올랐고, 여기저기 가려운 통에 몸 구석구석을 연신 긁어 댈 수밖에 없었다. 또 입만 열면 풍기는 술 냄새에 옆자리의 동료는 "어우, 술 냄새 쩔어!" 하며 코를 쥐어 막았다.

주위 사람은 괴롭겠지만 사실 김 대리의 몸은 지금 열심히 독소를 배출하고 있는 중이다. 술이라는 독소가 김 대리의 몸에 들어왔다. 그러자 설사를 통해서 대변으로 배출되었다. 또한 소변을 통해서도 배출되었다. 구토를 통해 입으로도 배출되었다. 붉어진 피부를 통해서도 배출되었다. 또한 입 냄새를 통해서도 배출되었다. 술을 많이 마신 후 일어나는 이 모든 현상이 실은 술이라는 독소를 배출하는 과정들이다. 대변, 소변, 피부, 입을 통해서 몸 바깥으로 열심히 배출하고 있는 것이다.

그러니 앞으로는 김 대리가 화장실을 들락거리며 구토와 설사를 할 때에 앞자리의 상사는 짜증내지 말고 이렇게 말해야 한다. "김 대리의 몸에 들어온 독소가 입과 대변을 통해 배출되고 있군! 아주 바람직한 현상이야." 소변이 마려워 평소보다 더 자주 화장실을 다녀올 때에는 이렇게 말해야 한다. "몸에 들어온 독소를 소변을 통해 배출하고 있군! 김 대리의 신장이 지금 열심히 일하고 있어." 입에서 술 냄새를 폴폴 풍길 때에는 이렇게 말해야 한다. "김 대리님의 호흡을 통해서 독소가 배출되고 있군요. 아주 긍정적인 현상입니다." 피부가 가려워 연신 여기저기 긁어 대고 있다면, 한심하다는 눈총을 보내는 대신에 이렇게 말해야 한다. "김 대리님의 몸에 들어온 독소가 지금 피부를 통해서도 배출되고 있는 겁니다!"

| 동의보감의 3대 독소 배출법 |

《동의보감》에서는 독소를 배출하는 세 가지 방법을 말하고 있다. 바로

한법^{汗法}, 토법^{吐法}, 하법^{下法}이다.

먼저 한법이란, 땀을 내는 것으로 피부를 통해 독소를 배출하는 방법이다. 만약 독소가 피부와 아주 가까운 곳에 있다면 가장 가까운 독소 배출구는 바로 피부가 된다. 예를 들어, 두드러기, 여드름, 접촉성 피부염 같은 경우 땀을 내면서 피부를 통해 독소를 배출할 수 있다. 땀을 내는 방법은 운동을 하거나, 입욕을 하거나, 혹은 땀을 내어 독소를 배출시키는 한약을 먹는 것이다.

「피부에 병의 기운이 있으면 땀을 내서 풀어야 한다. 또한 체표에 병의 기운이 있으면 몸이 촉촉해지도록 땀을 내야 한다.」(《동의보감》, 〈잡병편〉, 한문)

다음으로 토법이란, 입으로 독소를 배출하는 것이다. 예를 들자면, 구토가 여기에 해당한다. 하지만 꼭 구토가 아니어도 입으로 뱉어내거나 혹은 가까운 코로 배출하는 것도 토법의 범주에 속한다. 만약 독소가 인체의 가슴 위쪽의 상부에 존재한다면 입이 가장 가까운 배출 통로가 된다. 체했을 때 입으로 음식물을 토해 내거나, 흡연자나 폐렴 환자가 계속 가래를 뱉어 내거나, 폐농양 환자가 피고름을 토해 내거나, 위염 환자가 신물을 토해 내거나, 축농증 환자가 콧물을 쏟아 내는 것 모두 토법의 범주에 들어간다.

「날 음식 등을 지나치게 먹어서 가슴 부위가 불쾌할 때에는 약을 써서 토하게 해야 한다.」(《동의보감》, 〈잡병편〉, 토문)

그다음으로 하법이란, 대변이나 소변을 통해 독소를 배출하는 것이다. 만약 독소가 장 내에 있다면 대변으로 배출하는 것이 가장 가까운 통로가 될 것이다. 만약 독소가 소변으로 녹여 내보낼 수 있는 수용성이라면 소변으로 배출하는 것이 가장 적합한 통로이다. 그래서 장염 환자가 설사를 하거나, 방광염 환자가 소변을 자주 보는 것이 바로 하법에 속한다.

> 「병이 위장에 있다는 것을 정확히 알았다면 날짜에 관계없이 대변으로 내보내야 한다. 만약 때를 놓쳐 대변으로 내보내지 못하면 기혈(氣血)이 통하지 못하게 되어 팔다리가 싸늘해진다. 사람들은 이것을 알지 못하고 몸이 차다고 하면서 따뜻한 성질의 약을 먹여서 해를 입게 된다.」
>
> (《동의보감》, 〈잡병편〉, 하문)

| 독소의 위치를 파악하라 |

이렇게 한토하^{汗吐下} 삼법이 독소 배출의 세 가지 방법이다. 《동의보감》에서는 이 세 가지 방법이 병을 치료하는 아주 중요한 방법이라고 여겼다.

> 「한토하(汗吐下) 이 세 가지 방법은 오랜 옛날부터 이름 있는 의사들이 사용하던 것인데 그 효과를 다 헤아릴 수 없다. 그런데 요즘의 서툰 의사들은 여러 의학책을 보기만 하지 치료하는 방법을 제대로 알지 못하여 병의 근원을 찾아내지 못한다. 그러니 성인(聖人)의 방법을 행하지 못하여

옛날 치료법이 나날이 사라지는데 참으로 한탄할 일이다.」(《동의보감》,
〈잡병편〉, 토문)

이렇게 한토하 삼법은 독소를 덮는 방법이 아니라 독소를 찾아내서 제거
하는 방법이다. 또한 독소가 위치한 곳과 가장 가까운 통로를 통해 배출하
는 방법이기도 하다. 그래서 《동의보감》에서는 세 가지 방법 중 어떤 방법
을 적용할지 정확해야 한다고 말한다.

「땀을 내게 하는 것, 토하게 하는 것, 설사시키는 것의 3가지 방법은 조금
이라도 틀려서는 안 된다. 병이 체표에 있으면 땀을 내게 하고, 내부에 있
으면 대변을 내보내게 하며, 가슴 부위에 있으면 토하게 해야 한다.」
(《동의보감》, 〈잡병편〉, 한문)

독소를 없애고 싶다면 먼저 독소의 위치를 파악하라. 이는 인체라는 네
트워크 어느 부위에서 독소가 막혔는가를 파악하는 것과 같다. 평소 대변
이 시원하게 나가지 않는다면, 이는 장 내부에서 독소가 막힌 것으로 하법
下法을 통해 독소를 제거해야 한다. 평소 땀이 잘 나지 않는 체질인데 피부
질환이 있다면, 이는 피부에서 독소가 막힌 것으로 한법汗法으로 독소를 제
거해야 한다. 평소 머리 쪽에서 불편한 증상이 많다면, 이는 상부에서 독소
가 막힌 것으로 토법吐法으로 독소를 제거해야 한다. 만약 여러 곳에서 동시
에 독소가 막혀 있다면, 한토하 세 가지의 방법을 모두 사용해야 한다. 독
소의 위치에 따라 독소의 배출 방법이 결정된다. 그래야 독소가 최단 통로

로 배출될 수 있기 때문이다. 평소 자신의 몸 어느 부위에서 막히는 증세가
잘 나타나는지 짚어 본다면, 자신에게 가장 필요한 방법이 무엇일지 가늠
할 수 있을 것이다.

| 한법汗法 실천법 |

식생활의 서구화로 변비를 앓는 사람이 많은데, 이들은 굳이 가르쳐주지 않아도 하법下法의 필요성을 몸소 느껴 실천한다. 즉, 대변이 몸밖으로 제대로 나가지 않으면 찜찜하고 불편해 약이나 보조제를 먹어서라도 해결하려고 노력한다.

그런데 땀이 잘 나지 않는 피부를 가진 사람들은 한법汗法에 대한 필요성을 별로 느끼지 않는다. 땀이 나가지 않더라도 당장 불편한 점이 없기 때문이다. 게다가 땀을 제대로 흘려야 할 여름철에는 에어컨 등 냉방시설 때문에 땀 흘릴 일이 점점 줄어들고 있다. 하지만 원활한 피부 호흡을 위해서는 땀을 적절히 흘려 주는 것이 좋다. 건강하게 땀을 흘리는 몇 가지 요령을 소개한다.

¨ 여름철에는 에어컨만 쐬지 말고 좀 덥더라도 일부러 땀을 흘려 준다. 단, 땀을 지나치게 흘리기보다는 살짝 흘리는 것이 좋다.

¨ 새벽이나 밤보다는 낮에 땀을 흘린다.

¨ 상체보다는 하체를 데워서 땀을 흘리는 것이 좋다.

¨ 가능한 한 운동으로 땀을 낸다.

¨ 운동을 해도 땀이 잘 안 나는 사람은 운동 후 반신욕을 한다. 평소에 땀이 잘 나지 않더라도 운동이나 반신욕을 계속 하면 차차 땀이 나기 시작한다.

독소만 제거해도 저절로 살이 빠진다

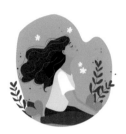

| 녹지 않는 지방을 없애려면 |

한의원에 내원하여 비만 상담을 청하는 환자의 이야기를 듣고 있자면 안타까운 심정이 들곤 한다. 라면, 과자, 치킨, 맥주 등을 야식과 폭식으로 먹어 살이 쪘다가, 아차 싶어 살을 빼겠다고 결심하고 음식을 줄였지만 도통 살이 빠지지 않는다는 것이다. 운동을 안 해서 그런가 싶어 없는 시간 쪼개 운동도 해 보았지만 신통한 효과가 없다고 한다. 그러면서 이렇게 말한다. "원장님, 저는 죽어라 운동하고 죽어라 안 먹는데도 왜 살이 빠지지 않는 걸까요? 저주받은 몸인가요?"

식사량을 줄이고 활동량을 늘리면 대부분 살이 빠진다. 만약 그렇지 않다면 이는 '잘 녹지 않는 지방'을 가지고 있기 때문이다. 잘 녹지 않는 지방이란 별게 아니다. '풀 발라 놓은 지방'이거나 혹은 '얼어 버린 지방'이다.

먼저, 풀 발라 놓은 지방은 지방세포가 마치 풀이 칠해진 것처럼 무언가와 함께 엉겨 있는 상태를 말한다. 그래서 지방세포가 쉽게 분해되지 않는 것이다. 이 풀의 작용을 하는 것이 바로 온갖 식품첨가제, 질소노폐물, 중금속 등이다. 결국 독소가 이런 풀의 작용을 하는 것이다.

가공식품과 인스턴트식품을 많이 먹을수록 식품첨가제도 그만큼 많이 섭취하게 된다. 동물성 식품을 많이 먹을수록 이를 소화하는 과정에서 생긴 질소노폐물이 몸에 쌓이게 된다. 오염된 환경에 노출될수록 중금속이 몸으로 들어온다. 이런 독소들이 제때 배출되지 못하면 인체를 떠돌다가 어딘가에 쌓이게 되는데, 가장 잘 침착되는 곳이 바로 지방세포이다. 결국 독소가 많이 엉겨 붙은 지방일수록 저주받은 지방이고 저주받은 몸이 된다.

「음식을 적게 먹는데도 살이 찌는 사람은 비록 체격은 비만해도 팔다리에 기운은 없으니 대개 소화기는 피로하고 찌꺼기는 넘쳐나기 때문이다.」 (《동의보감》, 〈잡병편〉, 내상문)

또 하나, 얼어 버린 지방이 있다. 이는 몸이 냉한 사람이 품고 있는 지방이다. 몸이 냉하다는 것은 그만큼 기혈이 잘 돌지 못한다는 뜻이다.

「몸이 따뜻하면 기혈(氣血)이 잘 운행되고 몸이 차가우면 기혈이 잘 막힌다. 혈은 따뜻한 기운을 만나면 잘 흐르고, 기 역시 따뜻한 기운을 만나면 잘 퍼진다.」 (《동의보감》, 〈잡병편〉, 옹저문)

지방은 온도가 높을수록 잘 녹는다. 몸이 냉한 사람이 품고 있는 지방은 한겨울에 찬바람이 쌩쌩 부는 마당에 놓인 접시 위의 얼어붙은 기름기와도 같다. 평소 찬물을 많이 마시거나 찬 음식을 즐겨 먹는 사람이라면, 얼어 버린 지방을 품고 있을 가능성이 높다.

> 「대개 음식물은 찬 기운을 만나면 엉겨 붙고 따뜻한 기운을 만나면 녹는다.」(《동의보감》, 〈외형편〉, 복부)

이렇게 풀 발라 놓은 지방과 얼어 버린 지방을 녹일 수 있는 방법이 있으니, 바로 몸을 따뜻하게 해주는 '온법溫法'이다. 독소와 뒤엉켜서 잘 떨어지지 않는 지방, 그리고 냉기에 얼어서 잘 녹지 않는 지방을 분해하려면 몸에 온기를 가해 주라는 것이다. 기름기가 잔뜩 묻은 접시를 찬물로 아무리 닦아 봐도 설거지가 잘 되지 않는다. 하지만 뜨거운 물로 씻어 내면 기름기가 쉽게 닦인다. 똑같은 방식으로 사람의 지방도 온기를 가해 주면, 더욱 쉽게 녹고 더욱 쉽게 배출된다.

| 내 몸 안에 있는 마법의 필터 |

공기청정기, 진공청소기, 정수기, 레인지후드, 에어컨에는 공통적인 부품이 있다. 바로 필터다. 필터란 액체나 기체 속에 들어 있는 불순물을 걸러 내는 기구를 말한다. 더러운 액체나 더러운 기체가 필터를 통과하면 좀 더 깨끗한 액체와 기체로 바뀌면서 그 찌꺼기가 필터에 걸린다. 주기적으로 필터에 쌓인 찌꺼기를 청소해 주거나 새 필터로 교체해 주면 불순물을 걸러내는 기능이 오랫동안 잘 유지된다.

사람의 몸에도 이와 똑같은 필터가 있다. 유독하거나 지저분한 음식이 들어왔을 때, 이를 무독하고 깨끗한 것으로 걸러 주는 필터가 존재한다. 바로 우리 몸의 최고의 해독기관인 '간肝'이다. 간을 통과하기 전에는 유독하고 지저분한 것이었지만, 간이라는 필터를 통과하고 나면 무독하고 깨끗한 것으로 바뀐다. 우리 몸에서 간은 이렇게 독소를 제거하고 청소하는 일을 하고 있다.

기계의 필터에서 걸러진 찌꺼기는 필터를 직접 꺼내 청소해 주면 제거된다. 간이라는 필터에서 걸러지는 찌꺼기는 간이 스스로 제거한다. 유독한 물질을 무독한 물질로 바꾸는 작업이 끝나면, 간은 이 찌꺼기를 대변 길과 소변 길로 배설해 버린다. 이렇게 유독有毒을 무독無毒으로 바꾸고, 더러운 것을 깨끗하게 바꾸는 것을 '화법和法'이라고 한다. 화법이란 말 그대로 조화로운 것으로 바꾸는 작업을 말한다. 즉, 해독하는 작업이다. 그래서 다른 말로 '화해법和解法'이라고도 한다.

「더러운 것에 감촉되었으면 화해(和解)의 방법을 쓰는 것이 마땅하다.」
(《동의보감》, 〈잡병편〉, 옹저문)

| 살이 잘 안 빠지면 이렇게 |

독소를 배출하는 방법은 한토하의 세 가지 방법이라고 했다. 독소를 더욱 잘 배출하도록 돕는 방법은 바로 온법과 화해법이다. 살이 잘 안 빠지는 체질이라면 한토하 세 가지 방법에 덧붙여 온법과 화해법까지 총동원해야 한다.

먼저 식습관부터 짚어 보라. 자신의 식탁이 가공식품과 인스턴트식품으로 채워져 있다면, 지방 역시 풀이 잔뜩 발라진 상태라고 볼 수 있다. 또한 몸이 냉한지 여부도 짚어 보라. 손발이 차거나 추위를 잘 타거나 배가 차거나 찬 음식을 먹으면 소화가 잘 안 되고 설사를 하거나 항상 냉음료를 가까이 두고 있다면, 지방은 얼어 버린 상태일 것이다. 간 건강 역시 점검해 보길 바란다. 건강검진에서 지방간이나 고지혈증이라는 진단을 받았다면 필터에 잔뜩 기름 때가 끼어 있는 상태이다.

이렇게 체온 건강과 간 건강에 문제가 있다면 잘 녹지 않는 지방을 가지기 쉽다. 이럴 때에는 온법과 화해법이 필요하다. 한토하의 방법으로 독소를 잘 배설하는 것도 중요하지만, 그와 더불어 몸을 따뜻하게 해서 체온 건강을 유지하고, 간을 깨끗하게 해서 간 건강을 유지해야 한다. 한토하는 독소를 배출하는 방법이고, 온법과 화해법은 독소를 몸에서 분리해 내는 방법이다.

온법을 실행하는 방법에는 여러 가지가 있다. 집에서 반신욕을 지속적으로 하거나, 몸을 따뜻하게 데워 주는 건강차를 계속 마시거나, 한의원을 내원하여 꾸준히 뜸 치료를 받는 등의 방법이 그것이다. (자세한 방법은 3장에서 설명할 것이다.)

화해법을 실행하는 방법은 간이라는 필터를 청소하는 것이다. 입으로 들어간 모든 음식은 장에서 소화, 흡수되어 간을 통과한다. 지저분한 음식이 필터를 통과할수록 필터의 때는 증가하고, 깨끗한 음식이 필터를 통과할수록 필터의 때는 줄어든다. 끈끈한 물이 필터를 통과할수록 필터의 때는 증가하고, 깨끗한 물이 필터를 통과할수록 필터의 때는 줄어든다.

중요한 것은 살이 잘 빠지지 않는 사람일수록 한 가지 방법만으로는 부족하다는 것이다. 여러 방법을 동시에 활용해야 풀 발라지고 얼어 버린 지방이 녹고, 뒤엉킨 독소가 배출될 수 있다. 만약 살이 잘 안 빠지는 체질이라면, 한토하, 온법 그리고 화해법을 집중적으로 동시에 실시해 보자.

| 간 건강을 지켜 주는 화해법和解法 |

우리 몸에서 해독을 담당하는 간의 건강은 아무리 강조해도 지나치지 않다. 간도 건강 상태, 질병 상태, 그리고 미병 상태로 구분할 수 있다. 간염이나 간경변은 질병 상태로 볼 수 있고, 지방간은 미병 상태로 볼 수 있다. 문제는 지방간 상태에서는 대부분의 사람이 별로 신경 쓰지 않는다는 것이다. 침묵의 장기인 간이 처음으로 미미한 신음소리를 내는 단계가 지방간이다. 당장의 증상은 없다 할지라도 간 건강을 위해 노력해야 할 것이다.

간을 깨끗하고 건강하게 만들어 주는 방법을 몇 가지 소개해 본다.

" 초록색 채소를 많이 섭취한다. 실제로 초록색 채소에는 간의 해독 작용을 도와 주는 여러 영양소가 함유되어 있다. 어떤 종류든 초록색 채소를 식탁 위에 자주 올리자. 나물, 볶음, 채소 달인 물 등의 형태로 섭취하면 된다.

" 비타민이 풍부한 제철 과일을 많이 섭취한다. 특히 신맛이 나는 과일에는 간 건강에 좋은 비타민C가 풍부하게 들어 있다. 물병에 레몬 한 조각을 띄워 식수로 마시거나 귤피를 차로 끓여 마시면 아주 좋다.

" 밤 11시에는 취침한다. 간이 활발하게 해독하는 밤에 양질의 수면을 취해야 간을 건강하게 유지할 수 있다. 또, 수면 시간이 충분할수록 비만 정도가 줄어든다는 연구 결과도 있다. 이는 양질의 수면이 간을 건강하게 만들기 때문이다.

해독의 제1원칙, 소식과 절식

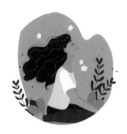

| 1천 년 전의 디톡스 |

지금으로부터 약 1천 년 전 금나라 때, 장자화^{張子和}라는 명의가 살았다. 그는 병을 치료할 때 한토하의 세 가지 방법을 잘 활용하기로 유명했다. 그가 치료했던 여러 환자 중에 스무 살 된 젊은 남자가 있었다. 그 남자는 오랫동안 기침과 객혈증을 앓아서 끈적이고 역겨운 냄새가 나는 가래를 계속 뱉어 냈다. 좋아지는 듯하다가도 다시 심해지기를 반복했고 마치 학질을 앓는 것처럼 으슬으슬 추웠다가도 또 더워지기를 반복했다. 자면서 땀을 비오듯 흘리기에 여러 의사들이 땀을 틀어막는 마황근^{麻黃根} 같은 약을 썼으나 전혀 효과가 없었다. 또 영폐산^{寧肺散} 같은 약을 써서 가래와 기침을 가라앉히려 했으나 이 또한 전혀 효과가 없었다.

이에 장자화는 앞서 의사들이 행했던 치료와 전혀 반대되는 약을 썼다.

앞의 의사들은 땀과 가래를 틀어막는 약을 썼으나 장자화는 반대로 독성산獨聖散이란 약을 써서 가슴에 가득 차 있는 가래를 토하게 했다. 환자는 그 약을 먹고 마치 계란 노른자처럼 생긴 가래를 마구 토해 냈다. 또, 이렇게 가래를 다 토해 낸 후 3일 동안 아무것도 먹지 않고 오직 잠만 잤다. 그렇게 3일을 자고 깨어난 후 비로소 병이 모두 나았다고 한다.

이 환자는 가슴 속에 담음이라는 독소가 가득 차 있었다. 그런데 다른 의사들은 모두 독소를 틀어막는 약을 썼다. 하지만 장자화는 반대로 독소를 가장 가까운 배출 통로인 입으로 토하게 하는 약을 써서 낫게 한 것이다.

여기서 독소를 배출한 환자가 3일 동안 아무것도 먹지 않고 잠만 잤다는 사실이 매우 중요하다. 3일 동안 식사를 끊으면서 환자의 소화계는 철저히 휴식을 취했고, 대신 환자의 해독계는 활발히 일을 했다. 그 결과 에너지가 소화계로 분산되지 않고 온전히 해독계로 집중되었고, 비로소 환자는 온전히 병이 낫게 된 것이다.

만약 이 환자가 3일 동안 음식을 끊은 채 잠을 자지 않고 열심히 먹어댔다면 어떻게 되었을까? 그랬다면 아마도 식복증食復證이 생겼을 것이다. 식복증이란, 병을 치유하는 과정에서 음식을 마구 먹어 병이 재발하는 것을 말한다.

「식복증(食復證)이란 병이 갓 나은 후 아직 위장의 기운이 허약할 때에 음식을 마구잡이로 먹어서 소화가 제대로 되지 못해 전처럼 열이 나는 것을 말한다. 가벼운 경우에는 가슴이 약간 그득한 증세를 느끼는데 식사량을 줄이면 저절로 낫는다. 심한 경우에는 반드시 토하거나 설사를 시켜야

한다.」(《동의보감》, 〈잡병편〉, 한문)

흔히들 질병에 걸렸거나 조직에 손상이 생겼을 때 영양가가 높은 음식을 먹어야 회복이 빠를 것으로 생각한다. 그런데 꼭 그렇지만은 않다. 식사를 끊는 절식의 기전을 연구한 논문에 의하면, 고칼로리의 음식을 먹을수록 림프액이 탁해지고 백혈구의 활동을 저해하여 면역체의 형성을 방해하므로 질병에서 더디게 회복하게 만든다고 한다. 이는 영양분의 소화를 위한 작업이 인체의 면역 및 해독 기능에 부담을 주기 때문이다.

| 소화계와 해독계는 시소의 양 끝 |

사람이 병이 들면 저절로 입맛이 떨어지는 경우가 많다. 가벼운 감기에 걸려도 입맛이 떨어지기도 한다. 동물들도 병이 나면 스스로 단식을 하면서 몸을 추스른다. 이는 소화계로 가는 에너지를 줄여서 병과 싸워 이기는 것에 힘이 집중되도록 하기 위함이다. 사람의 에너지는 한정되어 있기에 소화계와 면역계로 가는 에너지는 분산될 수밖에 없다.

만약 해독계로 에너지를 집중하고 싶다면 소화계로 가는 에너지를 줄이면 된다. 그러기 위한 방법은 간단하다. 바로 식사량을 줄이는 것이다. 식사량을 줄이면 소화계가 소비하는 에너지는 줄어들고, 그 대신에 해독계로 보내는 에너지가 늘어난다. 반대로 식사량을 늘려서 소화계에 과중한 에너지가 가게 되면, 해독계로 보낼 에너지는 그만큼 부족해질 수밖에 없다. 또한 늘어난 식사량이 새로운 독소가 될 수도 있어 이중으로 부담이 된다.

만약 독소가 쌓여 있다고 느껴져서 해독을 해야겠다고 마음먹었다면, 해독계를 활성화시켜라. 그러기 위한 방법은 간단하다. 식사량을 줄이면 된다. 특히나 음식으로 인한 독소가 많이 쌓인 사람일수록 더욱 그렇다.

> 「음식에 의해 몸이 상한 것을 치료하는 방법은 이러하다. 음식이란 형체가 있는 물질이다. 만약 음식에 의해 몸이 상했다면 마땅히 그 음식의 양을 줄여야 한다.」(《동의보감》, 〈잡병편〉, 내상문)

독소를 배출하고 싶다면, 독소를 줄이고 싶다면, 가장 먼저 음식의 양을 줄여야 한다. 그래야 해독계가 활성화된다. 소화계와 해독계는 마치 시소의 양 끝과 같기 때문이다.

| 해독의 첫걸음, 식사량 줄이기 |

식사량을 줄이는 방법은 두 가지가 있다. 하나는 소식이고, 또 하나는 절식이다. 소식은 식사를 하긴 하되 양을 줄이는 것이다. 절식은 일체 고형식을 먹지 않고, 대신 물이나 다른 액체를 마시는 단식을 말한다.

소식하는 것도 분명히 해독계의 작용을 돕는다. 그런데 더욱 강한 소식, 즉 절식을 하게 되면, 소화계를 온전히 휴식하게 만들기 때문에 해독 작용이 더욱 원활해진다. 즉, 음식의 양을 많이 줄이면 줄일수록 해독이 더욱 잘 되는 것이다.

이렇게 먹고 마시는 양을 최소한으로 줄이는 해독 방법을 '절식 해독'이라고 한다. 1천 년 전 장자화가 치료했던 젊은 청년이 3일 동안 아무것도 먹지 않자 가슴 속에 쌓여 있던 담음의 독소가 말끔히 청소되었던 것과 같은 이치이다.

사실 이런 절식은 이미 오래 전부터 인류의 큰 관심사였다. 절식을 의학적인 치료법으로 시행한 것은 이미 2천 년 전부터였다고 한다. 20세기 이후로는 당뇨, 사구체신염, 기관지천식, 자율신경실조증, 고혈압, 건선, 비만 등의 질병에 절식법을 활용하는 것에 대한 여러 연구들이 쏟아지기도 했다. 최근 하버드의대의 한 연구자는 절식을 하면 미토콘드리아 내의 특정 효소의 작용이 증가해 세포의 힘과 능률이 향상되어 결과적으로 세포의 수명이 연장된다는 연구 결과를 발표하기도 했다. 즉, 덜 먹으면 오래 산다는 것이다.

절식이 인체에 어떤 작용을 일으키는지에 대한 연구에 의하면, 음식의 섭취를 제한하면 인체는 항상성과 물질대사의 평형을 유지하려고 자체 내에서 필요한 물질을 조달한다고 한다. 그 결과 자신의 조직에 저장하고 있던 영양물질이나 체내에 축적되어 있는 노폐물을 활동에 필요한 에너지의 원동력으로 이용하게 되는 것이다. 결국 절식으로 인해 조직 내에 체류되어 있던 각종 노폐물과 독소가 에너지원으로 활용된 후 밖으로 배출되어, 인체 조직이 청결하게 정화되는 효과를 얻을 수 있다는 것이다. 절식이 해독의 강력한 도구임을 말하고 있다.

식사량을 줄이는 소식만 실천하더라도 조금씩 해독이 된다. 하지만 독소가 많다고 느껴져서 몸을 대청소하고 싶다면 절식이 필요하다. 소식이건 절식이건 간에 중요한 것은, 해독의 첫걸음은 바로 식사량을 줄이는 것에서부터 시작된다는 것이다. 오염된 먹을거리가 넘치는 현대에는 소식과 절식이 필요한 사람들 또한 넘쳐나고 있음을 생각하지 않을 수 없다.

| 절식이 특히 필요한 사람들 |

절식은 해독의 강력한 도구다. 물론 절식에는 상당한 수고와 인내가 필요하지만 그만큼 몸을 말끔히 대청소해 주는 효과가 있다. 이런 절식이 특히 필요한 사람들이 있다. 만약 자신이 아래에 속한다면 절식을 고려해 보라.

·· 야식이나 폭식을 자주 한다.

·· 식습관이 불규칙하다.

·· 끼니 때 자주 과식하며, 과식 후 소화가 잘 안 된다.

·· 채식보다 육식을 즐긴다.

·· 가공식품, 인스턴트식품, 밀가루 음식을 자주 먹는다.

·· 복부비만이 심한다.

·· 음식을 잘못 먹었을 때 두드러기가 잘 생긴다.

·· 보양식이나 산해진미를 챙겨 먹어도 피로가 해소되지 않는다.

·· 살이 찐 후 혈압이 상승했다.

미생물로 장을 해독한다

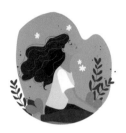

| 타고난 유전자를 바꿀 수는 없나요? |

한의원에 자주 내원하시는 한 할머니가 친구분의 손자에 관한 얘기를 들려준 적이 있다. 아이는 미숙아로 태어났고 체질도 매우 허약했다고 한다. 가족들의 걱정이 이루 말로 다 할 수 없었다. 그런데 그 엄마 되는 분이 매우 야무졌나 보다. 아이가 병치레가 잦기는 했지만 이에 전혀 실망하지 않았고, 비록 타고난 체질을 바꿀 수는 없더라도 보완할 수는 있다고 믿었다. 그래서 어릴 때부터 아이의 먹을거리에 온갖 정성을 기울였다. 때때로 보약을 먹이기도 했지만, 엄마 자신도 아이에게 건강하고 질 좋은 먹을거리를 사시사철 만들어 주었다.

세월이 흘러 아이가 초등학교에 입학할 무렵이 되자 또래 아이들보다 발육도 빠르고 더욱 건강해져서 친지들이 모두 놀랐다고 한다. 태어났을 때에는 키나 체중이 평균치에 훨씬 못 미쳤지만, 엄마의 정성 어린 식단 덕에 또래보다 더욱 건강해졌다는 것이다.

비슷한 사례를 어느 TV 프로그램에서도 볼 수 있었다. 75세의 한 할머니가 합창단에 참여하려고 오디션에 응시했다. 나이보다 훨씬 젊어 보이는 모습에 심사위원들이 감탄하자 할머니는 자신이 20년간 채식을 유지했다고 말했다. 그 결과 얼굴에 주름살이 지지 않고 흰머리 대신 검은머리가 나기 시작했으며, 더욱 놀라운 것은 월경이 다시 시작되었다는 것이다. 심사위원들 모두 깜짝 놀라지 않을 수 없었다.

이 정도 얘기면 가히 유전자를 바꾼 것이 아닐까 싶다. 허약 유전자를 강골 유전자로 바꾸고, 노화 유전자를 회춘 유전자로 바꾼 것이 아니겠는가! 실제로 한의원을 찾는 허약 체질의 환자들이 그동안 앓았던 온갖 병들을 다 풀어 놓은 후에 한숨을 내쉬면서 하는 말이, "원장님, 타고난 유전자를 바꿀 수 있는 약은 없을까요?"라는 것이다. 그럴 때마다 안타까운 마음이 든다. 타고난 유전자를 바꿀 수 있는 방법은 없기 때문이다. 하지만 유전자를 바꾸는 방법은 없을지라도, 체질을 개선하는 방법은 있다.

| 선천지기 vs 후천지기 |

타고난 유전자, 타고난 체질을 '선천지기先天之氣'라고 부른다. 생명이 잉태될 때 부모로부터 받은 기운을 말한다. 사람마다 강한 장부, 약한 장부가 있듯이 사람마다 타고난 체질의 강약과 기질이 있어서 이를 선천지기라고 부른다. 그런데 이 선천지기는 바꿀 수 없다. 마치 유전자를 바꿀 수는 없는 것과 마찬가지다.

반대로 태어난 후에 후천적으로 만들어지는 기질을 '후천지기^{後天之氣}'라고 부른다. 후천지기란 어떤 음식을 먹고 어떤 환경에서 생활하고 어떤 방식으로 사느냐에 따라 형성되는 기운을 말한다. 비록 선천지기는 바꿀 수 없지만 이 후천지기는 얼마든지 바꿀 수 있다. 지금 이 순간에도 좀 전에 먹은 식사와 좀 전에 품었던 생각과 좀 전에 했던 행동에 의해 나의 후천지기는 형성되고 있다.

선천지기가 비록 튼실하더라도 매일매일 채워지는 후천지기가 충분히 뒷받침이 되지 않는다면, 그 사람은 나중에 가서 오히려 병약해질 수 있다. 반대로 선천지기가 비록 허약하더라도 섭생을 잘하여 후천지기를 소중히 채워 간다면, 그 사람은 얼마든지 질병 없이 살 수 있다. 그래서 선천지기도 물론 중요하지만, 후천지기가 오히려 더욱 중요한 것이라 볼 수 있다.

또 한 가지 중요한 사실은, 이 후천지기를 결정짓는 것이 바로 소화기라는 것이다. 위^胃에서부터 소장과 대장으로 이어지는 소화기가 후천지기를 기르는 데 제일 중요하다. 소화기를 소중히 여기고 무분별한 식생활로 혹사시키지 않는 사람이야말로 후천지기를 좋게 가꾸어 가는 사람이다.

「무릇 소화기에서는 맑고 순수하고 조화로운 기운이 생기므로 사람은 여기에 의지하여 생명을 유지하게 된다.」

「대개 소화기는 토(土)의 기운에 속하여 음식을 받아들이는 일을 주로 하므로 사람에게 있어 가장 근본에 해당한다.」(《동의보감》, 〈잡병편〉,

내상문)

「위(胃)는 오장육부의 바다와도 같다. 음식물은 모두 위로 들어가고 오장
육부는 모두 위(胃)로부터 기(氣)를 받을 수 있기 때문이다.」
(《동의보감》, 〈내경편〉, 위문)

장누수증후군^{leaky gut syndrome}이라는 말이 있다. 몸에 독소가 자꾸 쌓이면 장
벽을 공격해 장의 방어벽이 느슨해져서 허물어진다. 그 결과, 독소의 공격
에 의해 허물어진 장벽에 작은 틈이 생기고, 이 틈을 통해 대변으로 배설되
어야 할 독소가 그만 혈액 안으로 침범하고 마는 것이다. 가공식품이나 인
스턴트식품 혹은 항생제 등에 의해 장에 누수가 생기고, 이 누수된 틈을 통
해 독소가 인체 내로 침범하여 알레르기, 아토피, 만성피로, 류마티스 등의
질병이 생기는 것을 장누수증후군이라고 한다. 한마디로 독소에 의해 장벽
이 망가진 것이다. 나쁜 음식 때문에 후천지기가 망가진 예라 할 수 있다.

| 미생물로 장을 해독하라 |

소화기가 후천지기로서의 역할을 제대로 수행하게 하는 가장 좋은 방법
은 장의 생태계를 살려 주는 것이다. 후천지기가 건강해지려면 소화기가
가장 좋아하는 상태로 장벽을 만들어 주면 된다. 즉, 세균이 넘쳐나는 장으
로 만드는 것이다.

우리 인간의 기준으로 봤을 때, 세균은 이득이 되는 유익균과 해가 되는 유해균으로 구분할 수 있다. 유익균의 숫자가 부족하면 유해균이 활개를 치며 증식하고, 이는 곧 장벽을 약화시킨다. 반대로 유익균의 숫자가 충분하면 유해균의 증식을 막을 수 있어, 장벽도 보호할 수 있게 된다. 그 결과 튼튼한 장 점막이 형성된다.

유익균의 작용은 이뿐만이 아니다. 유익균은 소화 작용에도 관여한다. 음식을 깨끗하게 소화하려면 유익균이 충분해야 한다. 또한 유익균은 소화된 영양분이 우리 몸에 필요한 다른 성분으로 바뀌는 대사 작용에도 관여한다. 즉, 유익균은 콜레스테롤을 감소시키는 것에도, 면역력을 키워 주는 것에도 작용한다. 장에서는 몸에 침입한 이물질이 걸러지는데, 여기에도 유익균이 관여한다. 심지어 효소나 비타민을 생성하는 데에도 유익균이 필요하다. 유익한 세균의 역할은 이렇게 중요하다.

따라서 유해균의 먹이가 되는 인스턴트식품, 가공식품, 탄산음료, 밀가루 음식 등은 최대한 줄이고, 유익균의 먹이가 되는 신선 식품, 천연 식품, 발효 식품을 많이 섭취해야 한다. 특히나 발효 식품은 미생물의 보고다. 한국의 전통 음식이 그래서 사람에게 유익한 식품이다.

한 가지 덧붙이자면, 유익균 자체를 섭취하는 방법도 있다. 문명이 발달할수록 쓰레기 음식이 더욱 늘어서 장은 점점 괴로워지고 있지만, 그 문명의 발달로 인해 한 가지 좋은 점도 생겼다. 바로 유익한 세균을 쉽게 먹을 수 있는 형태로 만든 프로바이오틱스^{probiotics} 제제라는 것이 개발된 점이다. 현대 문명이 병도 주었지만, 약도 함께 만든 셈이라고 해야 할까?

눈에 보이지도 않고 귀에 들리지도 않고 피부로 느껴지지도 않는 것이

미생물이라는 존재이지만, 실은 밥을 먹고 호흡하고 잠을 자고 살이 붙고 키가 크고 대변을 보고 소변을 보는 모든 사소한 것 하나하나가 바로 이 미생물의 도움을 받아 일어난다. 즉, 미생물이 나의 장을 살리고 나의 후천지기를 살리며 마치 유전자를 바꾸듯 내 몸을 바꿀 수도 있다. 만약 해독을 해야겠다고 결심했다면, 이 유익균에 주목해야 한다. 이렇게 장내 유익한 미생물을 살리는 방법이 '미생물 해독'이다.

| 프로바이오틱스란? |

대부분의 사람들은 똥을 더럽고 쓸모없다고 생각한다. 하지만 미국과 유럽의 일부 의사들에게 똥은 정말 고마운 존재다. 최근 박테리오테라피$^{bacterio-therapy}$라고 하여, 건강한 사람의 대변 속 미생물을 치료에 활용하는 방법이 유행하고 있다. 약으로 잘 치료되지 않는 설사나 세균 감염 등의 질병에 활용되는데, 건강한 사람의 대변에 생리식염수를 섞은 후 병든 사람의 대장 속으로 직접 넣어 주는 방법이다. 그래서 대변이식술이라 부르기도 한다. 이렇게 하는 이유는 건강한 사람의 장내세균총을 병든 사람의 장 속으로 이식하기 위해서이다. 세균 감염의 경우 대변이식술의 치료율이 항생제의 치료율보다 세 배 높았다고 한다.

이렇듯 장내 건강한 세균총을 유지하는 것은 매우 중요하다. 프로바이오틱스^{probiotics}라는 먹을 수 있는 형태의 미생물 제제 역시 이런 관점에서 나온 것이다. 프로바이오틱스란, 장내 미생물 균형을 개선하거나 면역계를 활성화해서 인간에게 유익한 영향을 미치는 미생물 식품 보충제를 뜻한다. 한국에서도 이 프로바이오틱스를 이용해 아토피성 피부염과 같은 난치성 질환을 치료하려는 노력을 기울이고 있다. 그런데 이 프로바이오틱스에 들어 있는 유익균의 출처가 바로 건강한 사람의 대변이다. 그러니 똥이 그저 똥이 아니라 귀한 약인 셈이다.

대변이식술은 대장으로 유익균을 넣어 주는 것이고, 프로바이오틱스는 입으로 유익균을 넣어 주는 것이다. 일반 가정집에서 대변이식술을 직접 시행하기는 곤란하지만, 프로바이오틱스는 누구나 부담없이 먹을 수 있다. 시중에서 구할 수 있는 여러 프로바이오틱스 제제들이 있으니 장 건강을 위해 챙겨 먹자.

해독에도 영양소가 필요하다

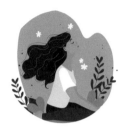

| 형색기미에 따른 약초의 효능 |

한의학에서는 약초에 관한 성질을 연구하는 학문을 본초학^{本草學}이라고 부른다. 본초학의 기본이 되는 내용은, 본초에는 형색기미^{形色氣味}가 있다는 것이다. 형^形이란 본초의 형태를 말하고, 색^色이란 본초의 색깔을 말한다. 기^氣란 본초의 향기를 말하고, 미^味란 본초의 맛을 말한다. 이렇게 본초마다 형색기미를 갖추고 있는데, 이 형색기미에 따라서 본초의 성질과 작용이 달라진다는 것이다.

예를 들어, 땅 속 깊이 뿌리를 내린 황기는 그 모양이 길쭉하여서 하초^{下焦, 하복부}, 중초^{中焦, 상복부}, 상초^{上焦, 흉부}를 모두 오르내리며 작용한다고 보았다. 붉은색의 치자는 심장의 열을 끈다고 보았고, 향기가 강한 박하는 막힌 기운을 뚫어 준다고 보았으며, 맛이 쓰고 강한 대황은 막힌 대변을 뚫어 준다고 보았다. 이렇듯 본초의 형색기미에 따라 성질과 작용이 달라진다는 것이 본초학의 골자다.

현대에 이르러 본초학에서 말하는 이 형색기미와 매우 유사한 단어가 등장했다. 바로 '파이토케미컬^{phytochemical}'이다. 우리가 알고 있는 3대 영양소는 탄수화물, 지방, 단백질이고, 여기에 비타민과 무기질을 더해 5대 영양소라고 부른다. 또 섬유소가 더해져 6대 영양소가 된다. 그런데 또 한 가지의 영양소가 덧붙여져서 이제는 7대 영양소라는 말이 생겨났다. 그 마지막 영양소가 바로 파이토케미컬이다.

파이토케미컬이란, 식물을 뜻하는 파이토^{phyto}와 화학을 뜻하는 케미컬^{chemical}의 합성어로, 식물이 생존을 위해 스스로 만들어 내는 물질을 말한다. 식물은 자외선으로부터 시들지 않고, 각종 바이러스나 곰팡이, 해충으로부터 자신을 보호하기 위해 이 파이토케미컬을 생산해 낸다. 사람이 이것을 섭취하면 항산화작용이나 세포 손상을 억제하는 작용을 하여 건강을 유지시키는 데 도움이 된다.

그런데 이 파이토케미컬은 이 외에도 또 한 가지 중요한 기능이 있다. 바로 식물이 가지는 독특한 향기, 특정한 색깔, 매운 맛이나 쓴 맛 같은 특유의 맛을 내는 성분으로 작용한다는 것이다. 화려하고 짙은 색소에 많이 들어 있는데, 특히 붉은색, 주황색, 노란색, 보라색, 녹색에 많이 들어 있고 흰색과 검은색에도 들어 있다. 파이토케미컬은 알려진 것만 해도 900종류가 넘고, 실제로는 1만 종류가 넘는 것으로 보고되고 있다. 자연계에 서식하는 식물의 수만큼이나 다양한 파이토케미컬이 존재하는 셈이다. 형색기미에 의해 본초의 성질이 달라지듯이, 파이토케미컬에 따른 향기와 색깔 그리고 맛에 의해 식물이 독특한 기능을 품게 된다.

| 해독에도 영양소가 필요하다 |

해독을 하려면 유독을 무독으로 바꿔 주어야 한다. 이렇게 하나의 물질을 다른 물질로 바꾸는 것을 '대사 작용'이라고 부른다. 그런데 이 대사 작용은 그냥 일어나지는 않는다. 대사 작용이 일어나려면 효소와 영양소가 필요하다. 학창 시절 생물 시간에 배운 내용 중에, 단백질이 아미노산으로 바뀌고 탄수화물이 포도당으로 바뀌는 소화 작용이 일어나려면 효소가 필요하다는 내용을 어렴풋이 기억할 것이다.

소화 작용을 포함한 모든 체내의 대사 작용에는 효소가 필요하고, 더불어 이 효소가 제대로 작용하려면 영양소가 필요하다. 즉, 비타민, 무기질, 파이토케미컬과 같은 여러 영양소가 공급되어야 신진대사가 잘 일어날 수 있다. 예를 들어, 술이라는 유독 물질이 몸에 들어왔을 때 알코올이 아세트알데히드로 바뀌고 초산으로 바뀌고 마지막에는 물과 이산화탄소로 바뀌어 몸에서 배출되기까지 각 단계마다 여러 효소와 영양소가 필요하다.

이렇게 비타민, 무기질, 파이토케미컬 같은 기능성 영양소들은 해독에 반드시 필요한데, 이는 몸에서 저절로 합성되지 않아 음식으로부터 공급받아야 한다. 특히나 간이 해독 작용을 할 때 이러한 기능성 영양소의 공급이 매우 중요하다. 예를 들어, 초록색 브로콜리나 양배추에 들어 있는 인돌은 암세포의 성장을 억제하고 발암물질을 중화하는 작용을 한다. 흰색 마늘과 양파에 들어 있는 알리신 역시, 발암물질을 해독하는 작용을 하며 간의 콜레스테롤 합성도 저하시켜 준다. 노란색 오렌지나 레몬에 들어 있는 테르펜은 쓴맛을 내는 성분으로 발암물질을 배설시킨다. 노란색 대두나 땅콩에 들어 있는 이소플라본은 혈중 콜레스테롤을 녹이고, 콩에 있는 사포닌은 장내 암 유발 물질을 중화시킨다.

그 외에도 토마토의 리코펜, 카레의 커민, 깨의 세사민, 당근의 베타카로틴, 피망이나 고추의 캡사이신, 메밀의 루틴, 다시마나 미역의 후코이단, 버섯의 베타클루칸, 사과의 펙틴 등이 간의 해독 작용과 대사 작용을 도와주는 기능성 영양소이다. 이러한 영양소가 없다면 간이 해독 작용을 온전히 해 내기가 버거울 것이다.

| 자연식으로 해독하라 |

쓰레기 음식을 끊는 것만이 해독의 전부는 아니다. 해독에 필요한 천연식품의 여러 영양소를 섭취하는 것도 쓰레기 음식을 끊는 것만큼이나 중요하다. 몇 년 전 몸을 해독시켜 주는 데 효과가 있다는 '컬러 푸드'가 선풍적인 이목을 끌었던 것도 이런 이유 때문이다.

즉, 자연식을 하는 것 역시 해독의 중요한 방법 중 하나다. 이것이 바로 '자연식 해독'이다. 자연식을 하면 할수록 해독이 저절로 잘 되어서 몸과 마음이 편안해진다.

「몸을 편안하게 하는 근본은 반드시 음식에 있다.」(《동의보감》, 〈잡병편〉, 내상문)

한국식품과학회의 학술저널에 발표된 연구에 의하면, 체중 55kg의 한국 성인이 1년 동안 섭취하는 식품첨가물이 무려 24.69kg에 이른다고 한다. 쌀 한 포대가 20kg인 것을 감안한다면 현대인들은 엄청난 양의 식품첨가물을 퍼먹고 있다는 얘기이다. 평소 인스턴트식품이나 가공식품을 많이 먹는 사람이라면 1년간 섭취하는 식품첨가물의 양은 25kg보다 훨씬 많을 것이다.

이런 식품첨가물 중에서 가장 많은 것은 보존료이고 그 다음이 감미료라고 한다. 음식이 썩지 않게 해 주는 방부제와 감칠맛을 더해 주는 인공조미료를 가장 많이 섭취한다는 것이다. 이러한 식품첨가물은 그 자체가 독소로 작용할 뿐만 아니라, 지방에 엉겨 붙어 잘 분해되지 않는 악질의 지방 조직을 만들어 버린다. 신선한 자연식을 먹는다면 보존료를 먹을 일도 감미료를 먹을 일도 없다. 더군다나 자연식이 가지고 있는 여러 기능성 영양소들이 간을 건강하고 깨끗하게 만들어 해독 작용을 원활하게 만들어 준다. 자연식 자체가 가장 좋은 해독 방법인 셈이다.

매일 먹는 음식에 따라 우리 몸이 편안해질 수도 불편해질 수도 있다. 식물 스스로 시들거나 썩지 않으려고 만들어 내는 기능성 영양소를 사람이 섭취하면, 사람 역시 더디게 시들거나 썩는 것이다. 이러한 효과는 합성물질이나 가공식품에서는 절대 얻을 수 없다. 오직 천연 식품에서만 얻을 수 있다.

| 제철 나물로 만든 비빔밥을 즐겨 먹자 |

자연식이 좋다는 것은 알지만 선뜻 요리하기가 엄두가 안 날 수 있다. 인스턴트 음식은 만들기가 간편한 반면, 자연식은 손이 더 가는 것이 사실이다. 간편하게 자연식을 즐기고 싶다면 비빔밥을 먹기를 권한다. 여러 가지 색깔의 나물이 골고루 들어간 비빔밥은 비타민, 무기질, 파이토케미컬이 골고루 들어간 일품 자연식이다. 꼭 여러 가지 나물이 들어가지 않더라도 한두 가지의 제철 나물과 양념장으로 만든 초간단 비빔밥을 만들어 먹어도 좋다.

각 계절별로 즐길 수 있는 비빔밥의 종류들을 소개해 본다.

·· 봄 : 냉이비빔밥, 달래비빔밥, 미나리비빔밥, 취나물비빔밥, 방풍나물비빔밥, 봄동비빔밥

·· 여름 : 애호박비빔밥, 얼갈이비빔밥, 가지비빔밥, 열무비빔밥

·· 가을 : 콩잎비빔밥, 배추비빔밥, 고구마순비빔밥, 도라지비빔밥, 버섯비빔밥

·· 겨울 : 시래기비빔밥, 우엉비빔밥, 고사리비빔밥

유행하는 디톡스의 허와 실

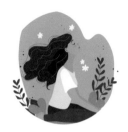

|제대로 알면 약, 모르면 독이 되는 디톡스 |

언제부터인가 디톡스^{detox}라는 말이 유행하고 있다. 환경은 오염되고 먹을거리의 질은 나빠지다 보니, 문명의 이기가 발달해도 오히려 건강 상태는 퇴보하는 실정이다. 그래서 현대인들에게 더욱 필요한 것이 해독이 되었고, 그 필요성에 따라 여러 가지 디톡스 방법이 우후죽순 식으로 생겨나고 있다.

그런데 사실 디톡스는 이미 오래 전부터 있어 왔다. 예수와 부처가 물만 마시며 단식을 한 것은, 마음을 비우고 깨달음을 얻기 위한 종교적인 행위였다. 그런데 현대에 이르러 이러한 물 단식을 디톡스에 도입해 질병의 치료에 이용하고 있다. 조선 시대만 하더라도 정사에 마음이 지치고 질병으로 몸이 찌든 임금이 몸과 마음의 회복을 위해 온천을 찾은 것은 지금의 디톡스와 다를 바 없다. 궁궐을 벗어나 공기 좋은 곳에서 요양하면서 온천에 몸을 담그고 몸과 마음의 묵은 때를 벗겨 내는 것이 바로 디톡스가 아니겠는가! 지금도 암 같은 위중한 질병에 걸린 사람이 도시를 떠나 시골로 들어가 자연의 음식을 먹고 마음 편하게 하면서 요양을 한다. 이 또한 디톡스다.

최근에는 도시를 떠날 수 없는 바쁜 현대인들을 위해 생활 속에서 실천할 수 있는 디톡스 방법들이 소개되고 있다. 어떤 방법이든 디톡스를 제대로 알고 잘 활용한다면, 비록 독소가 넘치는 시대에 살고 있다 해도 건강을 잘 유지해 나갈 수 있다. 하지만 잘 알아보지도 않고 무분별하게 따라 한다면 오히려 몸을 더 악화시킬 수도 있다. 예전에 유행했던 혹은 현재에 유행하고 있는 몇 가지 디톡스 종류들에 대해 하나씩 살펴보자. 일단 잘 알고난 후 자신에게 맞는 방법을 선택하는 것이 중요하다.

| 물 단식 |

먼저 물 단식이 있다. 물 단식은 일정 기간 동안 물 외에는 아무것도 섭취하지 않는 것을 말한다. 짧게는 3일, 길게는 보름 정도 물만 마시거나 혹은 물과 소금만을 먹으면서 지내는 방법이다. 예수도 부처도 일정 기간 단식을 했으니 단식의 역사 중 가장 오래된 것이라고 할 수 있다.

이는 어떠한 음식도 차단하는 방법이라 가장 집중적으로 해독할 수 있다. 외부에서 공급되는 에너지원이 극히 적어 체내에 쌓아 둔 영양물질과 노폐물을 활용하게 되므로 해독의 속도가 빠른 것이 장점이다. 또한 물과 소금만 섭취하므로 별다른 준비물 없이 간편하게 바로 시작할 수 있는 장점도 있다.

하지만 그에 따른 위험요소도 있다. 물 단식을 하는 동안에 간은 체내에서 뿜어져 나오는 온갖 독소들을 부지런히 중화시켜야 하는데, 이를 위해서는 여러 효소와 영양소가 필요하다. 하지만 물 단식은 물만 공급되다 보니 자칫 간에서 행해지는 해독이 충분히 일어나지 못할 수도 있다. 또 있다. 물 단식 기간 동안에는 장의 연동도 멈춘다. 독소의 가장 큰 배출 통로는 대변인데, 장의 연동이 멈추게 되면 대변으로 배출되어야 할 독소가 통로를 찾지 못하게 된다.

따라서 물 단식은 의료인의 진료 하에 시행해야 한다. 특히나 일주일이 넘는 장시간의 물 단식을 할 경우 더욱 그렇다. 우리나라에서는 단식원 위주로 물 단식을 하고 있는데, 혹시라도 몸의 이상 징후를 제때에 감지해 내지 못한다면, 오히려 건강이 악화될 가능성이 있다.

| 레몬 디톡스 |

다음으로 레몬 디톡스가 있다. 짧게는 3일, 길게는 14일 동안 일체의 음식을 먹지 않으면서 시럽, 레몬즙, 페퍼가루, 물을 섞은 혼합액만 마시는 방법이다. 여기에 알로에, 천연소금 혹은 허브티 등을 함께 섭취하기도 한다. 미국에서는 마스터 클린즈^{Master Cleanse}라고 부른다. 미국의 어느 유명 배우가 이 레몬 디톡스를 했다는 것이 알려지면서 미국뿐 아니라 우리나라에서도 유행했다.

레몬 디톡스는 액체 형태의 혼합액을 섭취하는 방법이다. 해독을 위해 섭취하는 것이 액체일수록 해독의 속도가 빠르다. 따라서 레몬 디톡스 역시 비교적 빠른 해독 효과를 볼 수 있으며, 체중 감량의 속도 역시 빠르다.

하지만 단점도 있다. 우선 원활한 배변을 위해 필요한 섬유소를 섭취하는 것에 대한 고려가 없다. 또한 장내 유익균을 살려 주는 것에 대한 배려가 없다. 천연 재료가 아닌 시판용 제품을 쓰는 것이라 해독의 재료가 신선하지 못한 것도 단점이라 할 수 있다. 물 단식보다는 덜하지만 간이 독소를 해독하는 데 필요한 영양소가 충분히 공급되지 못하는 것도 단점이다.

레몬 디톡스는 워낙 많이 알려진 방법이긴 하지만, 직접 실천하고 싶다면 일주일 이내의 단기간만 하기를 권한다. 독소가 많은 사람이라면 디톡스 도중에 독소가 대량 방출되면서 울렁거림이나 현기증 혹은 구토를 느낄 수도 있기 때문이다.

| 간 해독 |

다음으로 간 해독이 있다. 간 해독은 단 이틀 동안만 시행한다. 황산마그네슘과 비타민C를 복용한 후, 레몬즙과 같은 과일즙과 올리브 오일을 섞어서 마시기를 첫날 저녁과 둘째 날 아침 2번에 걸쳐 행하면 된다. 간의 담도에 쌓인 콜레스테롤이 설사의 형태로 배출되면서 간이 청소되는 해독법이다. 캐나다의 한 의사가 아메리칸 인디언들이 유독 간 질환이 적다는 사실

을 두고 그들의 삶을 연구하던 중 발견해 전 세계에 퍼트린 방법이다. 간 해독, 간 청소, 간 정화 등의 이름으로 불리기도 한다.

간 해독은 다른 해독법에 비해 시간이 짧게 소요된다는 것이 가장 큰 장점이다. 바쁜 현대인들이 긴 시간을 할애할 것 없이 주말 이틀만 투자하면 되므로 간편하고 신속하다. 또한 해독에서 가장 중요한 장기인 간의 기름때를 제거하는 것이 목표라는 점도 의의가 크다.

시간이 짧게 소요된다는 것이 장점이기에 반대로 1회의 해독만으로는 독소가 충분히 제거되지 않을 수도 있다는 것이 단점이 된다. 그래서 간 해독은 1회로 끝내는 것이 아니라 2~3회 혹은 그 이상 반복해야 충분한 해독이 된다. 독소가 지나치게 많은 사람이 간 해독을 1회만 하고 말면 독소들이 제대로 배출되지 못해 몸의 컨디션이 간 해독 이전보다 더 나빠질 수도 있다. 또한 간 해독에 사용되는 황산마그네슘이나 비타민C가 천연 재료가 아니라는 것, 장내 유익균총을 회복시킬 수 있는 해결책을 제시하지 못하는 것도 단점이라 할 수 있다.

간 해독은 강한 하법을 통해 노폐물을 배설하는 방법이다. 그래서 간 해독이 충분한 효과를 거두려면 주의해야 할 사항이 있다. 간에 쌓인 노폐물은 너무 많은데 대변의 배설 또한 원활하지 않는 사람이 섣불리 간 해독을 했다가 배변에 실패하면 간에서 쏟아진 그 많은 노폐물이 온몸으로 퍼지는 결과를 초래한다. 또한 신장 기능이 떨어지는 사람이 간 해독을 한다면, 소변으로 나가야 할 노폐물이 제대로 배설되지 못해 역시 독소가 온몸으로 퍼지게 되어 몸 상태가 더욱 악화될 수 있다. 따라서 독소가 많은 사람이라면 간 해독을 하기 전에 먼저 의료인에게 대변과 소변의 통로를 원활하게 만들어 놓는 선처치를 받는 것이 좋다. 그런 후에 간 해독을 한다면 간에 쌓인 기름때를 깨끗이 없앨 수 있을 것이다.

| 림프 해독 |

림프 해독이란 인체의 하수도라 불리는 림프액을 해독하는 방법이다. 림프관을 흐르는 림프액은 혈액의 3배에 이를 만큼 그 양이 방대하다. 림프액은 세포 내의 노폐물을 실어서 배출하는 역할을 담당하기 때문에 인체의 하수도라 불리는데, 이러한 림프관을 해독해서 몸을 정화시킨다는 것이 바로 림프 해독이다. 림프 해독을 위해서는 3일의 시간이 필요하다. 3일 동안 일체 식사를 하지 않으면서 황산마그네슘과 비타민C를 포도주스, 오렌지주스, 자몽주스 등을 섞은 혼합 주스에 녹여 하루 5회에 걸쳐 마신다. 이렇게 하면 설사가 유발되는데, 이렇게 설사를 통해 림프액 속에 쌓여 있는 노폐물이 배출됨으로써 림프관을 정화시킬 수 있다.

림프 해독 역시 3일의 시간만을 필요로 하므로 바쁜 현대인들이 짧은 기간 동안에 실시할 수 있다는 것이 장점이다. 또한 림프관이라고 하는 인체의 거대한 하수도를 청소할 수 있으므로 탁한 체액을 청소한다는 의의가 있다.

하지만 여기서도 황산마그네슘이나 비타민C와 같은 식품첨가물을 사용하는 것이 단점이 된다. 또한 장내 유익균에 대한 고려가 없다는 것 역시 단점이라 볼 수 있다. 그리고 대변과 소변의 배설에 문제가 있는 사람이 선불리 림프 해독을 했다가 갑자기 쏟아지는 독소가 배설되지 못하면 오히려 몸 상태가 나빠지는 결과를 초래할 수도 있다. 림프 해독 역시 간 해독과 마찬가지로 강한 하법을 이용하므로, 독소가 많고 대소변에 문제가 있는 사람이라면 림프 해독을 하기 전에 먼저 의료인에게 선처치를 받는 것이 필요하다.

| 주스 단식 |

다음으로 주스 단식이 있다. 주스 단식은 일체 식사를 하지 않으면서 짧게는 3일 길게는 2주 정도 기간 동안 채소와 과일만을 먹는 방법이다. 주스 단식은 두 가지 형태로 가능한데, 첫째는 채소와 과일의 즙을 내 마시는 방법이고, 두 번째는 채소와 과일을 갈아서 거르지 않고 그대로 마시는 방법이다. 재료로는 사과와 당근이 대표적인데, 이 외에도 오이, 우엉, 양배추, 무, 양파 등을 쓰기도 한다.

주스 단식의 최고의 장점은 그 어떤 화학첨가물도 쓰지 않고 오직 신선한 천연 재료만을 사용한다는 것이다. 또한 재료들을 구하기 쉬워 누구나 쉽게 할 수 있다. 천연 재료를 사용하기 때문에 질 좋은 비타민, 무기질, 섬유소가 제공된다는 것도 뛰어난 장점이다. 즙만 마실 경우 액체 형태이므로 해독의 속도도 빠르다. 갈아서 마실 경우 그 어떤 해독법보다 충분한 섬유소가 제공되어 대변 소통이 원활하다는 것이 최고의 장점이다.

즙으로 마시는 단식은 갈아서 마시는 단식보다는 섬유소 제공이 충분하지 않아 원활한 대변 소통에는 불리할 수 있다. 또한 액체 형태이다 보니 갈아서 마시는 주스보다는 공복감이 더 심하다. 반대로 갈아서 마시는 단식의 경우 액체 형태로 섭취하는 것에 비해 소화 작용에 에너지가 더 필요하므로 해독의 효과가 다소 느릴 수 있다. 또한 이 두 방법은 신선한 천연 재료를 이용하는 것이 장점이지만, 매일 아침마다 신선한 주스를 만들어야 하므로 번거롭고 손이 많이 가는 것이 단점이라고 볼 수 있다.

주스 단식은 비교적 안전한 방법이고 또 인스턴트식품과 가공식품을 많이 먹는 사람에게 가장 적합한 해독법이다. 하지만 의료인의 도움 없이 혼자서 할 때에는 7일 이상 하지 않는 것이 좋다. 독소가 많은 사람이라면 장시간 해독을 진행하면서 나타나는 두통, 메스꺼움, 구토 등의 돌발 상황이 생길 수 있기 때문이다.

| 발효액 단식 |

발효액 단식이란 일체 음식을 먹지 않고 발효액만을 마시면서 해독을 하는 방법이다. 발효액은 여러 가지 야채나 과일 혹은 천연 약재를 신선한 상태에서 채취하여, 항아리나 발효조에 설탕과 함께 넣고 1년 이상 자연발효 과정을 거쳐 만든다. 이 발효액에는 미생물에 의한 발효 과정 후에 남은 영양분과 포도당이 들어 있다. 짧게는 3일 길게는 보름가량의 단식 기간 동안에 필요한 영양분과 포도당을 이 발효액으로 공급하는 방법이 발효액 단식이다.

발효액 단식은 소화 작용에 큰 부담을 주지 않는 액체를 마시므로 해독의 속도가 빠른 것이 장점이다. 발효액을 만드는 데 사용되는 재료가 천연 재료인 것 역시 장점이라 할 수 있다. 자연 발효 과정이 일으켜 주는 유익균을 함께 섭취할 수 있어서 장내세균총도 회복할 수 있다는 점도 다른 해독법이 가지지 못한 장점이기도 하다.

　　그러나 발효액 단식은 대변의 배설에 필요한 섬유소를 제공해 주지 못한다는 것이 단점이다. 또한 1년 이상 우수한 자연 발효 과정을 거친 뛰어난 품질의 발효액을 확보하기가 쉽지 않다는 것도 단점이라 할 수 있다.

　　발효액 단식은 해독의 속도가 빠른 만큼 해독 기간 중에 독소가 대량으로 쏟아지면서 나타날 수 있는 돌발 상황이 생길 수 있다. 특히나 독소가 많은 사람이 의료인의 도움 없이 할 때에는 7일 이상은 하지 않는 것이 좋다. 섬유소가 공급되지 않으므로 대변과 소변의 배출이 원활하지 않은 사람이라면 의료인과 함께 해독을 진행해서 대소변의 배출을 위한 치료를 미리 받는 것이 좋다.

| 디톡스 별 비교표 |

해독법에는 종류도 많고 또 각 방법마다 장·단점도 다르다. 어떤 방식이건 중요한 것은 나와 잘 맞아야 한다는 것이다. 나에게 독소가 많은지 적은지, 내가 평소 대·소변이 원활하게 잘 배출되는지, 속도가 빠른 해독이 좋을지 느린 해독이 좋을지, 어느 정도 기간이 소요되는 해독이 좋을지 등을 잘 살핀 후, 나에게 효과가 가장 높고 부작용이 적은 해독법을 선택하는 것이 좋다.

아래의 표를 참고해 보자.

종류	구분	내용
물단식	방법	3~15일간 물과 소금만을 먹는다.
	장점	해독의 속도가 빠르다. 준비물이 간단하다.
	단점	해독에 필요한 영양소가 공급되지 않는다. 원활한 대변 배출이 안 될 수도 있다. 장내 유익균에 대한 배려가 없다.
레몬 디톡스	방법	3~14일간 시럽, 레몬즙, 페퍼가루, 물을 섞은 혼합액만 마신다.
	장점	해독의 속도가 빠르다.
	단점	원활한 대변 배출이 안 될 수도 있다. 장내 유익균에 대한 배려가 없다. 해독의 재료가 신선하지 않다.

간 해독	방법	2일에 걸쳐 황산마그네슘, 비타민C, 과일즙, 올리브 오일을 먹고 마신다.
	장점	시간이 짧게 소요된다.
	단점	여러 차례 반복해야 한다. 해독의 재료가 온전히 천연 재료가 아니다. 장내 유익균에 대한 배려가 없다.
림프 해독	방법	3일에 걸쳐 황산마그네슘과 비타민C를 혼합 주스에 녹여 마신다.
	장점	시간이 짧게 소요된다.
	단점	해독의 재료가 온전히 천연 재료가 아니다. 장내 유익균에 대한 배려가 없다.
주스 단식	방법	3~14일간 채소와 과일의 즙을 짜서 그 즙만을 마시거나 혹은 채소와 과일을 갈아서 마신다.
	장점	신선한 천연 재료만을 사용할 수 있다. 재료들이 구하기 쉽다. 해독에 필요한 천연 영양소가 공급된다.
	단점	매일 아침마다 신선한 주스를 만들어야 하므로 번거롭다.
발효액	방법	3~15일간 발효액만 마신다.
	장점	해독의 속도가 빠르다. 천연 재료를 사용한다. 장내 유익균을 섭취할 수 있다.
	단점	대변의 배설에 필요한 섬유소가 공급되지 않는다.

올바른 해독을 위한 5가지 수칙

| 신선한 천연 재료를 사용해야 |

다른 나라에서 유행했다고 그것이 반드시 한국인에게도 좋으리란 보장은 없다. 외국인과 한국인은 사는 지역이 다르고 체형이 다르고 즐겨 먹는 음식이 다르다. 외국에서 유행한 디톡스 방법을 무조건 본떠서 한국인에게 적용하기보다는, 이를 참고하되 장점은 취하고 단점은 보완하는 것이 좋다. 이를 위해 한국인에게 잘 맞는 해독 방법을 찾아야 한다. 어떤 형태가 이상적인 해독일지 조건을 따져 보자.

첫째, 해독에 사용되는 재료는 이 땅의 자연에서 만들어진 신선하고 깨끗한 것이어야 한다. 어떠한 화학물질도 첨가되어서는 안 된다. 멀리서 바다를 건너온 것은 이미 생명의 기운을 많이 잃어 버린 상태이다. 바다 건너에서 아무리 우수한 재료였다고 할지라도 먼 길을 건너오면서 신선한 기운을 잃게 된다. 우리가 무엇인가를 먹는 것은 그 생명체의 기운을 얻는 것이다. 이미 시들어 버리거나 죽어 버린 생명체에서는 좋은 생명의 기운을 얻기 힘들다. 그러니 해독에 사용되는 재료는 이 땅에서 난 신선한 천연 재료여야 한다. 이것이 바로 '자연식 해독'이다.

| 해독계로 에너지를 집중시켜야 |

둘째, 해독계로 에너지가 집중되어 원활한 해독이 일어나도록 해 주어야 한다. 우리 몸의 해독의 75% 가량이 간에서 이루어진다. 결국 간 기능을 살려 주어야 해독이 성공할 수 있다. 간이라는 마법의 필터가 깨끗해지려면 더 이상 쓰레기 음식을 넣지 말아야 한다. 그러면 간은 필터에 끼어 있던 쓰레기들을 스스로 청소해 장으로 내보낸다.

해독계와 소화계는 시소의 양 끝과 같다고 했다. 간 기능을 살려서 해독계로 에너지를 집중시킬 수 있는 가장 좋은 방법이 바로 소식과 절식 그리고 충분한 수면이다. 밥을 먹고 나면 소화계로 에너지가 몰려 해독계는 일을 할 수 없다. 소화가 온전히 끝나야 비로소 해독계로 에너지가 와서 일을 시작할 수 있다. 과식을 할수록 소화시키는 데 시간이 많이 소요된다. 소식을 할수록 소화 시간이 짧아진다. 그러니 소식을 하는 것이 해독에 유리하다. 절식을 하게 되면 소화계로 가는 에너지가 적어지므로 해독계로 더욱 에너지가 집중될 수 있다. 이것이 바로 '절식 해독'이다.

또한 해독계는 밤에 가장 활발하게 일한다. 음식이 들어오는 낮에는 주로 소화계가 일을 하고, 음식이 들어오지 않는 밤이 되면 비로소 해독계가 일을 하게 된다. 그러므로 충분한 수면을 취할수록 해독계가 더욱 활발히 일을 할 수 있다.

| 장내 유익균을 살려 주어야 |

셋째, 장내 유익균이 잘 자리잡을 수 있도록 장내 환경을 개선해 주어야 한다. 장의 중요성에 대해서는 아무리 강조해도 지나치지 않다. 간이 우리 몸의 해독의 75% 가량을 담당하고 있다면, 장은 우리 몸의 면역의 70% 가량을 담당하고 있다. 장이 건강해야 후천지기가 건강해진다.

또한 장내에 거주하면서 우리와 아름다운 공생을 하고 있는 장내 유익균의 역할 또한 아주 중요하다. 많은 질병이 유익균과 유해균의 비율이 깨지는 데서 발생하는 만큼, 훌륭한 해독은 장내 유익균을 잘 살려 주고 회복시켜 줄 수 있는 방법이어야 할 것이다. 이것이 바로 '미생물 해독'이다.

| 원활하게 독소가 배출되어야 |

넷째, 해독 과정 중에는 원활한 독소 배출이 일어나야 한다. 그 독소 배출은 대변, 소변, 땀, 호흡 등을 통해 일어난다. 때로는 입 냄새나 설태, 가래 배출 등을 통해서도 일어날 수 있다. 좋은 해독 방법은 이렇게 배설을 원활하게 해 줄 수 있어야 한다. 이것이 '한토하汗吐下'의 세 가지 방법이다.

이 중에서 가장 많은 양의 독소를 배출할 수 있는 통로는 바로 대변이고 그 다음이 소변이다. 그러므로 해독 과정 중에는 소변과 대변의 소통을 원활하게 해 줘야 한다. 또한 이렇게 독소가 잘 배출되려면 몸을 따뜻하게 해 주는 것도 필요하다. 온기가 가해지면 신진대사가 더욱 원활해지기 때문이다. 그래서 '온열 해독'도 필요하다.

| 사람마다 독소가 다르다는 것을 고려해야 |

다섯째, 사람마다 독소의 종류가 다를 수 있다는 것을 고려해야 한다. 어떤 사람은 담음의 독소를 가지고 있다. 또 어떤 사람은 어혈의 독소를 혹은 식적의 독소를 가지고 있다. 사람마다 독소의 종류가 다르기에 이에 대한 고려가 있어야 한다. 물론 해독 자체만으로도 어느 정도 독소를 제거할 수는 있다. 하지만 종류가 다른 독소를 더 빠르고 효율적인 방법으로 제거할 수 있는 방법이 추가된다면 더욱 좋다. 이것이 '맞춤 해독'이다.

또한 사람마다 독소의 위치가 다를 수도 있다. 어떤 사람은 흉부에 독소가 많고 어떤 사람은 장에 독소가 많고 어떤 사람은 피부에 독소가 많을 수 있다. 그럴 때 대변 소통에 더욱 신경을 쓸 것인지, 소변 소통에 더욱 신경을 쓸 것인지, 혹은 땀의 배출을 더욱 고려해야 할지 달라질 수 있다. 이 또한 맞춤 해독이다.

| 왜 해독을 해야 할까? |

흔히들 폐암의 원인이 흡연이라고 하면서 금연을 권한다. 나중에 폐암으로 죽지 않으려면 지금 담배를 끊어야 한다는 메시지를 광고 문구로 사용하기도 한다. 이제는 국가적인 차원에서 전국의 건물 곳곳을 금연 구역으로 지정해 흡연자들이 맘놓고 담배를 피울 수 있는 공간은 점점 줄어들고 있다. 그런데도 금연이란 정말 어려운 것이다. 아무리 어렵게 의지를 내어본들 행동으로 이어지기는 쉽지 않다.

한 40대의 남성은 하루에 담배를 한 갑 이상 피웠고 하루에 커피를 열 잔 마셨다. 담배와 커피를 줄일 생각은 있었으나 행동으로 이어지지는 않았다. 그러던 중 해독을 하게 되었다. 14일간의 발효액 단식을 마친 후, 그에게 변화가 생겼다.

원래 그는 하루에 한 갑의 담배를 피우지 않고 하루에 열 잔의 커피를 마시지 않으면 몸이 불안했었다. 그런데 해독을 마친 후 비록 담배와 커피를 온전히 끊지는 못했지만 담배를 하루 반 갑으로, 커피를 하루 세 잔으로 줄일 수 있게 되었다. 이렇게 줄여도 몸이 불안하지 않았다.

담배와 커피를 줄이려고 해독을 한 것은 아니었다. 그런데 그동안 생각만 하고 행동으로 옮기지 못했던 담배와 커피 줄이기가 가능해진 것이다. 그의 아내가 그렇게 잔소리를 해도 되지 않았던 행동과 습관의 변화가 해독을 통해 가능해진 것이다.

이 이야기의 주인공인 40대의 남성은 바로 나의 첫 해독 환자였던 내 남편이다. 그리고 그렇게 잔소리를 해 댄 그의 아내는 바로 나다. 하루 열 잔 마시던 커피를 아무리 줄이라고 말해도 줄이지 못했었는데 해독을 마치고 나자 자연스럽게 줄어든 것이다. 몸이 정화되고 나니 담배 맛이 팍 떨어지고 커피 맛이 독하게 느껴졌기 때문이었다. 남편이 해독을 통해 10kg이 넘는 체중을 감량한 것은 참 고맙게 생각한다. 하지만 그보다 더 고마운 것은 담배와 커피를 줄였다는 점이다.

해독을 하게 되면 몸이 정화되므로 질병을 예방할 수 있다. 해독을 통해 얻게 되는 가장 큰 이점이다. 여기에 한 가지 이점을 더하고 싶다. 행동과 습관의 변화도 함께 얻을 수 있다는 것이다. 행동과 습관의 변화가 왜 중요한 걸까?

미국의 유명한 심리학자이자 철학자인 윌리엄 제임스[William James]는 이런 말을 했다. "생각을 바꾸면 행동이 바뀌고, 행동이 바뀌면 습관이 바뀌며, 습관이 바뀌면 성품이 바뀌고, 성품이 바뀌면 운명이 바뀐다." 긍정적인 생각이 결국에는 긍정적인 운명을 만든다는 얘기다.

이 격언을 해독에도 적용해 볼 수 있다. 생각만 하고 행동으로 옮기지는 못하고 있었는데 해독을 함으로써 뭔가 전에는 하지 않던 행동을 하게 된다. 무언가 행동이 바뀌게 되면 이는 습관의 변화를 불러오고 결국에는 운명도 바꿀 수 있게 된다. 마치 나의 남편이 해독 기간 동안 생전 하지 않던 절식을 하자, 그동안 하루 한 갑의 담배를 피우고 열 잔의 커피를 마시던 행동에도 변화가 온 것과 같다.

그래서 나는 해독을 하고 싶은 사람에게만, 또는 살을 빼고 싶은 사람에게만 해독을 권하지는 않는다. 바로 습관을 바꾸고 싶은 사람에게 해독을 권한다. 해독을 통해 행동을 바꾸면 습관을 바꿀 수 있게 될 것이다. 또한 자신의 운명을 바꿀 수도 있다. 그러니 해독이라는 것에 관심을 가져 보자. 관심을 갖고 잘 알아보자. 그다음에는 나와 가장 잘 맞는 것을 골라서 실천해 보자. 행동으로 실천하다 보면, 결국에는 운명도 바뀔 수 있다.

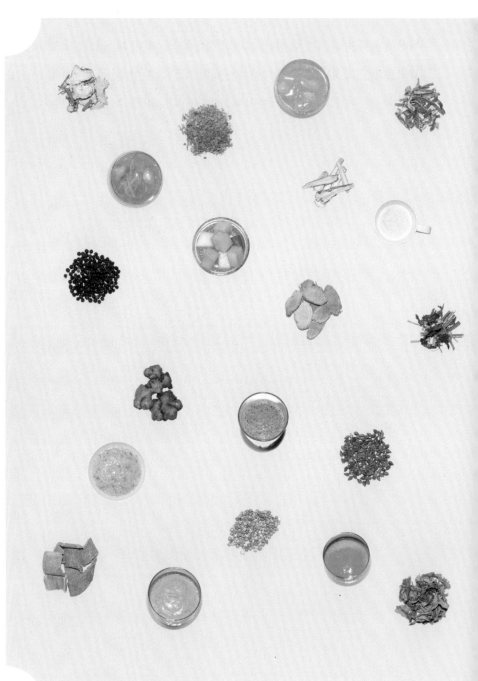

CHAPTER 03———

저속노화를 위한
맞춤 해독 플랜

이제 해독 여행을 떠나 보자

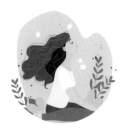

| 나도 해독을 해 볼까 |

어느 유명한 할리우드 스타가 효과를 본 디톡스가 있다고 하면 사람들
은 무척 관심을 보인다. 한국의 어느 유명한 탤런트가 효과를 본 디톡스가
있다고 하면, 역시 사람들은 그게 뭐냐며 따라 하려고 한다. 그들과 똑같은
디톡스를 해 보면 왠지 나도 그들처럼 예뻐지고 날씬해질 것 같다.

만약 한번이라도 해독이라는 것을 해 보고 싶다고 생각했다면 ,그 이유
는 무엇인가? 최근에 불어난 뱃살을 빼려고? 요즘 들어 계속 생기는 여드
름을 제거하려고? 미치도록 괴로운 변비를 없애려고? 밥만 먹으면 느껴지
는 소화불량을 고치려고? 도저히 해결되지 않는 만성피로를 풀어보려고?
이 모두가 해독의 적응증, 해독의 기대 효과가 되는 것들이다.

그런데 이것 외에 또 다른 적응증도 있다. 만약 과식하는 식습관을 고치

고 싶다면 해독을 한번 해 보라. 짜게 먹는 입맛을 고치고 싶다면 역시 해독을 해 보라. 만약 커피 중독에 빠져 있거나, 담배를 끊고 싶다면, 역시 해독을 해 보라. 삼겹살 4인분은 먹어야 느끼던 포만감을 0.5인분만 먹어도 느낄 수 있다. 소금을 퍼부어야 비로소 맛있다고 느끼던 입맛을 담백하게 고칠 수 있다. 하루 다섯 잔씩 마시던 커피를 하루 두 잔으로 줄일 수 있다. 하루 두 갑씩 피우던 담배를 하루 반 갑으로 줄일 수 있다. 해독이란 이렇게 독소를 제거하는 것 외에도 나의 생활습관을 리셋reset할 수 있다는 더 큰 장점이 있다.

| 청소에도 단계가 있다 |

이제 어떻게 하면 담음, 어혈, 식적이라는 독소를 제거할 수 있는지 그 구체적인 방법에 대해 하나씩 살펴보자. 먼저 청소에도 단계가 있다는 것을 알아야 한다. 봄맞이 대청소를 한다고 가정해 보자. 일단 빗자루, 걸레, 쓰레받기 등의 청소도구를 준비해야 한다. 그리고 본격적으로 빗자루질을 하기 전에 가장 먼저 해야 할 일은 창문부터 여는 것이다. 또한 변기나 세면대의 막힌 하수구를 뚫는 것이다. 그래야 탈탈 털어 낸 먼지와 박박 닦아 낸 물때가 빠져나갈 통로가 열린다.

사람의 몸도 마찬가지다. 먼저 창문부터 열고 하수구부터 뚫어야 한다. 그것이 바로 대변과 소변 그리고 모공을 열어 주는 것이다. 대변과 소변과 모공이 열려야 독소가 나갈 수 있는 통로가 열리게 된다.

통로를 열었다면 그다음에 비로소 바닥의 때를 열심히 닦아 내고 먼지를 털어 내야 한다. 침대며 책상이며 장롱 뒤쪽에 몇 년간 쌓여 있던 먼지를 탈탈 털어 낸다. 변기와 세면대에 잔뜩 끼어 있는 물때를 닦아 낸다. 이렇게 때를 닦고 먼지를 털어 내는 일이, 사람에게 있어서는 담음, 어혈, 식적의 독소를 제거하는 거구去舊다. 몸 속 깊은 곳 장부에, 얕은 곳 피부에, 팔다리에, 머리에 몇 년간 쌓여 있던 독소를 제거하는 것이다.

이제 때를 닦는 일도 끝났으면 마지막으로 혹시 집안에 균열이나 손상이 생긴 곳은 없는지 잘 점검하여 보수해야 한다. 문짝의 손잡이가 망가졌다면 잘 수리해 주고, 천장의 전등 수명이 다했다면 새것으로 갈아 주어야 한다. 이렇게 집을 수리하고 보수하는 일이, 사람에게는 조직을 회복하고 새로운 세포를 재생하는 생신生新이다.

이렇게 청소는 통로 열기, 먼지 닦기, 하자 보수라는 3단계로 진행된다. 해독 역시 통로 열기, 독소 제거하기, 조직 재생하기의 순서로 진행된다. 순서가 바뀌면 안 된다. 먼지를 닦아 내고 때를 제거하기도 전에 하자를 보수하고 전등을 새것으로 교체할 수는 없는 노릇이다.

「병을 치료하는 방법은 먼저 병의 뿌리를 제거한 다음에 재생하는 약을 쓰는 것이다. 마치 옷을 빨 때에 먼저 때를 없앤 다음에 단장을 하고 장식을 다는 것과도 같다.」(《동의보감》, 〈잡병편〉, 용약문)

| 3단계 해독 여행 |

이제부터 소개하는 디톡스 역시 3단계로 구분해 진행한다. 1단계는 준비기, 2단계는 청소기 그리고 3단계는 회복기이다.

1단계인 준비기는 일체 불량 음식을 끊고 자연식을 섭취하는 시기이다. 2단계인 청소기는 소화하는 데 시간이 걸리는 고형식을 끊고 정화주스를 섭취하는 시기이다. 3단계인 회복기는 죽으로 시작해 정상 식사로 돌아가면서 자연식을 섭취하는 시기이다.

단계	구분	섭취	적용 해독법
1단계	준비기	자연식	맞춤 해독, 온열 해독, 자연식 해독, 미생물 해독
2단계	청소기	정화주스	맞춤 해독, 온열 해독, 절식 해독, 미생물 해독
3단계	회복기	자연식	맞춤 해독, 온열 해독, 자연식 해독, 미생물 해독

위의 표처럼 3단계로 구분해 해독을 진행한다. 이때, 맞춤 해독, 온열 해독, 미생물 해독은 전 시기에 걸쳐 적용된다. 또 자연식 해독은 1단계와 3단계에, 그리고 절식 해독은 2단계에 적용된다.

| 의료인과 함께 하는 해독 |

사실 해독을 제대로 하려면 의료인과 함께 하는 것이 좋다. 어떤 독소가 문제인지 진단해 어떤 한약으로 이를 청소할지 판단해 줄 수 있는 의료인과 함께 해독을 진행하는 것이 가장 좋은 방법이다. 그렇게 하면 나에게 완벽하게 맞는 맞춤 해독을 할 수 있다.

집에서 혼자 하는 해독이 아니라, 전문적인 의료인과 함께 해독을 진행한다면 해독에 사용되는 도구들이 달라질 것이다. 변비가 심하다면 대변 통로를 열어 주는 한약을 사용할 것이다. 피부에 문제가 있다면 피부 통로를 열어 주는 한약을 사용하고, 지방간이 있다면 간에 쌓인 찌꺼기를 청소하는 한약을 사용할 것이다. 또한, 청소기에 사용하는 정화주스 역시 해독의 강도를 가장 높일 수 있는 것을 선택해 사용할 것이다. 미생물 해독이나 온열 해독에 있어서도 가장 효율적이고 효과가 높은 것을 사용할 것이다.

만약 특정한 질병이 있거나 전문적인 해독을 받아 보길 원한다면, 의료인의 도움을 받으며 해독을 하는 것이 좋다. 그렇지 않고 미병^{未病}을 개선하기 위해 집에서 할 수 있는 비교적 수월한 해독법을 알고 싶다면, 이제부터 설명할 내용들을 잘 참고하면 된다.

이번 3장에서는 건강 증진과 질병 예방을 위해 집에서 할 수 있는 해독의 방법에 대해 설명한다. 의료인과 함께 하는 해독과 비교하자면 물론 속도는 떨어질 것이다. 하지만 집에서 하는 해독이라도 분명 미병을 개선시켜 더욱 건강한 몸으로 바뀔 수 있다.

참고로 앞으로 진행할 해독은 2장에서 설명했던 여러 해독법 중에서 주스 단식을 기본으로 하고 있다. 집에서 하는 해독이기에 해독의 재료를 쉽게 구할 수 있어야 하기 때문이다.

| 내게 맞는 기간을 선택하라 |

해독을 하기로 결심했다면 이제 준비기, 청소기, 회복기의 각 단계를 어느 정도 기간으로 할지 정해야 한다. 각자의 형편에 따라 3, 5, 7 중에서 한 가지를 선택할 수 있다. 즉, 각 단계를 모두 3일로, 혹은 5일로, 혹은 7일로 정하는 것이다.

구분	단계별 기간	총 기간
333	(1단계) 3일 + (2단계) 3일 + (3단계) 3일	= 총 9일
555	(1단계) 5일 + (2단계) 5일 + (3단계) 5일	= 총 15일
777	(1단계) 7일 + (2단계) 7일 + (3단계) 7일	= 총 21일

만약 이런저런 이유로 긴 절식은 도저히 힘들거나, 독소가 몸에 그리 많지 않아 대청소까지는 아니고 소청소 정도로 해독을 원한다면, 333 프로그램을 따라 해 볼 수 있다. 만약 비만도가 심하고 그동안 불량 음식을 많이 먹어 몸 상태가 안 좋다고 느낀다면, 777 프로그램을 따라 해 볼 수 있다.

혹은 그 중간 단계로 555 프로그램을 선택할 수도 있다. 자신의 몸 상태와 스케줄에 따라서 선택하면 된다.

물론 333 프로그램보다는 777 프로그램이 해독의 강도와 효과가 더욱 높은 것이 사실이다. 하지만 중요한 것은 나의 몸 상태에 맞춰 제대로 실행에 옮기는 것이다. 처음부터 너무 욕심을 내서 무리할 필요는 없다. 현실적으로 내가 실천할 수 있는 것을 선택해서 일단 시도해 보는 것이 중요하다. 무리하게 시도했다가 실패하게 되면 실망감만 들 수 있기 때문이다. 일단 가볍게 333부터 시작해서 성공 경험을 쌓은 후, 555, 777로 진행해 보는 것도 나쁘지 않다. 정도에 차이는 있더라도 효과는 분명히 있다. 777을 하고 싶은데 나는 도저히 바빠서 못 하겠다고 지레 포기하지 말고, 일단 한 번 시작해서 몸의 변화를 경험해 보길 바란다.

1단계 준비기 : 식습관 바꾸기

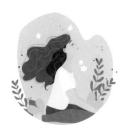

| 절대 먹지 말아야 할 음식 |

1단계인 준비기는 해독을 준비하는 기간이다. 섣부른 욕심에 오늘부터 당장 청소기를 시작해서는 안 된다. 먼저 몸을 준비시켜야 한다. 청소기 동안 몸이 편안한 상태로 해독의 효과를 최대한 끌어올리려면 1단계에서 잘 준비해야 한다.

먼저 디톡스의 1단계인 준비기 동안에는 일체 불량 음식을 끊어야 한다. 동물성 식품과 밀가루 음식 역시 끊는다. 라면, 햄버거, 햄, 스팸 등과 같은 일체 인스턴트식품과 가공식품은 절대 먹지 않는다. 빵, 과자, 피자와 같은 밀가루 음식도 철저히 끊는다. 또한 소고기, 돼지고기, 닭고기, 생선, 회, 달걀, 우유와 같은 모든 동물성 식품 또한 끊는다. 커피, 콜라, 녹차와 같은 카페인 음료도 끊는다.

인스턴트식품이나 가공식품을 끊는 이유는 이 안에 온갖 식품첨가제가 들어 있기 때문이다. 밀가루 음식을 끊는 이유는 밀가루 자체도 나쁘지만 이 밀가루의 성질이 끈끈하다 보니 경락의 흐름을 막고 담음을 잘 생기게 해서다. 동물성 식품을 끊는 이유는 이를 소화하는 과정에서 질소노폐물이 생기기 때문이다. 카페인 음료를 끊는 이유는 카페인이 이뇨 작용과 각성 작용을 해서 체내 수분이 과도하게 배설되는 것과 깊은 수면을 방해하는 것을 막기 위해서다.

| 꼭 먹어야 할 음식 |

준비기 동안에는 말 그대로 자연식만을 섭취해야 한다.

먼저 밥은 흰쌀밥 대신에 잡곡밥이나 현미밥으로 먹는다. 반찬은 야채로 된 반찬만을 먹는다. 과일도 물론 섭취할 수 있다. 가장 좋은 메뉴는 전통 한국 음식이다. 각종 제철 나물, 비빔밥, 청국장, 된장찌개와 같은 우리 전통 음식을 이 기간 동안에 먹는다.

카페인 음료는 안 되고 대신 카페인이 들어 있지 않는 차를 마신다. 예를 들어, 둥글레차나 보리차처럼 카페인이 들어 있지 않은 차라면 편하게 마셔도 된다. 단, 차게 해서 마시지는 말고 따뜻한 상태로 마셔야 한다.

해독차를 준비해서 하루 수차례 마시면 더욱 좋다. 해독차는 담음, 어혈, 식적의 독소를 제거하는 데 도움이 되는데, 독소에 따라 다른 종류의 차를 선택할 수 있다. 자신에게 가장 많다고 판단되는 독소에 따라 적합한 종류의 차를 선택한 후 1단계부터 부지런히 마시는 것이다. 구체적인 해독차의 종류와 만드는 방법은 뒤에 설명이 이어진다.(190 ~ 202쪽 참조)

또한 1단계부터 비피더스와 같은 프로바이오틱스 제제를 먹는다. 독소를 잘 배출하려면 대변의 배출이 중요한데, 프로바이오틱스 제제가 유익균을 잘 길러줄뿐더러 배변 활동도 돕기 때문이다. 변비가 없는 사람이라면 하루 2회, 변비가 있는 사람이라면 하루 3회 정도 먹는다.

| 식사량 조절은 이렇게 |

어느 정도 양으로 먹는지 또한 중요하다. 평소 먹던 양만큼 먹어서는 안 된다. 1단계부터 미리 양을 줄여서 소식을 시작해야 한다.

원래 먹던 양에서 칼같이 절반을 줄여서 먹는다. 밥은 평소 밥공기에 담아 먹던 양의 절반을 먹고, 반찬도 절반을 먹는다. 처음에 허기가 많이 느껴지면 줄인 밥 양 대신 반찬의 양을 늘려서 먹을 수 있지만, 조금씩 반찬의 양도 줄여 나간다. 먹는 양을 절반으로 줄이다 보니 처음 하루 이틀 정도는 허기가 지고 짜증이 날 수도 있다. 하지만 3일 정도만 지나면 절반으로 줄인 양에 몸이 적응하게 되면서 공복감이 줄어든다.

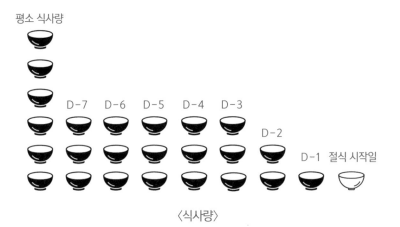

평소 식사량

D-7 D-6 D-5 D-4 D-3

D-2

D-1 절식 시작일

〈식사량〉

식사량이 적어서 생기는 허기를 줄이려면 되도록 음식을 천천히 꼭꼭 씹어 먹어야 한다. 입에서 꼭꼭 씹을수록 공복감이 덜할뿐더러 소화도 부담 없이 잘 된다. 천천히 씹어 먹었는데도 배가 부르지 않다면, 섣불리 음식을 더 먹으려 하지 말고 10분만 더 기다려 보자. 10분 정도가 지나면 분명히 허기가 가실 것이다.

또한 최대한 싱겁게 먹어야 한다. 식당에서 먹더라도 짠 반찬은 되도록 먹지 않는다. 김치는 먹어도 되지만 김치찌개 국물에 밥을 말아 먹는 식으로 짜게 먹어서는 안 된다. 나트륨의 하루 권장 섭취량이 2g인데 한국인의 입맛대로 식사를 하면 보통 하루에 6~13g의 나트륨을 먹게 된다고 한다. 더군다나 정제염과 같은 좋지 않은 소금을 먹게 되어 몸에 더욱 해롭다. 만약 1단계 동안 반찬을 직접 만들어 먹는다면, 정제염 대신 천일염이나 자염 같은 건강한 소금을 쓰는 것이 좋다.

.. 각종 나물 : 부추나물, 시금치나물, 미나리나물, 시래기나물, 취나물, 참나물 등

.. 각종 무침 : 실파무침, 청경채무침, 양배추무침, 다시마무침, 익힌 브로콜리 등

.. 야채볶음 : 볶은 피망, 당근, 가지, 버섯, 양파, 마늘, 애호박 등

.. 야채찜 : 찐 단호박, 찐 양배추 등

.. 생야채 : 상추, 양상추, 깻잎, 토마토 등

.. 해조류 : 구운 김

| 과식하는 습관이 있다면 |

거구의 몸을 지닌 한 남성 직장인이 살이 찐 후 툭하면 몸이 여기저기 이유 없이 아픈 일이 잦아지자 마침내 해독을 해 보기로 결심했다. 그전부터 살을 빼야겠다는 생각은 있었지만 얼마 전 받았던 건강검진에서 고지혈증이라는 진단을 받고 결심을 굳힌 것이다. 그런데 그는 평소 식사량이 어마어마했다. 입사 후 몇 년 사이에 20kg이 늘었는데, 그 이유가 바로 이 과식하는 습관 때문이었다.

준비기가 시작되어 식사량을 절반으로 줄이려고 했지만 쉽지 않았다. 식사량을 줄이기에는 맛있는 음식이 너무 많았다. 식당에서 퍼준 밥공기에서 절반만 먹으려고 했지만, 먹다 보면 자신도 모르게 한 공기를 뚝딱 비우기

일쑤였다. 안 되겠다 싶어서 식사 전에 아예 옆 사람에게 밥을 덜어 주기도 했지만 먹다 보면 덜어준 밥을 도로 가져와 먹고 있었다. 그렇게 어영부영 준비기를 보내고 청소기를 맞게 되었다. 청소기가 되었는데 허기가 지고 배가 고팠다. 분명 배가 안 고플 것이라고 설명을 들었는데 여전히 배고팠다. 처음 며칠간은 공복감 때문에 고생을 해야 했다.

그가 청소기 초반에 허기를 느낀 이유는 준비기에 충분히 식사량을 줄이지 않았기 때문이다. 준비기 없이 바로 청소기를 들어간 상황이었던 것이다. 이렇듯 평소처럼 식사량을 유지하다가 갑자기 청소기로 들어가면 몸이 힘들다. 충분한 준비기를 거친 후 절식을 시작해야 한다. 준비기가 괜히 필요한 것이 아니다. 평소 소식을 하던 사람이라면 절식이 크게 힘들지 않지만, 평소 많이 먹던 사람이라면 그 습관을 끊어 내기가 만만치 않다. 그래서 준비기 동안 식사량을 절반으로 줄인 후에 다음 단계를 시작하는 것이 중요하다. 그래야만 청소기 동안 힘들지 않게 보낼 수 있다.

| 인스턴트 음식에 길들여져 있다면 |

인스턴트 음식을 무척이나 즐겨 먹던 한 여성이 해독을 하기로 결심했다. 그녀의 식사는 주로 과자나 라면이었다. 특히 과자가 그렇게 맛있을 수가 없었다. 식사로 밥을 먹을 때보다 과자를 먹을 때가 더 많았다. 그래서인지 몸이 자꾸 무거워지고 쉽게 피곤해지는 느낌이 들어서 해독을 해 보기로 마음먹었다.

문제는 그녀의 입맛이었다. 준비기를 시작하기로 한 날짜가 되었으나 자꾸 오늘 하루만 과자를 실컷 먹고 내일부터 시작하자는 마음이 들었다. 그러다 보니 계획했던 준비기가 하루 이틀 자꾸 미뤄졌다. 약속했던 날짜에 그녀가 계속 나타나지 않기에 확인 전화를 해 보니 준비기를 하루 늦추기로 했다는 대답만 돌아왔다. 그녀의 마음은 결심을 했으나 그녀의 입맛이 아직 결심하지 못한 것이다.

결국 처음 계획했던 날짜에서 일주일이 지난 후에야 겨우 준비기를 시작할 수 있었다. 문제는 또 생겼다. 준비기에 자꾸 약속이 생긴다며 외식을 자주 하는 것이다. 그러다 보니 양을 줄이지 못했고 스파게티와 같은 밀가루 음식을 계속 먹게 되었다. 이건 해독을 하는 건지 안 하는 건지 구분이 안 될 지경이었다. 준비기가 계속 답보 상태인 탓에 청소기를 시작할 수가 없었다. 결국 준비기만 2주일을 보내고 겨우 절식을 시작할 수 있었다.

오래된 입맛을 바꾸기는 쉽지 않다. 오래된 습관을 바꾸기도 쉽지 않다. 마음은 바꾸고 싶으나 내 혀가 따라 주지 않는 경우도 있다. 쉽지 않겠지만 그래도 일단 시작하면 된다. 시작을 해 보면 느리더라도 조금씩 밀고 나갈 수 있다.

그녀는 비록 준비기에 시간이 오래 걸렸지만 그래도 중요한 것은 '시작은 했다'는 것이다. 이렇게 조금 머뭇거릴지언정 첫 걸음을 떼는 것이 중요하다. 시작도 하지 않고 고민만 하는 사람보다는 더 실행력이 있는 것이다.

| 시작이 중요하다 |

준비기에 해야 할 것은 한마디로 '변화'를 연습하는 것이다. 평소에 하지 않던 일들을 시작하는 것이 준비기에 해야 할 가장 큰 일이기 때문이다. 평소에는 하지 않던 식사량 줄이기를 먼저 시작한다. 평소에는 하지 않던 해독차 마시기를 해야 한다. 그리고 생전 하지 않던 운동도 시작해야 한다. 그러니 준비기는 온통 평소에는 하지 않던 일들을 해 보는 시기라고 할 수 있다.

식사량을 줄이면 배고프고 기운이 빠지지 않을까? 직접 해 보라. 오히려 몸이 가벼워지고 속이 편안해진다는 것을 느낄 것이다. 운동을 하면 몸이 더 피곤하지 않을까? 직접 해 보라. 한두 번 해 보면 다음날 몸이 더 가벼워진다는 것을 느낄 것이다. 커피를 끊으면 졸리지 않을까? 대신 해독차를 마셔 보라. 뒷맛이 개운하고 눈이 시원해진다고 느낄 것이다.

해 보고는 싶으나 너무 바빠서, 너무 약속이 많아서, 잘 할 자신이 없어서 등의 핑계로 아예 시작 자체를 못 할 수 있다. 고민하고 갈등하다 보니 생각만 하는 단계에서 계속 머무르고 있을지도 모른다. 그렇다면 머리 아프게 이것저것 따지지 말고 눈 질끈 감고 일단 실행부터 해 보자. 하다가 중간에 실패할지언정 일단 시작하자. 이번에 잘 못하면 다음번에 잘 하면 된다. 이번에 실패하면 다음번에 성공하면 된다. 완벽하지 않더라도 일단 한 걸음 내디뎠다는 것이 중요하다. 해독이 나에게 필요하다는 생각이 정말로 든다면 미루지 말고 당장 시작해 보자. '생각'만 하지 말고 '행동'으로 옮겨야 '변화'라는 것이 생긴다는 것을 잊어선 안 된다.

2단계 청소기 : 정화주스 이용하기

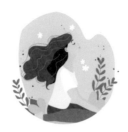

| 특히 주의해야 하는 먹거리들 |

2단계인 청소기는 해독이 가장 원활하게 일어나는 시기이고, 체중을 가장 많이 줄여 몸을 가볍게 만들 수 있는 시기이다. 몸속에 쌓여 있는 찌꺼기를 가장 많이 청소할 수 있는 시기이며, 낡은 세포를 깨부수는 시기이기도 하다.

청소기에는 절식을 한다. 절식이란 일정 기간 동안 음식을 끊는 것을 말한다. 그렇다면 청소기 동안에는 그 어떤 음식도 먹어서는 안 되는 것일까? 그렇지는 않다. 청소기이긴 하지만 무언가를 먹어야 한다.

청소기 동안 먹을 수 있는 것에는 여러 가지 후보들이 있다. 물, 꿀물, 맑은 과일즙, 갈아 만든 과일 주스 중에서 선택해 먹을 수 있다. 또 선식이나 발효액을 선택해도 좋다. 유일한 정답이 있다기보다는 내가 처한 상황과 몸 상태에 맞게 적절한 것을 선택하면 된다.

준비기와 마찬가지로 청소기 역시 먹어서는 안 되는 것들이 있다. 커피, 콜라, 녹차와 같은 카페인 음료는 여전히 안 된다. 마트에서 파는 청량음료나 과일 주스도 안 된다. 집에서 직접 짠 과일즙은 괜찮지만 시중에서 파는 과일 주스에는 첨가제가 들어 있기 때문에 해독에 방해가 된다. 흡연자는 청소기 동안 담배를 끊는 것이 좋다. 정 힘들다면 줄이기라도 해야 한다. 흡연자의 경험에 의하면 청소기 동안 담배를 피웠더니 담배에서 풀 맛이 느껴져서 저절로 흡연량이 줄었다고 한다. 흡연도 결국 몸에 독소를 불어넣는 것이니 청소기에는 되도록 피하는 것이 좋다.

| 속도와 안정성을 고려하자 |

청소기 동안에 무엇을 먹느냐에 따라 해독의 강도가 달라진다. 액체에 가까운 것을 먹을수록 소화기로 가는 에너지가 줄고 해독계로 가는 에너지가 늘기 때문에 해독의 강도가 높아진다. 반면 고체 형태일수록 소화기로 가는 에너지가 늘고 해독계로 가는 에너지가 줄어 해독의 강도가 낮아진다.

해독의 강도가 높으면 독소가 한꺼번에 배출되고 속도도 빠르다. 이때 독소가 배출될 통로가 막혀 있으면, 자칫 독소가 몸 안에 남아 몸이 더 나빠질 수 있다. 반면 해독의 강도가 낮으면 독소는 천천히 쏟아진다. 이때는 해독의 속도는 느리겠지만 안전성은 높아진다.

청소기 기간에 의료인의 도움을 받는다면 해독의 강도를 높일 수 있다.

독소가 한꺼번에 쏟아지더라도 배설이 잘 되게끔 그때그때 적절한 대처를 해 줄 수 있기 때문이다. 하지만 집에서 혼자 절식을 한다면 해독의 속도와 안전성 사이에서 적절한 균형을 유지해야 한다. 독소가 많은 사람이 강도 높은 해독을 하다가 갑자기 독소를 쏟아내면, 메스꺼움이나 어지럼증 등이 생겨서 중도에 포기하게 되는 경우도 왕왕 있기 때문이다.

| 선조들도 절식을 했다 |

현대인들은 시간과 의지를 내서 절식을 하지만, 선조들은 어쩔 수 없이 절식을 해야 하기도 했다. 흉년이 지거나 보릿고개가 찾아오면 먹을거리가 없어 저절로 절식을 했다. 이때 선조들에게는 안전하게 절식을 할 수 있는 여러 도구들이 있었다.

《동의보감》에는 흉년에 먹을거리가 없을 때 허기를 면하게 해 주는 '구황벽곡방敎荒辟穀方'이 기록되어 있다. 또 곡식을 끊어도 배가 고프지 않게 해 주는 '단곡불기약斷穀不飢藥'이란 것도 제시했다. 여기에는 마, 연근, 검은콩, 잣, 검은깨 등이 속한다.

> 「마는 뿌리를 채취하여서 쪄서 먹거나 혹은 가루 낸 후 국수로 만들어 먹으면 흉년에 식량으로 쓸 수 있다. 배가 고프지 않게 해 주는 데에는 마가 가장 좋다.」
> 「연근은 쪄서 먹으면 되는데 곡식을 대신하는 것으로 가장 좋다.」

「검은콩은 볶아서 가루 내어 먹으면 식량을 대신할 수 있다. 콩을 가루 내어 먹으면 음식을 먹지 않아도 배고픔을 다스릴 수 있다.」

「잣을 먹으면 배가 고프지 않다.」

「검은깨를 먹으면 곡식을 먹지 않아도 배가 고프지 않고 오랫동안 살 수 있다. 검은깨는 식량을 대신할 수 있기에 사람들이 소중히 여긴다.」

(《동의보감》, 〈잡병편〉, 잡방문)

이렇게 밥을 먹지 않더라도 안전하게 밥을 대신할 수 있도록 선조들이 예부터 사용해 오던 것들이 위와 같은 것들이다. 실제 현대 영양학적 관점에서 보아도 위의 재료들에는 섬유소, 무기질, 비타민이 듬뿍 들어 있어 대체식품으로 손색이 없다. 선조들이 사용한 절식의 도구를 지금 우리가 그대로 사용해 볼 수 있다는 말이다.

| 집에서 정화주스 만드는 법 |

이제 선조들의 지혜를 빌려 정화주스를 직접 만들어 보자. 앞의 마, 연근, 검은콩, 잣, 검은깨를 기본 재료로 하되, 여기에 맛과 영양을 추가하기 위해 제철 과일 한 가지를 더해 보자. 과일은 무엇이든 상관없다.

1끼 분량의 정화주스 만드는 법 ●───────────

‥재료 : 마 50~100g, 연근 30~50g, 검은콩 20~30g, 검정깨 4g(1티스

푼), 잣 3개, 제철 과일 100~150g, 식초 약간, 비피더스 1포, 꿀 1티스
푼, 뜨거운 물 200cc

‥만드는 법

① 마와 연근을 깨끗이 씻어서 껍질째 얇고 작게
   썬다.

② 뜨거운 물에 식초 1~2방울을 탄 후 썰어 놓은
   마와 연근을 잠시 담가 둔다.

③ 깨끗이 씻은 검은콩을 프라이팬에서 고소한 냄
   새가 날 때까지 볶는다.

④ 제철 과일을 깨끗이 씻어서 적당한 크기로 썬다.

⑤ 믹서에 마, 연근, 검은콩, 제철 과일, 검정깨, 잣,

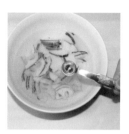
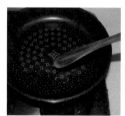

비피더스, 꿀을 넣고 마와 연근을 담갔던 물을 부은 후 갈아 준다.

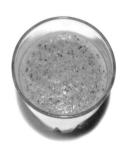

재료의 양은 체중에 따라 정하면 된다. 고도
비만이라면 마 100g, 연근 50g, 검은콩 30g, 과
일 150g 정도로 정하고, 비만도가 높지 않다면
마 50g, 연근 30g, 검은콩 20g, 과일 100g 정도
면 적당하다. 체중에 따라 재료의 양을 정하되,

기호에 맞게 각 재료의 양을 가감해도 좋다. 위의 방법으로 만들면 한 끼
정화주스는 대략 400~500cc가 된다.

마와 연근은 껍질에도 영양분이 있으니 껍질을 벗기지 말고 그대로 쓰는

것이 좋다. 뜨거운 물에 담그는 것은 살짝 익히기 위해서이고, 식초를 타는 것은 갈변을 방지하기 위해서다. 이렇게 하면 점심에 먹을 것을 아침 일찍 준비해 갈 수도 있다. 양질의 식초가 인체에 유익한 작용을 한다는 장점도 있다. 검은콩은 매번 볶기보다는 청소기 기간 동안에 필요한 양을 미리 한꺼번에 볶아 두면 편하다. 이때 검은콩은 쥐눈이콩이라고 부르는 크기가 작은 검은콩으로 선택하는 것이 좋다. (《동의보감》에서 말한 흑두黑豆는 크기가 큰 것이 아닌 작은 검은콩이다.) 혹은 쥐눈이콩으로 만든 건조 청국장을 써도 된다. 청국장은 한 번 발효되었기 때문에 흡수가 더 잘 되고, 또 발효에 쓰인 유익균까지 함께 섭취할 수 있다. 과일은 종류에 따라서 껍질째 넣어도 된다. 예를 들어, 사과는 껍질째 넣어서 쓰면 된다.

프로바이오틱스 제제인 비피더스를 함께 먹으면 장내 미생물이 잘 유지될 수 있으므로 정화주스에 추가한다. 또 꿀이 추가되었는데, 이는 꿀이 단맛이기에 마시기가 좋아지는 점도 있지만 꿀 자체에도 해독의 효능이 있기 때문이다.

「꿀은 오장을 편안하게 하고 기운이 나게 해 주며 비위를 보하고 통증을 멎게 하며 독을 풀어 준다.」 (《동의보감》, 〈탕액편〉, 충문)

이렇게 하루 세 끼 분량의 정화주스를 만들어 아침, 점심, 저녁 시간에 마시면서 청소기를 보내면 된다.

| 정화주스는 왜 정화주스인가? |

선조들이 안전한 절식을 위해 활용한 먹을거리로 만든 정화주스는 왜 정화주스라고 부를 수 있을까? 정화주스를 청소기 동안 부지런히 마시면 정말 정화가 될까? 그렇다. 정화주스는 말 그대로 정화를 해 준다.

만약 청소기 동안 그저 허기를 달래고 끼니를 때우기 위해서라면 번거롭게 정화주스를 만들어 마시는 대신 간편하게 설탕물을 마셔도 될 일이다. 그러지 않고 정화주스를 마시도록 한 것은 여기에 두 가지 중요한 의미가 있기 때문이다.

첫째, 정화주스에는 해독에 필요한 여러 영양분이 들어 있다. 앞서 설명했듯이 해독을 하려면 여러 유익한 미네랄과 기능성 영양소들이 필요한데, 정화주스에는 이러한 영양분이 풍부하게 들어 있다. 따라서 청소기 중에 정화주스를 꼭 마셔야 원활한 해독이 될 수 있다.

둘째, 정화주스는 중금속을 흡착하여 배설하는 작용을 하기 때문에 환경적인 독소에 둘러싸인 현대인에게 아주 적합하다. 예전에 방영된 한 TV 프로그램에 따르면, 현대에 사용되고 있는 합성 화학물질은 8만에서 10만 가지에 이른다고 한다.

먹을거리뿐만 아니라 건물의 바닥이나 벽면에, 공기 속에, 피부와 맞닿아 있는 옷에, 심지어 치약과 화장품에도 환경 독소가 가득 차 있다. 이런 것들은 입과 코와 피부를 통해 우리 몸으로 침범하여 쌓이게 된다. 그런데 정화주스에 포함된 연근과 마에는 점액질이 풍부한데, 이런 점액질은 중금속을 흡착하여 체외로 배설시키는 능력이 뛰어나다.

특히 마에는 뮤신이라 불리는 점액질이 풍부한데, 마의 중금속 흡착과 배출 효과에 대한 연구도 발표되었을 정도다. 이는 마가 환경 독소를 제거하는 능력이 있다는 뜻이기도 하다. 이렇게 마가 사람에게 무척 유익하기에 산山에서 나는 약藥이라고 하여 한약재명으로는 산약山藥이라고 불린다. 마가 현대의 환경 독소를 풀어 줄 수 있는 좋은 약이 될 것임을 예견해서 선조들이 한약 이름을 이렇게 지었나 싶을 정도이다.

그러므로 진정한 해독을 원한다면 청소기 동안 정화주스를 충실히 마시기를 권한다. 정화주스는 단순한 끼니가 아니라 해독을 위한 '약'이기 때문이다. 해독의 대표 주자인 검은콩은 말할 것도 없거니와 연근, 마, 검은깨, 잣, 제철 과일의 해독 성분이 진정한 해독을 도울 것이다.

| 청소기는 이렇게 보내자 |

이제 청소기를 어떻게 보낼 것인지 알아보자. 2단계 청소기가 시작되는 첫날 아침에는 대변을 꼭 보는 것이 좋다. 그래야 청소기 동안 대장이 비워진 상태를 유지할 수 있기 때문이다. 평소 배변이 원활하다면 청소기 첫날에 별 문제없이 대변을 볼 확률이 높다. 하지만 변비가 있는 사람이라면 1단계 마지막날에 배변을 위한 보조제를 미리 먹어 둘 필요가 있다. 평소 먹는 것이 있다면 그것을 복용해도 되고, 혹은 근처 한의원을 내원해서 배변을 위한 약을 처방받아도 좋다.

청소기 첫날 아침부터 마지막날 저녁까지 하루 3회 정화주스를 마신다.

3끼 분량을 아침에 한꺼번에 만들어도 되고 혹은 매 끼니마다 그때그때 만들어 먹어도 된다. 직장인이라면 회사에서 만들 수는 없으므로 점심 분량은 출근 전에 집에서 미리 만들어 가야 할 것이다.

청소기 동안에도 본인에게 맞는 해독차를 수시로 마시는 것이 좋다. 대략 하루 3~10잔 정도를 마시되 꼭 따뜻하게 마시도록 하라.

이 기간에도 운동이 필요하다. 아니, 운동을 꼭 하는 것이 좋다. 특히나 비만 때문에 해독을 하는 사람이라면 청소기라는 황금 같은 기회를 놓치지 말아야 한다. 이 기간에 체중 감량이 가장 잘 일어나기 때문이다. 또한 몸을 따뜻하게 해 주는 작업도 필요하다. 운동을 지속하면서 계속 몸을 따뜻하게 유지한다면 지방이 더 잘 녹는다.

| 절식을 하면서도 회사생활을 할 수 있을까? |

절식을 시작하기 전 대부분의 사람이 하는 걱정이 '배가 고파서 쓰러지지는 않을까?' 하는 것이다. 또한 절식을 하면서도 회사생활을 평소처럼 할 수 있을지도 걱정한다. 절식을 하더라도 배가 고파서 쓰러지는 일이 없도록 해야 한다. 그러려면 정화주스가 품질이 좋아야 한다. 정화주스에 쓰이는 재료들은 되도록 신선하고 질이 좋은 것으로 선택하라. 그래야 허기를 안 느낄 수 있다. 청소기 동안 먹는 프로바이오틱스의 품질도 좋아야 한다. 그래야 배변이 잘 되어서 청소기 동안 몸이 편안하다.

준비기 단계에서 식사량을 줄이는 것 또한 착실하게 잘 지켜야 한다. 그래야 청소기에 접어들었을 때 공복감이 덜하다. 어제까지 평소처럼 먹다가 식사량을 줄이는 기간 없이 바로 청소기로 들어가면 허기가 심해 몸이 힘들 것이다. 그래서 1단계도 중요하다. 그 이후 청소기에 지켜야 할 사항을 잘 지키고 품질이 좋은 정화주스를 섭취한다면, 학교생활, 회사생활, 가사일 등 내가 원래 하던 모든 일상생활을 계속 하면서 절식을 할 수 있을 것이다.

| 절식을 하면 안 되는 사람 |

자연식 해독, 온열 해독, 미생물 해독, 맞춤 해독, 절식 해독 중에서 가장 강도가 높은 것은 절식 해독이다. 강도가 높아 효과는 좋지만, 그만큼 위험할 수 있다. 따라서 어떤 사람들은 절식 해독을 할 때 의료인의 도움이 꼭 필요하기도 하고, 혹은 절식 자체를 해서는 안 되기도 한다. 만약 아래의 항목에 해당하거나 유사한 상황이라면 절식을 해서는 안 된다. 아래의 경우에 해당한다면 자연식 위주로 식사를 하면서 아주 서서히 해독하는 것은 상관없지만, 절식과 같이 강도 높은 해독을 하는 것은 무리가 있다.

¨ 임신 중이거나, 출산 후 1년 이내이면서 모유 수유 중인 여성

¨ 60세 이상 혹은 중학생 이하

¨ 극도로 허약하거나, 빈혈이나 영양 부족 상태인 사람

¨ 중단할 수 없는 항생제나 스테로이드제를 사용 중인 사람

¨ 항우울제나 정신안정제를 복용 중인 사람

¨ 인슐린 의존형 당뇨병 환자나 결핵약이나 간질약을 복용 중인 환자

¨ 신장 기능이 떨어져 소변 배출에 문제가 있는 사람

¨ 간에 중대한 질환이 있는 사람

¨ 고혈압인데 강한 이뇨제 계통의 약을 장기간 복용해 온 사람

¨ 면역억제제를 복용 중인 사람

3단계 회복기 : 자연식으로 몸 만들기

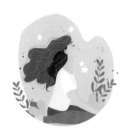

| 이제 절식을 풀어 볼까? |

3단계 회복기는 청소를 끝낸 후 새로운 세포를 만들어 나가는 시기이다. 청소기 동안에 활발한 청소 작용이 일어났다면 회복기 동안에는 새로운 세포가 재생되는 작용이 일어난다.

청소기가 끝나고 3단계 회복기가 되면 조심스럽게 절식을 풀고 차츰 정상 식사로 돌아가야 한다. 회복기는 절식 기간과 똑같은 기간을 가지는 것이 좋다. 절식을 3일 했다면 회복기도 3일, 절식을 7일 했다면 회복기도 똑같이 7일로 하는 것이다.

회복기의 첫째 날과 둘째 날에는 죽을 먹는다. 죽의 종류는 쌀죽, 야채죽, 호박죽, 녹두죽 등을 선택하면 된다. 다만 고기죽은 피하는 것이 좋다. 가장 무난하고 좋은 것은 여러 가지 야채를 함께 넣어서 끓인 야채죽이다. 여기서 주의할 점은 소금을 많이 넣지 말고 아주 싱겁게 해서 먹는 것이다.

셋째 날부터 밥과 반찬을 먹는다. 밥은 현미밥이나 잡곡밥을 먹는다. 반찬은 부드러운 야채를 재료로 한 반찬을 먹는다. 물론 양도 예전에 먹던 양보다 적게 먹어야 한다. 1단계 동안에 먹었던 양 정도면 적당하다. 제철 과일 역시 매일 잘 챙겨서 먹는다.

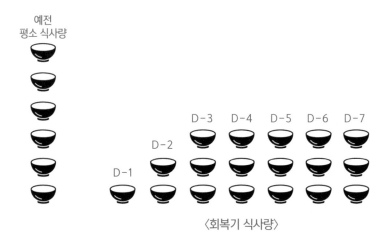

〈회복기 식사량〉

회복기에도 자연식으로 먹어야 한다. 녹색 채소, 적색 채소, 황색 채소, 버섯류, 해조류 등을 골고루 섞은 반찬을 만들어 먹는다. 추천 반찬은 1단계 준비기와 동일하다.(168쪽의 추천 메뉴를 참고하자.) 단 이때에도 되도록 간을 싱겁게 하는 것이 좋으며, 일체 동물성 식품을 먹지 않는 것이 좋다.

절대 먹어서는 안 되는 것들이 있다. 가공식품, 인스턴트식품, 과자, 아이스크림 등은 절대 안 된다. 맵고 짠 찌개 국물이나 정제염을 많이 넣어서 만든 반찬도 좋지 않다. 또한 배가 부르도록 과식하는 것도 피해야 한다.

| 회복기가 중요한 이유 |

청소기보다도 오히려 회복기가 중요하다. 청소기가 도화지에 그려진 낙서를 지우는 시기였다면 회복기는 깨끗해진 도화지에 새로 그림을 그리는 시기이다. 전에 그림을 잘못 그려서 힘들게 지우개로 지웠는데 또다시 잘못 그려서는 안 된다. "나는 곧 내가 먹는 음식이다."라는 속담처럼, 회복기에 먹는 음식에서 나의 새로운 세포를 만드는 것임을 명심해야 한다. 내가 좋은 음식을 먹으면 좋은 세포가 만들어진다. 내가 쓰레기 음식을 먹으면 쓰레기 세포가 만들어진다. 내가 화학첨가제로 가득 찬 음식을 먹으면 내 몸은 또 다시 화학첨가제로 가득 채워질 것이다.

체중을 감량한 후 대부분의 사람이 걱정하는 것이 바로 요요현상이다. 요요현상을 막으려면 더더욱 회복기를 잘 보내야 한다. 아무리 청소기를 잘 보냈어도 회복기를 엉망으로 보낸다면, 금세 이전으로 되돌아갈 것이기 때문이다.

또한 이 기간 동안에도 반신욕이나 사우나와 같은 온열 해독을 함께 하면 좋다. 운동도 계속 하면 좋다. 준비기와 청소기를 제대로 보냈다면 독소가 엉겨 붙은 지방세포가 회복기에도 계속해서 분해될 것이다. 이때 운동을 계속 해 주면 해독의 효율을 더욱 높일 수 있다. 미생물 해독도 해야 하므로 하루 2회 아침과 저녁에 프로바이오틱스 제제도 먹는다. 해독차 역시 계속 마셔 주는 것이 좋다.

| 공든 탑을 무너뜨린 회복기 |

박 대리는 입사 후에 찐 살을 빼려고 해독을 시작했다. 살도 살이지만 온갖 회식과 야식 때문에 생겨난 소화장애가 해독을 하게 된 진짜 이유였다. 밥만 먹고 나면 속이 더부룩하고 가스가 차는 것이 견디기 힘들었다. 준비기와 청소기를 충실하게 잘 보내고 마침내 회복기가 되었다. 첫째 날과 둘째 날에는 집에서 끓인 야채죽을 도시락으로 먹었다. 드디어 밥을 먹을 수 있는 셋째 날이 되었다. 그날도 어김없이 집에서 만들어 온 반찬을 싸 왔다. 100% 현미밥과 브로콜리 데친 것, 두부 데친 것, 당근 볶음, 구운 김을 정성스럽게 도시락에 담아 왔다.

그런데 마침 그날이 말복이었다. 과장님은 팀원들에게 삼계탕을 먹으러 가자고 했다. 말복을 그냥 보낼 수는 없지 않느냐는 것이었다. 박 대리는 도시락을 싸 왔다고 과장님에게 양해를 구했지만, 과장님은 말복에 브로콜리 따위를 먹어서 되겠느냐며 억지로 박 대리를 끌고 갔다.

박 대리는 그동안 해독을 하면서 속이 무척 편해졌음을 느꼈다. 준비기에 식사량을 줄이고 자연식으로 먹자 이전에 더부룩하던 증세가 싹 사라졌다. 청소기 동안에도 허기진 느낌 없이 속이 무척 편했던 박 대리는 회복기도 잘 보내고 싶었다. 억지로 과장님을 따라 나서긴 했지만, 삼계탕 국물이나 좀 떠먹는 시늉만 하면 되겠지 싶었다.

그런데 문제는 국물을 너무 많이 먹어 버렸다는 것이었다. 한두 수저 먹는 시늉만 하려고 했는데, 과장님이 "많이 먹어라, 든든하게 먹어야 더위를 안 탄다."며 옆자리에서 계속 권하는 바람에 그만 국물 한 그릇을 다 비운 것이다. 사무실로 올라가자 예전의 소화장애가 또 느껴졌다. 속이 더부룩하고 가스가 차올랐다. 후회가 막심했지만 이미 먹어 버렸으니 돌이킬 수 없는 노릇이었다. 박 대리는 2~3일 동안 실컷 고생한 후에야 겨우 이 증세에서 벗어날 수 있었다.

회복기 식사는 정말 중요하다. 청소기보다 오히려 회복기에 식사를 잘해야 한다. 아무리 청소기를 잘 보냈어도 회복기에 식사를 엉망으로 해 버리면 몸이 더 안 좋게 느껴질 수도 있다.

| 중요한 건 믿음과 끈기 |

몸이 잘 붓던 20대 후반의 여성이 부종과 비만을 해소하려고 해독을 시작했다. 그녀는 자신이 정말 살이 잘 안 빠지는 체질이라고 말했다. 붓기도 잘 붓지만, 일단 한 번 찐 살은 죽어라 노력해도 안 빠진다는 것이었다.

해독을 시작했지만 그녀의 말대로 준비기와 청소기 동안 살은 거의 빠지지 않았다. 지켜야 할 사항들을 정말 착실하게 잘 지켰음에도 불구하고 살은 약간 빠지다 마는 정도였다. 그녀는 운동도 하루 2시간씩 열심히 했다. 퇴근할 때에는 몇 정거장 먼저 내려 집까지 걸어서 가기도 했다. 다른 사람들의 몇 배 노력을 했지만 도통 살이 빠지지 않아 지켜보는 사람이 민망할 정도였다.

그런데 얼마 지나지 않아 놀라운 일이 벌어졌다. 준비기와 청소기에 그렇게 안 빠지던 살이 회복기에 이르러 조금씩 빠지기 시작하는 것이었다.

다른 사람이 준비기와 청소기에 빠지던 만큼의 체중이 그녀는 회복기에 다 빠졌다. 결과적으로는 다른 사람들만큼 체중이 감소했다. 이것이 가능했던 이유는 그녀의 믿음과 끈기 덕분이었다.

그녀는 해독하는 초반에 살이 잘 안 빠져도 실망하지 않았다. 오히려 끈기를 갖고 다른 사람보다 운동도 더 열심히 했다. 중간에 실망하고 관둬 버릴 수도 있을 것 같았는데 전혀 그러지 않았다. 오히려 살이 안 빠지니 해독에 필요한 모든 일을 더 열심히 했다. 그녀의 이런 끈기와 실천이 결국 통한 것이다. 비록 발동은 늦게 걸렸지만 한 번 발동이 걸리자 그녀의 지방은 쏙쏙 녹기 시작했다. 중간에 포기하지 않고 꾸준히 노력한 것이 그녀에게 가장 마지막에 기쁨을 안겨 준 것이다.

| 절제를 연습하자 |

회복기가 되면 대부분 밥을 다시 먹을 수 있다는 것에 무척이나 행복하다고 느낀다. 특히나 음식을 씹을 수 있다는 것이 얼마나 행복한 것인지를 절감하게 된다. 사람은 비단 배가 불러서만 행복한 것이 아니라, 씹는 행위 자체에 행복을 느끼는데, 이는 씹는 행동으로 인해 사람을 즐겁게 하는 호르몬이 분비되기 때문이다.

하지만 여기에 함정이 도사리고 있다. 씹는 것이 행복해서 계속 먹다 보면 적당한 양을 훌쩍 넘겨 버릴 수 있기 때문이다. 그래서 이 회복기에 가장 필요한 미덕은 바로 '절제'다. 내 입이 원하는 양만큼 좇아가지 않는 절제가 필요하다. 어찌 보면 본능과의 싸움을 연습하는 기간일 수도 있다. 배부름을 탐하는 본능, 만족을 탐하는 본능, 혀의 쾌락을 탐하는 본능과의 싸움이 바로 이 회복기의 주된 숙제이다. 그래서 회복기를 잘 보낼수록 이전과 달라진 행동을 유지해야 한다. 행동의 변화가 유지되면 오랜 습관을 몰아내고 새로운 습관이 자리잡는다. 그런 의미에서 청소기, 절식기, 회복기 중에서 회복기가 가장 중요한 시기라고 할 수 있겠다. 청소기와 절식기가 좀 미흡했더라도 이 회복기는 꼭 잘 보내도록 하자.

맞춤 해독의 완성, 해독차

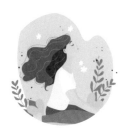

| 나에게 필요한 해독차 마시기 |

사람마다 담음, 어혈, 식적의 독소가 제각각 존재한다. 어떤 사람은 한 가지 독소만 가지고 있고, 또 다른 사람은 세 가지 독소를 모두 다 가지고 있을 수도 있다. 어떤 사람은 독소는 별로 없는데, 체중을 약간 줄이기를 원할 수도 있다. 어떤 사람은 지금도 건강하지만 더욱 건강해지기를 원할 수도 있다. 독소가 어떻게 형성되어 있느냐에 따라, 혹은 내가 무엇을 원하느냐에 따라 해독 방법은 조금씩 달라질 수 있다.

이때, 내 몸 상태와 가장 잘 맞는 해독차를 마시면 보다 확실한 맞춤 해독을 할 수 있다. 사실 가장 좋은 맞춤 해독은 내 몸에 맞는 한약을 짓는 것이다. 한의원에 내원해 한약을 지어 해독 기간 동안 복용한다면 더욱 좋을 것이다. 하지만 그러지 못한다면 집에서 만들어서 음용할 수 있는 해독차를 마셔도 좋다.

이제 집에서 만들어 마실 수 있는 해독차에 대해 알아보자. 나의 몸 상태에 가장 잘 맞는 해독차, 담음이나 어혈 그리고 식적의 독소를 해소할 수 있는 해독차, 디톡스를 좀 더 효과적으로 할 수 있도록 도와주는 해독차를 선택해서 해독 기간 동안 마셔 보자.

| 담음에 좋은 해독차 |

·· 생강차

생강차는 담음을 제거해 주는 훌륭한 차로 평소 가래가 많거나 구토나 멀미가 잦은 사람이 마시면 특히 좋다. 몸을 따뜻하게 해 주는 기능이 있어 손발이나 배가 찬 사람에게 효과가 있으며, 소화력을 향상

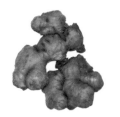

시켜 주고 부종을 줄여 준다. 몸이 차가우면서 평소 소화가 잘 안 되는 사람이 마시면 좋다.

> 「생강은 오장에 쌓인 담음을 제거하고 구토를 멈추게 하며 기침을 치료한다.」 (《동의보감》, 〈탕액편〉, 채문)

생강차 만드는 법 ●────────────────

① 생강을 물로 깨끗이 씻은 후 얇게 절편으로 썬다.

② 주전자에 생강 절편 약간과 물을 붓고 끓인다.

③ 팔팔 끓으면 약불로 낮춰 30분가량 더 끓여 준다.

¨ 귤피차

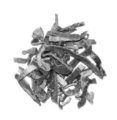

귤피란 귤의 껍질을 말린 것을 말하는데, 차로 끓여 마시면 신진대사를 촉진시키고 소화력을 향상시켜 주며 담음을 제거해 준다. 또한 스트레스를 풀어 주고 피부 미용에도 좋다. 평소에 조금만 신경을 써도 체하거나 스트레스가 많은 사람에게 특히 효과가 있다.

「귤피는 스트레스로 가슴이 답답한 것을 풀어 준다. 담음을 제거해 주고 기침과 구토를 가라앉히며 대변과 소변 길을 잘 통하게 해 준다.」

(《동의보감》, 〈탕액편〉, 과문)

귤피차 만드는 법 ●────────────────

① 귤의 표면을 깨끗하게 씻은 후 귤 껍질을 벗긴다.

② 껍질을 가늘게 채썰기한 후 2~3일간 건조시킨다.

③ 찻잔에 말린 귤껍질을 담고 뜨거운 물을 부어 5~8분 정도 우려낸 후 마신다.

*tip 귤이 나는 계절이 아니라면, 귤피차 티백을 구입해 마시면 된다.

·· 도라지차

도라지차는 호흡기의 담음을 제거해 주는 기능을
하는데, 평소 가래가 많이 끓거나 콧물이나 코막힘
이 있을 때 마시면 특히 좋다. 또한 비염을 앓고 있
거나 흡연으로 인해 가래가 많은 사람에게 효과가
있다. 도라지차를 끓일 때에는 껍질을 제거하지 않고 쓰는 것이 좋다.

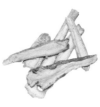

「도라지는 폐에 병이 들어 기침을 하고 숨이 찬 것을 치료한다. 목구멍이
아프거나 가슴과 옆구리가 아픈 것을 치료한다.」 (《동의보감》, 〈탕액편〉,
채문)

도라지차 만드는 법 1 ●──────────────

① 생도라지를 물로 깨끗하게 씻은 후 얇게 절편으로 썰어 2~3일간 건조
   시킨다.
② 깨끗한 프라이팬에 올리고 약불로 볶아 준다.
③ 주전자에 도라지 약간과 물을 넣고 끓인다.
④ 팔팔 끓으면 약불로 낮춰 30분 가량 더 끓여 준다.

도라지차 만드는 법 2 ●──────────────

① 말린 도라지를 물로 깨끗하게 씻는다.
② 주전자에 도라지 약간과 물을 붓고 끓인다.
③ 팔팔 끓으면 약불로 낮춰 30분가량 더 끓여 준다.

*tip 도라지차를 직접 만들기 힘들다면 도라지차 티백을 구입해 찻잔에 담고 뜨거운 물을 부어 10분 정도 우려낸 후 마셔도 좋다.

·· 자소엽차

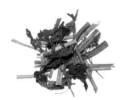

　　자소엽은 차조기의 잎으로, 모양은 깻잎 같고 색깔은 보라색을 띠고 있다. 자소엽은 소화기를 따뜻하게 해주므로, 차를 끓여 마시면 배가 차면서 소화불량이 있을 때 좋다. 또한 스트레스를 풀어 주고 담음을 없애 주며 피부를 깨끗하게 해 준다. 피부가 지저분하거나 신경만 쓰면 소화장애를 일으키는 사람에게 좋다.

「자소엽은 명치가 불러 오르고 답답한 것을 치료하고 구토와 설사를 그치게 한다. 대장과 소장을 잘 통하게 해 주고 몸 안팎의 냉기를 없애 준다. 가슴에 있는 담음을 제거한다.」(《동의보감》, 〈탕액편〉, 채문)

자소엽차 만드는 법 ●───────────────────

① 자소엽을 흐르는 물로 깨끗이 씻은 후 물기를 없앤다.

② 그늘에서 2~3일 동안 건조시킨다.

③ 찻잔에 말린 자소엽 2g을 넣고 뜨거운 물을 부어 5분 정도 우려낸 후 마신다.

*tip 생 자소엽은 구하기는 힘들므로 시중에서 파는 자소엽차 티백을 구입하면 간단하게 차로 마실 수 있다.

| 어혈에 좋은 해독차 |

˙˙연잎차

연잎은 어혈을 제거해 혈액을 맑게 해 주는 작용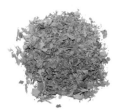
을 하는데, 차로 끓여 마시면 코피나 혈변 같은 부정
출혈에 좋고, 생리통이나 생리불순에도 효과가 있
다. 또한 노화 방지와 피부 미용에도 효과가 있으므
로, 혈액 순환이 잘 안 되면서 피부가 칙칙할 때 복용한다.

> 「연잎은 갈증을 멎게 하고 어혈이 몰려 배가 아픈 것을 치료한다. 혈변을
> 누는 것을 치료하고 어혈을 없앤다.」 (《동의보감》, 〈탕액편〉, 과문)

연잎차 만드는 법 ●────────────────────────

① 연잎을 깨끗이 씻은 후 작은 크기로 자른다.

② 프라이팬에 자른 연잎을 올리고 약불로 10분가량 덖어 준다(볶아 준다).

③ 열기를 식힌 후 다시 덖어 주기를 아홉 번 반복한다.

④ 찻잔에 연잎을 담고 뜨거운 물을 부어 3~5분 정도 우려낸 후 마신다.

*tip 연잎차를 직접 집에서 만들기 힘들다면, 이렇게 덖어서 만든 연잎차를 시중
에서 구해 마시면 된다.

˙˙계피차

계피는 몸을 따뜻하게 해 주고 혈액 순환을 촉진시키는 작용을 한다. 몸

이 찬 여성의 생리통이나 생리불순에 좋으며, 손발
이 차갑고 추위를 많이 타는 사람에게 특히 좋다.

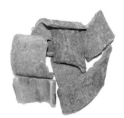

「계피는 속을 따뜻하게 해 주고 혈맥을 잘 통하
게 해 준다. 혈(血)의 차가운 기운을 풀어 준다.」
(《동의보감》, 〈탕액편〉, 목문)

계피차 만드는 법
① 계피는 물로 깨끗이 씻는다.
② 주전자에 계피 약간과 물을 붓고 끓인다.
③ 팔팔 끓으면 약불로 낮춰 30분가량 더 끓여 준다.

·· 쑥차

쑥은 몸을 따뜻하게 해 주어 수족 냉증에 효과가 있다. 어혈을 풀어 주는
대표적인 차로 몸이 차가운 여성의 생리통, 생리불순, 난임에 특히 좋다.

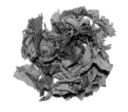

「쑥은 만성 질환을 치료하고 여성의 하혈을 그치
게 하며 복통을 멎게 하고 혈변을 낫게 한다. 몸
을 따뜻하게 해 주어 임신이 잘 되게끔 해 준다.」
(《동의보감》, 〈탕액편〉, 초문)

쑥차 만드는 법

① 쑥을 깨끗이 씻은 후 물기를 뺀다.

② 프라이팬에 쑥을 올리고 약불로 10분가량 덖어 준다.

③ 열기를 식힌 후 다시 덖어 주기를 9번 반복한다.

④ 찻잔에 쑥을 담고 뜨거운 물을 부어 5분 정도 우려낸 후 마신다.

*tip 쑥차를 직접 집에서 만들기 힘들다면, 이렇게 덖어서 만든 쑥차를 시중에서
　　구해 마시면 된다.

·· 당귀차

　당귀는 어혈을 풀어 주기도 하고 새로운 혈을 만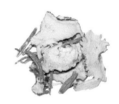
들어 주기도 한다. 또한 혈액 순환을 촉진시켜 주고
자궁 질환과 변비에 효능이 있으며, 피부를 윤기 있
게 만들어 주고 탈모를 예방해 준다. 피부가 건조하
고 칙칙하거나 생리통이 있는 사람이 마시면 좋다.

> 「당귀는 어혈을 풀어 줄 뿐만 아니라 새로운 혈을 길러 주기도 한다. 여성
> 의 하혈과 난임을 치료한다. 여러 피부 질환에 쓰이기도 하여 새 피부가 자
> 라나도록 해 준다.」 (《동의보감》, 〈탕액편〉, 초문)

당귀차 만드는 법 ●━━━━━━━━━━━━━━━━━━━

① 당귀를 물로 깨끗하게 씻는다.

② 주전자에 당귀 약간과 물을 붓고 끓인다.

③ 팔팔 끓으면 약불로 낮춰 30분가량 더 끓여 준다.

*tip 당귀를 직접 집에서 끓여 차로 만들기 힘들다면 시중에서 파는 당귀차 티백을 구입해 찻잔에 담고 뜨거운 물을 부어 10분 정도 우려낸 후 마시면 된다.

| 식적에 좋은 해독차 |

·· 맥아차

맥아란 식혜를 만들 때 쓰는 엿기름을 말하는데, 이것을 차로 끓여 마시면 소화 촉진 작용을 하여 식적을 해소할 수 있다. 식후 소화장애가 자주 생기거나 평소 잘 체하는 사람에게 효과가 있다. 특히 맛이 구수하면서도 담백해서 마시기에 편하다.

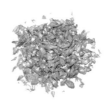

「맥아는 소화가 잘 되게 해 주어서 식적을 사그라지게 해 주고 명치 부위가 빵빵하게 불러 오른 것을 제거해 준다.」(《동의보감》, 〈탕액편〉, 곡문)

맥아차 만드는 법 ●━━━━━━━━━━━━━━━━━━━━━

① 가루 내지 않고 싹만 틔워 놓은 엿기름을 구입한다.

② 물로 깨끗이 씻은 후 깨끗한 프라이팬에서 약한 불로 살짝 볶아 준다.

③ 맥아가 누렇게 익으면 불을 끈다.

④ 주전자에 손질한 맥아 약간과 물을 붓고 끓인다.

⑤ 팔팔 끓으면 약불로 낮춰 20~30분가량 더 끓여 준다.

*tip 볶은 맥아를 텀블러에 약간 담고 뜨거운 물을 부은 뒤 20분가량 우려낸 후

　　마셔도 좋다.

‥메밀차

메밀은 몸 속의 노폐물을 제거해 주는 작용을 한다. 또한 혈관을 튼튼하
게 해 주고 혈액 순환을 도우며 대변 소통을 원활하게 해 주는 작용도 있다.
체중이 오른 후 혈압이 올라간 사람이 마시면 좋다.

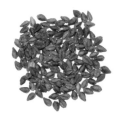

「메밀은 장위를 튼튼하게 해 주고 기력을 돕는
다. 오장에 쌓여 있는 온갖 더러운 찌꺼기들을
녹여서 없앤다.」(《동의보감》, 〈탕액편〉, 곡문)

메밀차 만드는 법 ●────────────────────

① 메밀은 물로 살짝 씻어 말린 다음, 깨끗한 프라이팬에 약한 불로 살짝
　　볶아 준다.
② 메밀이 익어서 구수한 냄새가 나면 불을 끈다.
③ 주전자에 물은 부은 뒤 손질한 메밀 약간을 넣고 끓이다가, 팔팔 끓으
　　면 약불로 낮춰 20~30분가량 더 끓여준다.
*tip 볶은 메밀을 텀블러에 약간 담고 뜨거운 물을 부은 뒤, 20분가량 우려낸 후

　　마셔도 좋다.

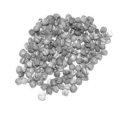

·· 율무차

율무차는 포만감을 느끼게 하여 식욕을 감소시키는 한편, 부종을 줄여 주고 지방량을 감소시키는 효과가 있다. 해독과 가장 궁합이 잘 맞는 차로 속껍질을 벗기지 않은 현미율무를 사용하는 것이 더 좋다. 평소 식욕이 왕성하거나 과식을 자주 하던 사람이 마시면 효과를 볼 수 있다.

「율무는 몸의 불필요한 수분을 제거해 주어 몸을 가볍게 해 준다. 폐에서 고름이나 피를 토하거나 기침하는 것을 치료해 준다.」 (《동의보감》, 〈탕액편〉, 곡문)

율무차 만드는 법

① 율무는 물로 깨끗이 씻어 말린 다음, 깨끗한 프라이팬에 약한 불로 살살 볶는다.

② 율무가 익어서 구수한 냄새가 나면 불을 끈다.

③ 주전자에 물을 붓고 손질한 율무 약간을 넣고 끓이다가 팔팔 끓으면 약불로 낮춰 20~30분가량 더 끓여 준다.

*tip 텀블러에 손질한 율무 약간을 담고 뜨거운 물을 부은 뒤, 20분가량 우려낸 후 마셔도 좋다.

·· 무차

무는 소화 촉진 작용이 뛰어난데, 특히 육식이나
밀가루 음식을 자주 먹는 사람의 소화불량에 아주
좋다. 식후 더부룩하고 가스가 잘 차는 등 소화장
애를 앓는 사람이 마시면 효과를 볼 수 있다.

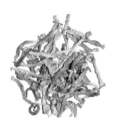

「무는 음식을 소화시키고 담음을 제거하며 오장에 쌓여 있는 찌꺼기를 녹

여 낸다. 폐 기능 약화로 피를 토하거나 기침을 하는 것을 치료한다.」

(《동의보감》, 〈탕액편〉, 채문)

무차 만드는 법 ●────────────────────────────

① 무를 깨끗이 씻은 후 채를 썬 다음, 꾸들꾸들해질 정도로 2~3일간 건

　조시킨다.

② 깨끗한 프라이팬에 무를 올리고 약불로 볶다가 옅은 갈색으로 변하면

　불을 끈다.

③ 찻잔에 무를 담고 뜨거운 물을 부어 10분 정도 우려낸 후 마신다.

| 해독차와 친구가 되어 보자 |

현대는 커피의 시대가 되어 버렸다. 물론 커피가 잘 맞는 사람도 있겠지
만 그렇지 않은 사람도 습관적으로 커피를 마신다. 커피를 마치 물처럼 마

시다 보니 내 몸에 잘 맞는지 안 맞는지 구분하기도 힘들어져 버렸다. 반면 몸에 좋은 우리 전통차들은 점점 사장되어 가고 있어 안타깝다.

전통차를 한번 마셔 보자. 마시고 나면 뒷맛이 개운하고 깔끔하다는 것을 느낄 수 있을 것이다. 자신에게 잘 맞는 전통차를 골라 마신다면 몸에도 좋다. 전통차 중에서는 몸을 정화시켜 주기에 해독차의 역할을 하는 것들도 있다. 해독 프로그램을 따라 하면서 이런 해독차에 입맛을 들여 보자. 낯설고 익숙하지 않아서 그럴 뿐, 입맛을 들이기 시작하면 해독차와 좋은 친구가 될 수 있다.

꼭 해독을 하지 않더라도 이 해독차만이라도 수시로 마셔 주면 좋다. 해독이 다 끝난 후에도 해독차를 계속 마시면 더욱 좋다. 그냥 물처럼 옆에 두고 하루 종일 마셔도 좋다. 어떤 차가 나와 잘 맞는지 선뜻 고르기 힘들다면 여러 종류의 차를 골고루 시음해 본 후, 마셨을 때 몸이 가장 개운한 것을 고르면 된다. 커피와 청량음료를 치우고 대신 해독차를 가까이 두자. 가까이 놓인 마실거리부터 해독을 해 나간다면 생활 속의 해독이 저절로 되지 않을까?

| 해독차로 피부도 해독하자! |

해독차를 부지런히 마시면 내장에 쌓인 담음, 어혈, 식적의 독소를 씻어 낼 수 있다. 그런데 이 해독차를 또 다른 용도로 활용하면 내장뿐만 아니라 피부도 해독할 수 있다.

현대는 바야흐로 독소의 시대이다. 입으로 들어가는 음식에 온갖 화학첨가물이 들어 있을 뿐만 아니라 피부에 닿는 환경에도 화학 오염물질이 넘쳐나고 있다. 우리가 살고 있는 집의 바닥이나 벽면에, 우리가 호흡하는 대기 중에, 우리가 입고 있는 옷에, 아침마다 얼굴에 바르는 화장품에 화학 오염물질이 가득하다. 그래서 새집증후군이나 접촉성 피부염이 생기기도 한다. 내장에 쌓인 독소를 제거하는 것 외에도 피부를 통해 침범하는 화학 독소도 제거해야 한다. 이제 해독차를 활용해 피부를 해독하는 데 활용해 보자.

12가지 해독차 중에서 피부 해독에 쓸 만한 재료로는 자소엽, 연잎, 쑥이 있다. 이 재료 중에서 한 가지를 골라 피부에 바르는 천연 화장품을 만들어 보자. 천연 스킨, 천연 로션, 천연 크림, 천연 비누를 만들어 사용하면 피부를 해독하는 효과를 얻을 수 있을 뿐만 아니라, 기존의 화장품을 통해 나도 모르는 사이에 피부로 침투하던 화학물질에 더 이상 노출되지 않아 건강한 피부로 탈바꿈할 수 있다. 참고로 천연 화장품을 만드는 데 필요한 재료는 천연 화장품 재료를 판매하는 사이트에서 쉽게 구할 수 있다.

천연 스킨 만드는 법

¨재료

자소엽 5g, 물 100cc, 솔루빌라이저 80방울, 글리세린 20방울, 라벤더 에센셜오일 10방울, 비타민E 20방울

¨만드는 법

① 깨끗한 그릇에 담긴 자소엽에 끓는 물을 부어 20분가량 우려낸다.

② 자소엽 우려낸 물을 30℃ 온도로 식힌다.

③ ②에 나머지 재료들을 모두 섞어서 스푼으로 잘 젓는다.

④ 깨끗이 소독한 용기에 담아서 냉장 보관한다.

천연 로션 만드는 법

¨재료

자소엽 5g, 물 100cc, 포도씨오일 20g, 이멀시파잉왁스 5g, 라벤더 에센셜오일 20방울, 비타민E 1g

¨만드는 법

① 물을 끓인 후 깨끗한 그릇에 담긴 자소엽에 부어 20분가량 우려낸다.

② 자소엽 우린 물을 유리 비커에 담아 70 ~ 75℃가 될 때까지 중탕 가열한다.

③ 포도씨오일과 이멀시파잉왁스를 다른 유리 비커에 담아 70 ~ 75℃가 될 때까지 중탕 가열한다.

④ ③을 스푼으로 저으면서 ②를 ③에 붓는다.

⑤ 블렌더를 이용하여 10~15분간 저어 준다.

⑥ 라벤더 에센셜오일과 비타민E를 넣는다.

⑦ 깨끗이 소독한 용기에 담아서 냉장 보관한다.

천연 크림 만드는 법

˙˙재료

자소엽 5g, 물 80cc, 올리브오일 20g, 포도씨오일 15g, 해바라기씨오일

5g, 이멀시파잉왁스 9g, 라벤더 에센셜오일 10방울, 비타민E 2g

˙˙만드는 법

① 물을 끓인 후 깨끗한 그릇에 담긴 자소엽에 부어 20분가량 우려낸다.

② 자소엽 우린 물을 유리 비커에 담아 70~75℃가 될 때까지 중탕 가열
한다.

③ 올리브오일, 포도씨오일, 해바라기씨오일, 이멀시파잉왁스를 다른 유
리 비커에 담아 70~75℃가 될 때까지 중탕 가열한다.

④ ③을 스푼으로 저으면서 ②를 ③에 붓는다.

⑤ 블렌더를 이용하여 10~15분간 저어 준다.

⑥ 라벤더 에센셜오일과 비타민E를 넣는다.

⑦ 깨끗이 소독한 용기에 담아서 냉장 보관한다.

*tip 스킨, 로션, 크림을 만들 때 자소엽 대신에 연잎이나 쑥을 사용해도 된다.

혹은 자신이 좋아하는 다른 재료를 사용해도 된다.

*tip 천연 화장품은 되도록 만든 후 한 달 이내에 다 쓰는 것이 좋다.

*tip 천연 화장품을 만드는 데 사용하는 오일은 기호에 따라 다른 종류로 바꿔 사용해도 된다.

천연 비누 만드는 법 ●─────────────────────────

¨ 재료

비누베이스 100g, 글리세린 3g, 호호바오일 3방울, 연잎 가루 2g, 라벤더 에센셜오일 4방울

¨ 만드는 법

① 비누베이스를 깍두기 모양으로 잘게 자른다.

② 연잎을 잘 말려서 최대한 곱게 가루 낸다.

③ 자른 비누베이스를 용기에 담고 70℃로 중탕 가열하여 녹인다.

④ 비누베이스가 다 녹으면 글리세린, 호호바오일, 연잎 가루를 넣고 잘 저어 준다.

⑤ 온도가 50℃로 식으면 라벤더 에센셜오일을 넣는다.

⑥ 비누 몰드에 ④를 부은 후 냉동실에서 1시간가량 굳힌다.

⑦ 몰드에서 비누를 분리해 낸다.

*tip 연잎 대신에 자소엽이나 쑥을 사용해도 된다. 혹은 쌀겨와 같이 피부에 좋은 다른 재료를 함께 사용해도 된다.

해독의 효율을 200% 높이는 3가지 방법

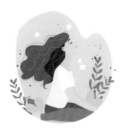

| 온열 요법을 시행하라 |

기왕 시간과 노력을 들여서 해독을 한다면 최대한 해독 효과를 높이는 것이 좋을 것이다. 그러려면 해독의 효율을 높일 수 있는 모든 방법을 다 동원해야 한다.

효과 높은 해독을 위한 가장 좋은 방법은 몸을 따뜻하게 하는 것이다. 물이나 차를 마실 때에도 꼭 따뜻한 물을 마셔야 한다. 또한 반신욕이나 족욕을 하면 그날의 피로를 풀면서 몸도 따뜻하게 할 수 있다. 반신욕이나 족욕을 지속하여 하반신에 열을 가해 주면, 발은 따뜻하고 머리는 시원한 두한족열頭寒足熱의 상태로 몸을 조금씩 변화시킬 수 있다. 특히 안면홍조가 있거나 수족냉증이 있는 사람이라면 이 반신욕이나 족욕을 더욱 권한다.

반신욕을 하는 방법은 욕조에 40~42℃의 물을 배꼽 높이까지 채운 후

20~30분가량 몸을 담그고 있는 것이다. 집에 욕조가 없거나 생리 중이라면 반신욕 대신 족욕을 해도 좋다. 족욕을 하는 방법은 족욕기 혹은 깊이가 어느 정도 있는 대야에 역시 40~42℃의 물을 정강이가 담길 만큼 채운 후 20~30분가량 발을 담그고 있는 것이다. 이때 온기가 빨리 식지 않도록 무릎에 담요를 덮고 상체에는 두터운 파카를 입으면 더욱 좋다. 몸이나 발을 담근 후 10분 정도 지나 뜨거운 해독차를 마시면 더욱 좋다.

몇 년 전 어느 TV 프로그램에서 일본인들이 반신욕으로 비만 치료와 건강 증진에 효과를 본 내용이 방영되었다. 그후 우리나라에서도 반신욕이 선풍적인 인기를 끌게 되었다. 반신욕이 인기를 끌자 이와 유사한 족욕도 유행했다. 그런데 역사 속의 기록을 살펴보면, 조선 시대 숙종 임금이 질병을 치료하려고 반신욕을 했던 사실을 알 수 있다. 《조선왕조실록^{朝鮮王朝實錄}》에 의하면 눈병과 다리 저리는 병으로 고생 중이던 숙종 임금은 병의 치료를 위해 온천을 찾았다고 한다. 온천물에 배꼽 아래까지 몸을 담근 후 30분간 입욕했다는 내용이 전해진다. 또한 숙종 임금은 반신욕뿐만 아니라 족욕도 했다. 다리가 저리는 증세를 보였던 숙종은 다리 부위의 기혈 순환을 촉진하고자 온천물에 다리를 담갔다. 그러니 반신욕의 원조는 일본이 아니라 오히려 우리나라라고 해야 할 것이다.

꼭 물속에 몸을 담그지 않더라도 사무실에서 간편하게 할 수 있는 온열 요법이 있다. 돌뜸을 활용하는 것이다. 돌뜸을 전기로 데우면 그 속을 채운 여러 발열물질이 뜨거워지고 한두 시간 정도 온기를 유지한다. 이 돌뜸을 사무실에서 배에 두르고 있는 것이다. 혹은 엉덩이 밑에 깔고 앉아 있어도 된다. 돌뜸을 구입하는 곳에서 배에 두르는 복대나 엉덩이 아래에 까는 깔판을 함께 구입할 수 있다. 보기는 좀 우습겠지만 사무실에서 별다른 것을 하지 않더라도 편안하게 복부를 데울 수 있는 아주 좋은 방법이다.

사우나를 이용해도 좋다. 특히 원적외선 사우나가 해독과 궁합이 잘 맞는다. 온열 자극이 피부 깊이 전달되는 원적외선 사우나를 20~30분가량 하면, 마치 접시에 묻은 기름때를 뜨거운 물로 녹여 내는 것처럼 내장에 끼어 있는 지방을 녹이고 신진대사가 촉진된다.

| 배설에 더욱 신경 써라 |

해독이 시작되는 1단계부터 독소 배출이 이루어져야 한다. 만약 병소가 피부에 있는데 평소 땀이 잘 나지 않는 체질이라면, 한법을 부지런히 실행하는 것이 좋다. 가장 좋은 방법은 운동이고 그다음 좋은 방법은 원적외선 사우나, 그다음 좋은 방법은 반신욕이다. 처음에는 땀이 잘 나지 않겠지만 매일 반복하다 보면 땀의 배출량이 점점 늘어난다.

환자들을 진료하다 보면 땀이 잘 나지 않는 사람이 많다는 것을 느끼곤 한다. 아마도 에어컨과 냉장고 때문이 아닐까 싶다. 여기에 피부와 점막의 분비 작용을 막아 버리는 스테로이드제와 항히스타민제의 남용도 한몫을 한다.

피부는 땀을 통해 호흡한다. 눈에 보이는 땀도 있지만 눈에 보이지 않는 불감증발의 땀도 있다. 그런데 땀이 잘 나지 않는 사람의 피부는 땀이 잘 나는 사람에 비해 건조하다. 이는 땀구멍이 막혀 피부가 제대로 호흡하지 못하기 때문이다. 이런 이유로 현대에는 만성적인 피부 질환이 늘어나고 있다. 땀을 제대로 흘리려면, 우선 피부가 호흡하게 만들어 주어야 한다.

만약 변비 때문에 해독을 하려고 한다면 하법을 잘 실행해야 한다. 1단계부터 섬유소가 많은 음식을 골라서 잘 섭취해야 한다. 또한 변비에는 복직근을 움직이는 운동이 필요하므로 윗몸 일으키기 운동을 매일 하는 것이 좋다. 걷는 것도 좋은 운동이 되는데, 하루 1시간 이상 부지런히 걷다 보면 다음날 배변이 훨씬 편해짐을 느낄 수 있을 것이다. 혹은 근처 한의원을 찾아서 약 치료를 받거나 변비에 좋은 혈자리에 뜸 치료를 받아도 좋다.

만약 평소에 소변이 시원하게 나가지 않고 잔뇨감이 들거나 방광염이 재발하는 문제를 가지고 있다면, 역시 하법을 잘 실행해야 하는데 특히 소변의 배출에 신경을 써야 한다. 소변 배출에 좋은 해독차를 마시는 것도 좋은 방법이고, 근처 한의원에서 약 치료를 받거나 아랫배에 뜸 치료를 받으면 이 또한 소변 배설이 원활해질 수 있다.

| 생활 운동을 시작하라 |

운동으로 팔다리를 부지런히 움직여 주는 것이 해독의 효율을 높이는 좋은 방법이다. 운동만큼 팔다리와 십이경락의 기혈순환을 촉진시켜 주는 것이 없다. 운동만큼 대변과 소변을 잘 나가게 해 주는 것이 없고, 운동만큼 땀이 잘 나게 해 주는 것이 없다. 즉, 운동만큼 해독과 궁합이 잘 맞는 것이 없으니, 1단계부터 운동을 시작하자.

「사람이 몸을 부지런히 움직이고 단련하면 그 어떤 병도 생겨날 수 없다.」
(《동의보감》, 〈내경편〉, 신형문)

어떤 운동이든 좋다. 본인이 가장 즐겁게 할 수 있는 것이면 된다. 하루 1 ~2시간가량을 운동에 투자한다면 해독의 효과가 정말 높아진다.

문제는 이 운동이라는 것을 시작하기가 쉽지 않다는 것이다. 운동이라고 는 호흡근 운동과 안구 운동 그리고 오른손의 둘째손가락 클릭 운동밖에 하지 않던 직장인이 갑자기 하루 1 ~2시간씩 운동하기란 정말 쉽지 않다. 하지만 거창하게 헬스장에 가서 등록하지 않아도 생활 속에서 실천할 수 있는 생활 운동은 얼마든지 있다.

만약 도저히 운동할 시간과 여건이 되지 않는다면 이렇게 해 보자. 가장 좋은 운동은 등산과 같은 하체 운동이므로, 퇴근 후에 아파트의 꼭대기층 까지 계단으로 올라가는 것이다. 사무실에서도 엘리베이터나 에스컬레이 터 대신에 단 한 층이라도 계단으로 오르내리는 것이 좋다. 또한 틈 날 때 마다 자리에서 일어나 스트레칭을 하도록 한다. 그냥 몸 가는 대로 이리저 리 몸을 스트레칭 해 주면 되지만, 옆구리를 늘려 주는 스트레칭을 하면 더 욱 좋다. 또한 의자에 앉아서 몸을 좌우로 트는 스트레칭을 해도 된다. 의 자에 앉은 자세로 한 쪽 다리를 수평이 되게끔 쭉 뻗은 후 발끝을 90°가 되 게끔 몸 쪽으로 당겼다가 180° 각도로 멀리 뻗기를 좌우 교대로 반복한다.

이마저도 힘들다는 게으른 직장인이 있다면 이것만이라도 해 보자. 하루 종일 수시로 심호흡을 하는 것이다. 호흡을 의식하면서 끝까지 들이마셨다 가 끝까지 내뱉기를 계속 반복하라. 아무리 게을러도 이 정도 생활 운동은 할 수 있지 않을까?

　해독의 기본은 물론 식습관 개선이다. 좋지 않은 음식을 끊고 깨끗이 청소하는 것이 우선적으로 해야 할 일이다. 하지만 음식과 더불어 생활 습관을 조금씩 개선해 간다면, 해독의 효과를 높여 몸 상태가 좋아지는 것은 물론 삶의 질도 더욱 향상될 것이다.

해독 중 나타나는 여러 가지 현상들

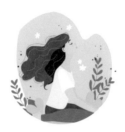

| 해독 중에 몸이 이상해졌다고요? |

10여 년간 변비가 심해서 일주일에 한 번 대변을 볼까말까 한 30대 주부가 있었다. 변비 때문인지 나이 때문인지 최근 들어 자꾸 체중이 늘고 뱃살이 찌자 해독을 하겠다며 한의원에 찾아왔다. 그런데 일주일간의 준비기를 잘 보내고 청소기를 시작한 지 이틀째가 되었을 때, 몸에서 이상한 반응이 생기기 시작했다. 항문 주위에 발진과 가려움증이 생긴 것이다. 다른 부위는 아무 이상이 없는데 유독 항문만 그런 것으로 보아 이는 10년간의 변비로 인해 항문 근처에 쌓여 있던 독소가 피부로 배출되는 것으로 판단되었다. 하지만 4~5일째에 절정을 이루던 이 증세는 청소기 마지막날이 되자 씻은 듯이 사라졌다.

체중이 100kg이 넘는 30대 후반의 남성 직장인이 건강검진에서 지방간

판정을 받았다. 체중도 줄이고 건강해지기 위해 그는 해독을 하기로 결심했다. 준비기와 청소기를 성공적으로 잘 보낸 후 회복기가 시작된 첫날이었다. 몸에서 이상한 반응이 나타나기 시작했다. 오른쪽 옆구리 쪽에서 오돌오돌한 발진이 나타난 것이다. 가려움은 전혀 없어서 생활하는 데 별 지장은 없었지만, 그래도 평소에 없던 증상이 나타나니 무슨 문제가 생긴 것은 아닌지 의아했다. 실은 이것은 지방간 때문이었다. 다른 부위에서는 전혀 이상이 없었는데 유독 간이 위치한 오른쪽 옆구리에 발진이 나타난 것은, 간 주위에 쌓여 있던 독소가 피부로 배출되는 현상이었던 것이다. 이 증세는 회복기 4~5일째가 되자 모두 씻은 듯이 사라졌다.

90kg의 체중을 지닌 한 30대 남성 직장인이 부인의 등살에 못 이겨 살을 빼기로 결심하고 해독을 시작했다. 준비기를 잘 끝내고 한창 청소기를 보내고 있을 무렵이었다. 뭔가 불만에 가득 찬 얼굴로 한의원에 나타났다. 표정이 안 좋아 보여 이유를 물었더니, 직장 동료들이 사무실에서 모두 자기를 피한다는 것이었다. 입에서 나는 심한 냄새 때문이란다. 마치 입으로 불을 뿜는 용가리마냥, 무슨 말을 하려고 입만 열면 악취가 풍기는 통에 사람들의 표정이 일그러지고 심지어는 멀리 뚝 떨어져서 대화를 나누고 있다는 것이다. 실은 이것 역시 독소가 입으로 배출되는 현상이다. 속에 탁한 기운이 많은 사람일수록 청소기 때 구취나 설태가 심해지는 현상이 나타난다. 청소기가 끝나고 회복기가 시작되면서 그의 구취는 모두 사라졌다.

| 강물 바닥에 침전물이 많을수록 |

만약 오염된 강물이 흐르지 않고 장시간 고여만 있다면 강물 바닥에는 침전물이 잔뜩 쌓일 것이다. 침전물이 바닥에 가라앉아 있기에 당장은 수면이 깨끗해 보일지도 모른다. 하지만 이 강물을 다시 흐르게 하면 바닥에 쌓여 있던 침전물이 떠올라 오히려 고여 있을 때보다 수면은 더욱 지저분하게 보인다. 하지만 계속해서 흘러가게 하면 수면도 바닥도 모두 깨끗해질 수 있다.

해독을 할 때에도 이와 똑같은 현상이 나타난다. 특히 청소기 동안에 이런 현상이 나타날 가능성이 더욱 높다. 독소가 많을수록, 안 좋은 음식을 많이 먹었을수록, 양약을 많이 복용했을수록, 해독의 강도가 높을수록 침전물이 표면으로 나타날 가능성이 크다.

해독을 하는 동안 평소에 경험하지 못했던 증세가 나타나면 놀라고 당황할 수 있다. 만약 해독을 하고자 결심했다면 해독 기간 동안, 특히 청소기 동안에 나타날 수 있는 증세들을 미리 알아 두자. 미리 알면 당황하지 않는다. 특히나 독소가 많은 사람이 양약도 많이 먹고 생전 운동도 안 하면서 살았는데 해독의 강도를 높여서 절식을 하고 있다면, 몸에 닥칠지 모를 변화에 대해 꼭 미리 알아 두는 것이 좋다. 참고로 해독의 강도를 낮춰 3~5일 정도 절식을 하거나, 정화주스가 그다지 강도가 높지 않거나, 혹은 몸에 쌓인 독소가 많지 않다면, 이런 증세가 나타날 가능성은 적어진다.

| 독소가 배설될 때 나타나는 여러 증상들 |

그렇다면 독소가 배설될 때 구체적으로 어떤 증상들이 나타날까?

먼저 입에서 냄새가 나고 혀에 두터운 설태가 낄 수 있다. 특히 체내에 노폐물이 많을수록 더욱 심해진다. 이는 탁한 기운이 구강을 통해 배설되는 것으로, 구강의 호흡을 통해 배설되는 토법의 일종이다. 만약 옆 사람에게 불편을 줄 정도로 심하다면 양치질을 자주 하면 도움이 된다.

또한 해독차를 마시면 소변의 횟수가 잦아진다. 때로는 색깔이 진해지기도 하는데, 이는 해독 기간 동안 간에서 처리된 수용성 노폐물이 소변으로 배출되기 때문이다. 이렇게 소변이 잦아지고 색깔이 진해지는 것은 하법으로 노폐물이 배설되는 과정이다.

대변 역시 평소보다 횟수가 잦아지거나 색깔이 짙어지거나 혹은 형태가 묽어질 수 있다. 이 역시 하법으로 노폐물이 배설되는 과정이다. 대변으로 잘 배설되려면 자연식 해독을 철저하게 잘 지켜야 한다. 또한 섭취하는 프로바이오틱스와 정화주스가 품질이 좋아야 한다. 그래야 가장 큰 배설의 통로인 대변이 해독 기간 동안에 원활하게 잘 나올 수 있다.

독소가 특히 많이 몰려 있는 곳이나 평소 안 좋았던 부위의 피부에 발진이 생기는 경우도 간혹 있다. 이는 한법의 일종으로 독소가 피부로 배출되는 것이다. 해독이 계속 진행되면 발진은 자연스럽게 사라진다.

평소 안 좋았던 부위의 점막에서도 무엇인가 배설되는 현상이 생긴다. 특히나 배설을 억제하는 양약을 많이 써 왔다면 더욱 그렇다. 비염이 있는 사람이 항히스타민제를 자주 복용했다면 해독을 하는 과정 초기에 콧물이 더욱 증가할 수 있다. 평소 담배를 많이 피우던 사람이라면 초기에 가래가 더 많이 올라올 수도 있다. 하지만 해독이 잘 진행된다면 이런 증상들은 차츰 줄어든다.

해독 기간 초기에는 평소보다 더 졸리고 나른해지기도 한다. 이는 그동안 내 몸을 너무 혹사해서 휴식과 수면이 모자랐다는 몸의 신호이다. 수면 시간 동안에 모든 휴식과 해독이 이루어지는데 그러지 못했기에 그동안 모자랐던 잠을 청하는 것이다. 이럴 때에는 만사를 제치고 푹 자는 것이 좋다. 후반부로 갈수록 더 아침 일찍 눈이 떠지고 몸이 가벼워질 것이다.

평소 혈압이 높았던 사람이라면 혈압이 떨어지게 된다. 해독이 진행될수록 체중이 감소하면서 혈압도 자연스럽게 떨어지는 것이다. 각종 화학첨가물과 정제염이 차단되고 노폐물 배설이 원활해지면, 그 결과는 체중 감소로 이어지고 이는 혈압의 하강을 함께 가져다 준다.

청소기 동안에 평소보다 손발이 차게 느껴질 수도 있다. 이는 청소기가 끝나고 회복기로 넘어가면 자연스럽게 회복되므로 걱정하지 않아도 된다. 반신욕이나 돌뜸 혹은 사우나로 몸을 따뜻하게 해 주면 이런 느낌 역시 사라질 것이다.

소화기에 담음이나 식적이 많이 쌓여 있던 사람이라면, 청소기 중에 뱃속에서 꿀렁거리는 소리가 나면서 메슥거리는 증세가 나타날 수도 있다. 이는 담음과 식적이 청소되는 과정에서 생기는 현상이다. 하루 이틀 지나면 대부분 없어지지만 만약 증상이 심하고 줄어들지 않는다면, 담음과 식적을 빨리 소실시키는 한약이 필요하므로 이런 경우에는 혼자 하기 보다는 전문가와 함께 해독을 진행하는 것이 좋다.

해독 스케줄 짜기

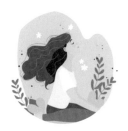

| 3일간의 힐링 여행 |

한 40대의 가정주부는 고3 아들이 대학에 입학하자 이제 살 것만 같았다. 그동안 아들 뒷바라지를 하느라 스트레스가 이만저만이 아니었기 때문이다. 아들에게 온통 바치던 시간을 이제는 자신을 위해서 써야겠다 싶었다. 그래서 한동안 만나지 못했던 친구들에게 연락을 해 보기로 했다.

드디어 대학 시절 친했던 한 친구를 오랜만에 만났다. 그동안 밀렸던 수다를 떨면서 얘기를 하다 보니 친구가 오랜 두드러기로 고생하고 있음을 알게 되었다. 알 수 없는 이유로 언제부터인가 두드러기가 시작되었는데 아무리 시간이 지나도 낫지 않는다는 것이다. 이런저런 얘기 끝에 두드러기도 고칠 겸 바람도 쏘일 겸 친구와 함께 가까운 곳으로 해독 여행을 떠나기로 했다. 마침 이 주부도 아들의 야식을 만들어 주면서 이것저것 먹다 보니 뱃살이 쪄 있었기 때문이었다. 몇 년 전 해독을 해 본 경험이 있어서 친구의 두드러기와 자신의 비만에 해독이 도움되리라는 것을 잘 알고 있었다. 남편은 처음에는 여행을 반대했지만 고3 아들을 뒷바라지한 것에 대한 포상 휴가라고 생각해 달라며 설득했다.

먼저 화, 수, 목 3일 동안은 각자 준비기를 충실히 가지기로 약속했다. 그런 뒤 금요일 아침부터 일요일 밤까지의 청소기를 여행지에서 함께 보내기로 했다. 3일간의 청소기 동안 두 사람은 매일 등산을 할 계획이었다. 청소기를 마친 뒤 월, 화, 수는 또 각자의 공간에서 회복기를 잘 보내기로 계획을 짰다.

금, 토, 일 3일 동안 두 사람은 하루 4시간씩 땀을 흘리며 등산을 했다. 식사는 매일 아침 콘도에서 만든 정화주스로 대신했다. 여행지에서 맛집을 들르지 못한 아쉬움은 있었지만, 그래도 친구와 함께 아름다운 자연 속에서 힐링 여행을 한다는 기쁨이 아쉬움을 채워 주고도 남았다. 특히 산 정상에 올라 땀을 식히며 친구와 함께 마신 따뜻한 해독차의 맛은 평생 잊을 수 없을 것 같았다.

3일간의 힐링 여행의 결과는 놀라웠다. 좋은 추억을 만들었을 뿐만 아니라 그동안 야식으로 몸에 쌓인 온갖 찌꺼기들이 빠져나간 덕에 마치 대청소한 것 마냥 몸이 가볍기 그지없었다. 회복기까지 잘 끝낸 뒤 친구에게서 연락이 왔다. 친구는 두드러기 증상이 현저히 줄어들었다고 했다. 완전히 나은 것은 아니지만 이 정도만 되어도 살 것 같다며, 앞으로도 음식 조절과 운동을 계속 하겠다는 말을 전했다. 두 사람은 내년에도 또 여행을 함께 하자고 약속했다.

| 닷새 휴가 후 달라진 그녀 |

사무실 사람들은 이번 휴가 때 각자 어디로 갈 것인지 대화를 나누느라 시끌시끌했다. 동해로 가네, 홍콩을 가네, 방콕을 가네, 한창 여행지를 계획하느라 웃음꽃이 폈다. 사람들은 사무실의 홍일점인 최 대리에게 이번 휴가는 어디로 놀러 갈지 물었다. 그런데 그녀는 씩 웃으며 비밀이라고 했다. 아무리 가르쳐 달라고 졸라도 웃기만 할 뿐 입을 열지 않았다.

비밀스러운 닷새의 휴가가 지나고 최 대리가 회사로 복귀했다. 그런데 사람들은 최 대리의 얼굴이 전과 달라진 느낌을 받았다. 딱히 뭐라고 콕 집어 말할 순 없었지만 분명 휴가 전의 얼굴과 휴가 후의 얼굴은 달라져 있었다. 점심시간이 되어 밥 먹으러 모두들 식당으로 갔지만 그녀는 도시락을 싸 왔다며 따라가지 않았다. 사람들은 식당에 모여서 추리를 했다. 아무래도 최 대리가 휴가 동안 성형을 한 것 같다고들 생각했다. 코를 고쳤나, 눈을 고쳤나 모두들 긴가민가하기만 했다.

실은 최 대리는 성형을 한 것이 아니었다. 닷새의 휴가 기간 동안 그녀는 열심히 해독을 했다. 휴가 가기 전 5일 동안 차분히 준비기를 보냈다. 그리고 휴가의 시작과 동시에 청소기를 시작했다. 매번 휴가만 보내면 몸만 피곤하고 거기에 맛난 음식을 먹느라 체중이 더 늘어 있던 것이 무척 속상했었다. 그래서 이번 휴가는 몸과 마음을 청소해 보기로 결심했던 것이다.

그녀는 5일 동안 운동을 열심히 했다. 엄마와 함께 가까운 산을 찾아 등산도 하고 배드민턴도 쳤다. 회사생활로 인한 스트레스 때문에 엄마에게 짜증을 냈던 적이 많아서 내심 미안했었는데, 이번 기회에 효도도 할 겸 엄마와 많은 시간을 보냈다. 저녁에는 찜질방을 찾아 사우나도 하면서 수다꽃을 피웠다. 산에서도 찜질방에서도 해독차를 들고 다니며 엄마와 함께 나눠 마셨다. 그렇게 5일을 보내고 나니 피부결이 한결 깨끗해지고 턱선도 전보다 훨씬 갸름해졌다. 이런 변화를 보고서 사무실 사람들은 최 대리가 혹시 성형을 한 것은 아닐까 오해했던 것이다.

| 팀장님, 우리도 3주만 해 봐요 |

모 회사 홍보팀은 꽃미남과 꽃미녀가 많기로 유명했다. 홍보팀은 직원을 얼굴 보고 뽑느냐는 우스갯소리가 나올 정도였다. 그런데 이상하게 홍보팀에서 몇 년간 근무하고 나면 다들 조금씩 살이 쪘다. 아무래도 사람 만나는 일이 많다 보니 술자리가 잦아서 그런 것 같았다. 시간이 흐를수록 날씬했던 꽃미남, 꽃미녀가 통통한 꽃미남, 꽃미녀로 조금씩 변해 갔다.

그러던 차에 한 직원이 팀장에게 한 가지 건의를 했다. 팀 차원에서 다이어트를 해 보자는 것이었다. 혼자 하기보다 여러 명이서 하면 서로 자극도 되고 동기부여도 잘 될뿐더러 팀 차원에서 스케줄을 배려해 줄 수도 있으니 좋지 않겠냐는 것이다. 팀에서 복부비만이 가장 심했던 팀장은 직원의 건의를 듣고 박수를 치며 동의했다.

준비기인 첫 번째 1주일 동안에는 도시락을 싸 왔다. 도시락을 싸 올 형편이 안 되는 사람들은 식당에서 식사를 하되 밥 1공기를 두 명이서 나눠 먹었다. 그렇게 일주일을 보낸 후 2주차가 되어 청소기가 되었다. 점심시간이 되면 모두 모여 정화주스를 마셨고, 남은 점심시간에는 담배를 피우는 대신에 사무실 근처를 열심히 산책했다. 근무가 끝나면 회식 대신에 모두 함께 운동을 하러 갔다. 청소기가 끝나고 회복기가 되자 역시 도시락을 싸 와서 함께 먹었다.

그렇게 3주간의 해독이 끝났다. 모든 직원들의 체중이 빠진 것은 말할 것도 없거니와 그 외에 또 한 가지 변화가 있었다. 예전에는 점심만 먹고 나면 꾸벅꾸벅 조는 직원들이 몇 명 있었다. 그런데 해독 후에는 그렇게 조는 증세가 싹 사라졌다. 속이 편해지고 몸이 가벼워졌기 때문이다. 다음번에도 팀 차원에서 해독을 해 보자며 팀원들은 의지를 다졌다.

| 몸의 변화를 스케줄표에 기록하기 |

처한 상황이 달라도 실행에 옮기기만 한다면, 위의 예처럼 성공적으로 해독을 해 낼 수 있다. 자, 이제 해독 스케줄표를 작성해 보자. 해독 기간 동안 지켜야 할 일을 제대로 하고 있는지, 이 기간 동안 내 몸에서는 어떤 변화가 일어나고 있는지를 표를 통해 확인하고 작성하는 것이다. 유념해서 점검할 사항은 다음과 같다. 아래 사항을 점검한 후 스케줄표에 기입하면서 해독 기간 동안의 변화를 살펴보자.

  ·· 오늘 대변은 봤는가?
  ·· 소변은 하루에 몇 회 봤는가?

̈ 운동이나 반신욕을 할 때 땀이 잘 나왔는가?

 ̈ 평소 안 좋았던 부위의 피부에서 발진이 생기지는 않는가?

 ̈ (흡연자의 경우) 가래의 양은 어떠한가?

 ̈ (호흡기 질환자의 경우) 콧물의 양은 어떠한가? 평소보다 구취가 심해
  졌는가, 설태가 심해졌는가?

 ̈ (자궁 질환자의 경우) 냉대하의 양은 어떠한가?

777 프로그램을 기준으로 스케줄표를 작성한 예를 들어 보면 아래와 같다.

		준비기							청소기							회복기						
		1	2	3	4	5	6	7	1	2	3	4	5	6	7	1	2	3	4	5	6	7
먹을 것	밥																					
	죽																					
	반찬																					
	과일																					
	비피더스																					
	해독차																					
	정화주스																					
할 것 (O, X 표시)	생활운동	O	O	O	X	O	O	X	X	X	O	O	O	O	O	X	X	O	X	O	O	O
	반신욕, 족욕, 돌뜸, 사우나 중 선택	O	O	O	O	O	O	X	O	O	O	O	X	X	O	O	O	X	O	O	O	O
배출 (O, X 표시) (횟수로 표시)	대변	O	O	O	O	O	O	O	O	X	X	O	X	O	O	O	X	O	O	O	O	O
	소변	7	8	8	8	9	8	9	8	8	8	9	8	9	9	8	8	7	8	8	7	8
	땀	X	X	X	X	O	X	O	O	O	O	O	X	O	O	O	X	O	O	O	O	O
	피부 반응	X	X	X	X	X	X	X	X	X	X	X	X	X	X	X	X	X	X	X	X	X
	가래			O	O					O				O								
	콧물																					
	구취					O	O	O	O	O	O	O	O	O	O							
	설태			O	O	O	O	O	O	O	O	O	O	O								
	냉대하																					

* 해독 스케줄표는 아래 샘플에서 보듯 책의 맨 뒷부분에 수록한 '부록 : 나의 해독 일지'를 활용하거나, 따로 준비해 수시로 체크해도 좋다. ('부록 : 나의 해독 일지'는 336~358쪽까지 활용할 수 있다.) 자신의 상황에 맞체 333이나 555, 777 해독 프로그램을 실행하면 된다. 중요한 것은 해독 기간의 변화를 꾸준히 관찰하면서 몸이 좋아지는 정도를 스스로 느끼는 것이다. 이렇게 기록을 하면 보다 체계적인 해독을 할 수 있을뿐더러, 변화의 정도를 정확히 확인할 수 있어 해독 기간을 잘 마치도록 스스로 동기를 부여할 수 있다.

'나의 해독 일지' 샘플

	먹어야 할 것 (아침, 점심, 저녁 표시)							할 것 (O, X 표시)		배출 (O, X 표시), (횟수로 표시)								
	밥	죽	반찬	과일	비피더스	해독차	정화주스	생활운동	반신욕, 족욕, 돌뜸, 사우나 중 선택	대변	소변	땀	피부반응	가래	콧물	구취	설태	냉대하
아침																		
점심																		
저녁																		

| 마음 일지 |

| 해독 기간에 반드시 지켜야 할 것들 |

이제 해독 여행을 떠날 준비는 마쳤다. 마지막으로 이제 각 해독 기간 동안 무엇을 어떻게 하면 될지 다시 한 번 정리해 보자.

·· 1단계 준비기

① 첫째 날부터 여섯째 날까지 잡곡밥 혹은 현미밥을 먹고, 반찬은 싱겁게 간을 한 야채 위주(나물 등)로 먹는다. 전체 먹는 양은 평소 먹었던 양의 딱 절반만 먹는다.

② 마지막날인 일곱째 날에는 죽과 과일을 먹는다.

③ 준비기 내내 싱싱한 제철 과일을 매일 먹는다.

④ 비피더스를 아침과 점심 하루 2회 먹는다. (변비가 심하면 하루 3번 복용한다.)

⑤ 뜨거운 해독차를 하루 3~10잔 정도 수시로 마신다.

⑥ 생활 운동을 한다.

⑦ 온열 요법을 시행한다. (반신욕, 족욕, 돌뜸, 사우나 중에서 선택)

⑧ 하루 8시간 정도 숙면을 취한다.

·· 2단계 청소기

① 하루 3회 평소 식사하던 시간에 정화주스를 마신다.

② 뜨거운 해독차를 하루 3~10잔 수시로 마신다.

③ 생활 운동을 한다.

④ 온열 요법을 시행한다. (반신욕, 족욕, 돌뜸, 사우나 중에서 선택)

⑤ 하루 8시간 정도 숙면을 취한다.

˙˙3단계 회복기

① 첫째 날과 둘째 날에는 소금 간을 거의 하지 않은 소량의 야채죽을 먹는다.

② 셋째 날부터 잡곡밥이나 현미밥에 싱겁게 간을 한 야채 반찬을 먹는다. (준비기에 먹었던 양 정도로 먹는다.)

③ 싱싱한 제철 과일을 매일 먹는다.

④ 비피더스를 아침과 점심 하루 2회 먹는다. (변비가 심하면 하루 3번 복용한다.)

⑤ 뜨거운 해독차를 하루 3 ~ 10잔 수시로 마신다.

⑥ 생활 운동을 한다.

⑦ 온열 요법을 시행한다. (반신욕, 족욕, 돌뜸, 사우나 중에서 선택)

⑧ 하루 8시간 정도 숙면을 취한다.

해독 전 Q&A

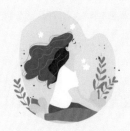

Q. 막상 해독을 해 보려니 너무 어려울 것 같아 엄두가 나지 않습니다. 포기하지 않고 끝까지 해 낼 수 있을까요?

A. 먹는 것 전반에 걸쳐 제약이 따른다고 생각하니 자칫 어렵게 느껴질 수 있습니다. 처음 해 보는 사람은 특히 정화주스만 섭취해야 하는 청소기에 대한 부담감이 큽니다. 하지만 직접 실행에 옮기면 생각했던 것보다 식욕이나 공복감이 크지 않다는 것을 느낄 수 있을 겁니다. 준비기를 잘 보냈다면 청소기에 들어설 때 식사량이 이전보다 크게 줄어듭니다. 또한 정화주스가 액체 상태이긴 하나 생각보다 포만감이 클 뿐 아니라, 해독과 일상생활에 필요한 영양분을 충분히 공급해 주기 때문에 평소 건강에 특별한 문제가 있는 사람이 아니라면 청소기 역시 무리 없이 보낼 수 있습니다. 오히려 준비기와 청소기 동안 느껴지는 몸의 변화에 즐거움을 느낄 수 있습니다.

청소기보다는 오히려 회복기가 더 까다로울 수 있습니다. 실제 해독을 해 본 사람의 대다수가 회복기가 더 어렵다고들 합니다. 왜냐하면 회복기에는 음식을 먹기는 먹되 잘 골라서 먹어야 하기 때문입니다. 음식을 먹는 것은 무척 즐거운 일이나 자칫하면 막 먹어 버리는 유혹에 빠질 수 있기 때문입니다. 오히려 먹을거리가 딱 하나로 정해져 있는 청소기가 이런저런 생각이 들지 않고 더 해독에 집중할 수 있기 때문입니다. 그러니 혹시라도 청소기를 너무 두려워할 필요는 없습니다. 너무 겁먹지 말고 해독에 한번 도전해 보시기를 권해 드립니다.

Q. 해독을 하고 싶은데, 회사 업무가 사람들과의 식사 약속이나 회식이 많은 일이라 고민이 됩니다. 여건이 되지 않는 사람들은 어떻게 해야 하나요?
A. 의욕은 있으나 업무의 특성상 도저히 외식을 피할 수 없는 사람들이 있습니다. 하지만 해독이 내 몸에 꼭 필요하다는 생각이 들고 그래서 해 보고 싶다면, 완벽한 해독을 못할지라도 일단 시작해 보기를 권합니다. 안 하는 것보다는 부족하더라도 하는 것이 더 낫기 때문입니다. 이런 경우에는 100점을 달성하지 못한다고 아예 포기해 버리기보다는 50점을 목표로 시도하기를 권합니다.

50점짜리 해독이란 한 끼 해독을 말합니다. 하루 한 끼라도 자연식과 소식을 하는 것입니다. 준비기에 최대한 자연식과 소식을 하면서 해독을 지키려고 노력하고, 청소기에는 하루 한 끼라도 밥 대신 정화주스를 먹어 보세요. 점심에 식사 약속이 있다면 저녁에 정화주스를 먹고, 저녁에 회식이 있다면 점심에 정화주스를 먹으면 됩니다. 이렇게 한다면 비록 50점짜리일지라도 아무것도 하지 않는 것보다는 훨씬 낫습니다. 커피나 찬 음료 대신 해독차를 챙겨 마시고, 생활 속에서 운동을 실천한다면 50점짜리 해독을 조금 더 보완하는 데 도움이 될 것입니다.

Q. 333 프로그램을 해 보려고 합니다. 그런데 과식이 습관이 되어 식사량을

줄이기가 어렵습니다. 준비기를 3일이 아니라 더 오래 늘려도 될까요?

A. 과식이 습관인 사람이라면 333이나 555를 하더라도 준비기를 7일 정도로 하는 것이 좋습니다. 준비기를 충분히 가지면 가질수록 식사량을 줄이는 기간이 길어지므로 이후에 이어지는 청소기가 더 수월해집니다. 평소에 과식과 폭식을 했다면 준비기를 7일 정도 착실하게 하는 것이 성공 확률을 더 높이는 방법입니다.

Q. 평소 소화가 잘 안 되고 자주 체하는 편입니다. 소화 기능이 약한 사람도 무리 없이 해독을 할 수 있을까요?

A. 해독 기간 동안에는 독소를 일으키는 일체 음식을 차단하고 자연식 위주로 음식을 섭취하게 됩니다. 또한 식사량도 평소보다 줄어 소화기에 휴식을 줄 수 있습니다. 따라서 평소에 소화 기능이 약하거나 장애가 있는 사람에게 더욱 효과가 있다고 볼 수 있습니다. 만약 소화가 잘 안 되고 잘 체한다면 꼭 해독을 해 보기를 권합니다. 더부룩하고 가스가 잘 차고 속이 메슥거리는 등의 소화불량 증세를 개선시킬 수 있을 것입니다.

해독 기간 동안 체기를 내려 주고 소화 작용을 돕는 맥아차, 율무차 같은 해독차를 자주 마시거나, 윗배의 한가운데에 위치한 중완^{中脘}혈을 자주 마사지해 주면 소화 기능 개선에 좋습니다. 해독 원칙을 잘 지키되, 특히 회복기 주의 사항을 잘 지켜서 진행하시기를 바랍니다. 회복기에 접어들면서 자칫 적정량보다 더 많은 음식을 먹거나 소화에 부담이 되는 음식을 먹

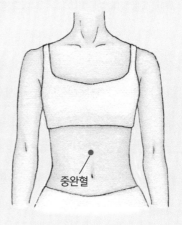

중완혈

게 되면, 다시 소화 기능에 장애가 생길 수도 있습니다.

반대로 회복기가 시작된 후 주의사항을 잘 지킨다면 소화 기능을 전보다 더 개선시킬 수 있습니다. 청소기 동안 휴식을 취하던 소화기가 다시 활동을 시작하는 시기가 회복기입니다. 따라서 회복기의 주의사항을 잘 지키는 것이 소화 기능을 개선시킬 수 있는 좋은 방법입니다.

Q. 신경이 예민해서인지 평소 속이 자주 쓰린데, 식사량을 크게 줄이는 해독을 할 수 있을까요? 음식을 먹지 않으면 속이 더 쓰리지 않을까요?

A. 속이 쓰린 것은 부적절한 음식이나 과도한 음식 섭취가 원인인 경우가 많습니다. 평소에 속이 쓰린 증상이 잦다면 위나 십이지장의 점막이 손상되어 있고 민감해져 있는 상태입니다. 이럴 때 식사량을 줄이면 위산의 분비가 줄어들어 속쓰림이 오히려 덜할 수 있습니다. 또한 손상된 점막이 회복될 수 있는 시간을 확보할 수 있습니다. 따라서 속이 쓰리다고 해독을 안 할 것이 아니라, 오히려 적극적으로 해독을 할 필요가 있습니다. 해독 기간 동안의 소식과 절식이 소화기의 점막을 회복시켜 주는 시간을 만들어 줄 것입니다. 이때 정화주스에 양배추 30g 정도를 추가해서 만들어 해독을 진행한다면 더욱 좋습니다.

Q. 건강검진을 했더니 고지혈증 상태라고 나왔습니다. 해독이 도움이 될까요? 고지혈증이 있는 사람이 해독을 할 때, 보다 신경 써야 할 점은 무엇일까요?

A. 물론 해독은 도움이 됩니다. 고콜레스테롤혈증, 고중성지방혈증과 같은 고지혈증의 상태라면 해독을 꼭 해 보기를 권합니다. 고지혈증이란 혈액 속의 지방 성분이 정상보다 더 많이 있는 상태를 말합니다. 이런 고지혈증은 선천적인 유전이 일부 원

인이 될 수 있지만, 대부분은 후천적인 식습관이 원인입니다. 소고기나 돼지고기에 포함된 동물성 기름, 버터나 팜유에 포함된 포화지방, 그 외 여러 고열량 식품이나 술 등이 고지혈증을 불러오는 음식입니다. 따라서 입으로 먹는 음식을 정화시키는 해독이 고지혈증을 개선시키는 데 도움이 될 수 있습니다.

고지혈증 상태인 분이 해독을 하게 된다면 정화주스에 양파 20~30g 정도를 추가해서 만들면 더욱 좋습니다. 또한 해독차 중 율무차를 선택하여 마시되, 율무의 양을 두 배 정도로 늘려서 진하게 마시면 좋습니다. 준비기와 해독기에 밥을 먹을 때에는 고지혈증에 좋은 홍국미紅麴米를 활용하면 좋습니다. 현미밥이나 잡곡밥을 지어서 먹되, 여기에 붉은 색깔의 홍국미를 섞어서 밥을 지으면 고지혈증에 좋은 밥이 될 수 있습니다.

Q. 건강검진을 했더니 당수치가 높다고 하네요. 이런 경우에도 해독을 할 수 있을까요?

A. 물론입니다. 당수치가 높은 경우로는 공복 시에 혈당이 높은 공복혈당 장애와 식사 2시간 후에 혈당이 높은 내당능 장애가 있습니다. 지금 당뇨병에 걸린 것은 아니지만 앞으로 당뇨병으로 진행할 가능성이 높은 상태라 볼 수 있습니다. 이런 경우 당뇨병에 도달하지 않기 위해 가장 신경 써야 할 부분이 바로 음식과 운동입니다. 해독은 음식을 자연식으로 바꾸고 운동을 적극적으로 해 보자는 프로그램입니다. 그러니 당수치가 높은 상태에 당연히 도움이 됩니다.

만약 건강검진에서 당수치가 높다고 나왔다면 정화주스를 만들 때 제철 과일 대신에 오이나 배추를 넣어 만들면 좋습니다. 또한 해독차로 뽕잎차를 마시기를 권해 드립니다. 신선한 뽕잎을 채취해 물로 깨끗이 씻은 후 잘게 잘라 프라이팬 위에서 10분간 덮어 주기를 9회 반복한 후, 2~3일간 바람이 잘 통하는 곳에서 말리면 뽕잎차가 완성됩니다. 뜨거운 물에 3~5분 우려내어 마시면 되니 당수치가 높은 분이라면 해독차로 마셔 보길 권합니다.

Q. 평소 몸이 잘 붓습니다. 특히 얼굴과 손발이 잘 붓는 편이라 고민이 됩니다. 부종이 있는 사람이 해독을 할 때 특히 신경 써야 할 점이 있을까요?

A. 몸이 붓는 이유는 수분대사가 원활하게 일어나지 않기 때문입니다. 해독은 기본적으로 몸 안의 독을 없애 대사 작용이 잘 이루어지게끔 하는 것이므로, 부종에도 큰 효과를 볼 수 있습니다. 부종이 있는 사람이 해독을 할 때에는 특히 땀과 소변 배출에 신경을 쓰는 것이 좋습니다. 만약 땀이 잘 나지 않는다면 족욕이나 반신욕을 통해 땀을 내는 데 더 신경을 쓰면 좋습니다. 만일 소변을 시원하게 보지 못하고 잔뇨감이 있다면 소변이 잘 나가도록 해 줘야 합니다. 아랫배에 뜸 치료를 받거나 적절한 한약 치료를 함께 받는 것이 도움이 됩니다.

해독차로는 율무차와 호박차를 추천합니다. 호박차를 만드는 방법은, 먼저 늙은 호박을 씻은 후 속의 씨는 발라내고 호박의 살을 얇고 납작하게 썹니다. 바람이 잘 통하는 곳이나 건조기에 넣고서 2~3일간 말립니다. 찻잔에 말린 호박을 3~5g 가량 넣고 뜨거운 물을 부어 10분 정도 우려낸 후 마시면 됩니다.

다리가 잘 붓는 체질이라면 종아리 근육을 움직이는 운동을 집중적으로 해 주는 것이 좋습니다. 엘리베이터를 이용하는 대신에 계단을 오르내리거나, 자전거를 타거나, 하루 1시간 산책을 하거나, 주말에 등산을 하는 식으로 하체를 쓰는 운동을 해 주는 것이 좋습니다. 운동만큼 기혈 순환을 촉진시켜 주는 것이 없으므로 몸이 잘 붓는 사람들은 꼭 운동을 유념해 주시기 바랍니다.

Q. 평소에 두통 때문에 진통제를 자주 먹고 있습니다. 해독을 하는 데 지장이 있을까요? 두통을 어떻게 해결하는 다른 방법은 없나요?

A. 두통이 있다고 해서 해독을 못 할 이유는 없습니다. 하지만 해독 도중에 두통이 생겼을 때 진통제를 먹는 것은 권장사항이 아닙니다. 특히 청소기 도중에 진통제를 먹는 것은 좋지 않습니다. 진통제뿐 아니라 항생제나 소염제 등의 양약을 청소기 중에 복용하면 간혹 속쓰림이나 복통을 호소하는 분이 있기 때문입니다.

만약 참기 어려울 만큼의 두통이 생긴다면 진통제를 먹지 말고 두통을 다스릴 수 있는 다른 방법을 찾는 것이 좋습니다. 머리 양쪽의 관자놀이에 위치한 태양太陽혈은 두통의 특효 혈입니다. 태양혈을 집중적으로 눌러 주고 또한 두통을 느끼는 부위를 함께 눌러 준다면, 머리를 감싸고 있는 근육의 긴장을 풀어 주어 두통을 가라앉히는 데 도움이 됩니다. 혹은 잠시 시원한 바깥바람을 쐬거나, 잠시 산책을 하거나, 잠시 낮잠을 자는 것도 도움이 됩니다. 해독차 중에서 자소엽차를 마셔 보는 것도 좋습니다. 이런 방법으로도 해결되지 않고 두통이 계속된다면 근처 한의원에 내원하여 침 치료를 받아도 좋습니다. 침 치료는 진통제를 복용하지 않더라도 자연스럽게 두통을 가라앉힐 수 있는 좋은 방법이기 때문입니다.

Q. 생리통이 심한데, 해독을 할 때 주의할 점이 있을까요? 생리주기를 해독 프로그램과 어떻게 맞추는 것이 좋을까요?

A. 보통의 경우 생리 직전이나 생리 초반에 생리통이 제일 심합니다. 이럴 때 해독을 하는 것은 효율적이지 않습니다. 생리통 때문에 몸이 힘들어지면 해독 주의사항도 잘 지키지 못하게 될 뿐만 아니라 해독 때 지켜야 하는 운동도 하기 힘들어지기 때문입니다.

또한 보통의 여성은 호르몬의 영향으로 생리가 시작되기 직전에 체중이 약간 늘었다가 생리가 끝난 후에 다시 줄어듭니다. 따라서 가능하면 생리가 끝난 후에 해독 일정을 시작하는 것이 좋습니다. 물론 일정상 불가능하다면 어쩔 수 없겠지만, 기왕이면 순풍이 불 때 배를 띄우듯이 생리가 끝난 후에 해독을 시작하면 체중을 더 수월하게 뺄 수 있을 것입니다.

부득이하게 생리주기와 해독 일정이 겹친다면, 생리통이 가장 심할 때가 청소기와 겹치지는 않게끔 하는 것이 좋습니다. 또한 해독차로 쑥차를 마시면 생리통 완화에 도움이 됩니다. 생리통이 찾아오기 직전이나 찾아왔을 때 근처 한의원을 내원하여 아랫배에 뜸 치료를 받으면 생리통이 빨리 끝나게 할 수 있으니 꼭 참조하시길 바랍니다. 한의원을 찾아갈 여력마저도 안 된다면, 가정용 핫팩이나 돌뜸을 아랫배에 올려놓으면 약간 도움이 될 것입니다.

Q. 잠을 충분히 자고 싶은데 평소 불면증이 있어서 고민입니다. 해독 기간에는 어느 정도 수면을 해야 할까요? 해독 기간 동안에 잠을 잘 잘 수 있는 방법이 없을까요?

A. 사람에게 질 좋은 수면은 정말 중요합니다. 잠을 자는 동안 간의 대사 작용이 일어나므로, 특히 해독 기간에 잠을 충분히 푹 자면 해독이 더 잘 됩니다. 사람마다 차이가 있긴 하지만 보통 하루 8시간 정도 숙면을 취하는 것이 좋습니다. 해독을 할 때 낮에 졸음이 쏟아지는 경우가 있는데, 이는 그동안의 피로가 몰려와서이므로 잠깐이라도 낮잠을 자는 것이 좋습니다.

평소 불면증이 있는 경우 잠들기 전에 족욕을 하면 머리로 올라오는 열을 내릴 수 있어 숙면을 취하는 데 도움이 됩니다. 또한 대추차를 진하게 타서 마시는 것도 좋은 방법입니다.

이밖에 숙면을 취하게 하는 혈을 눌러 주는 방법도 있습니다. 발바닥에 위치한 실면失眠혈을 자극하면 숙면에 도움이 되는데, 실면혈을 직접 마사지하거나 지압용 발판을 구입하여 그 위를 걸어도 좋습니다. 그래도 해결이 안 된다면 근처 한의원을 내원하여 침 치료나 한약 치료를 받는 것도 해결책이 될 수 있습니다.

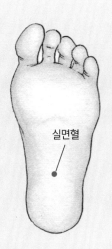

실면혈

Q. 최근 살이 찌면서 혈압이 높아져 걱정입니다. 고혈압 약을 먹자니 한번 먹으면 평생 복용해야 할까 봐 부담이 됩니다. 약을 먹지 않고 해독만으로 혈압을 내릴 수 있을까요?

A. 비만은 고혈압의 주요 원인 중 하나입니다. 체중을 10kg 가량 줄이면 혈압을 10mmHg 떨어뜨릴 수 있다는 연구 결과도 있습니다. 즉 체중을 줄이는 것만으로도 혈압을 내리는 데 어느 정도 도움이 되는 것은 분명합니다. 따라서 비만과 고혈압을 동시에 안고 있다면, 해독이 해결책의 실마리가 될 수 있을 것입니다.

혈압을 내리는 데 도움이 되는 해독차로 메밀차를 추천하니, 해독 기간 동안에 잘 활용하시길 바랍니다. 또한 혈압이 높은 분이라면 혹시 뒷목의 근육이 자주 뭉치고 아프지는 않은지 확인해 볼 필요가 있습니다. 뒷목과 어깨의 근육이 단단하게 뭉치게 되면 심장에서 머리로 이어지는 혈류의 흐름이 원활하지 못해 심장은 더 세게 펌프질을 해야 하므로 혈압이 올라가기 쉽습니다. 따라서 마사지나 스트레칭을 통해 뒷목과 어깨의 근육을 자꾸 풀어 주는 것이 좋습니다.

스트레칭을 할 때에는 고개를 전후좌우로 돌리는 동작을 천천히 해 주시면 됩니다.

만약 특정 동작에서 뻐근함이 느껴진다면 그 동작에 쓰이는 근육이 뭉쳐 있다는 뜻이므로 뻐근함이 풀어질 때까지 계속 같은 동작을 반복해 주시면 좋습니다. 예를 들어, 고개를 오른쪽으로 돌릴 때 뒷목의 뻐근함이 특히 느껴진다면 계속 오른쪽으로 고개를 돌리는 동작을 반복하라는 것입니다. 마사지와 스트레칭만으로 뻐근함이 풀리지 않는다면, 근처 한의원에 내원하여 침 치료를 받기를 권해 드립니다. 침은 근육을 직접 자극하여 뭉침을 풀어줄 수 있기에 뒷목과 어깨 통증을 풀어 주는 아주 좋은 치료 방법입니다.

Q. 머리숱이 적은 편인데 해독을 하면 탈모가 생길까 봐 걱정입니다. 해독 중에 탈모를 예방할 수 있는 방법은 없을까요?

A. 단식을 동반하는 다이어트를 할 때 나타날 수 있는 부작용 중의 하나가 탈모이기에, 혹시 이 책에 소개된 해독을 할 때에도 탈모가 생기는 것은 아닐까 걱정이 될 수 있습니다. 7일 정도의 청소기로 인해 탈모가 생길 가능성은 매우 낮지만, 만약 탈모가 이미 진행되고 있거나 혹은 모근이 약한 상태라면, 혹시라도 탈모가 생기거나 악화되지 않도록 미리 예방법을 실천하는 것이 좋겠습니다.

탈모 예방에 효능이 있는 차를 마시면 좋은데, 대표적인 것이 당귀차입니다. 당귀에는 혈血을 보충해 주는 효능이 있어서 탈모를 예방하고 발모를 촉진해 줍니다. 이 당귀차를 해독 기간 동안 계속 마시는 것이 탈모 예방의 한 방법이 될 수 있습니다. 또한 도끼빗이나 브러쉬로 두피를 골고루 잘 빗어 주고 두드려 주면서 마사지하는 것도 좋습니다. 뒷목을 자주 마사지하고 스트레칭하여 두피로 혈액 공급이 잘 되도록 해 주는 것도 필요합니다. 정화주스를 만들 때, 탈모 예방에 효과가 있는 검은깨의 양을 두세 배로 늘려서 만들면 더욱 좋습니다.

또, 탈모에 좋은 재료로 천연 외용제를 만들어 쓰는 것도 좋은 방법이 될 수 있습니다. 당귀 100g과 측백엽(측백나무의 잎) 100g을 물 3L에 넣고 약불로 2시간 끓인 후 약액만 깨끗하게 걸러서 스프레이통에 담아 둡니다. 매일 밤 자기 전에 두피에 약액을 뿌려 주고 다음날 아침 샴푸하여 씻어 내면 됩니다.

마지막으로, 탈모에 악영향을 미치는 것이 바로 스트레스입니다. 스트레스로 인해 열이 생기면 두피가 건조해지고 모근이 약해지게 되므로 마치 가뭄에 풀포기가 쑥쑥 빠지듯이 머리카락이 빠질 수 있습니다. 따라서 해독 기간 동안에는 되도록 심리적인 스트레스를 받는 일이 없도록 마음을 편하게 하는 것도 중요하겠습니다. 만약 이렇게 해도 부족하다면, 한의원에 내원하여 탈모 방지용 한약을 처방받아 함께 복용하는 것이 좋겠습니다.

Q. 변비가 심한 편인데, 해독을 하는 동안 더 심해질까 봐 걱정이 됩니다. 성공적으로 해독을 하면서 변비를 개선시킬 수 있는 방법은 없을까요?

A. 변비 때문에 해독 프로그램 하기를 두려워하는 분들이 꽤 있습니다. 하지만 오히려 변비가 심할수록 해독을 하라고 권하고 싶습니다. 해독을 성공적으로 잘 마칠 경우 변비가 많이 개선되기 때문입니다. 인스턴트 음식을 멀리하고 야채와 과일 위주의 식사를 하는 해독 프로그램이 변비를 개선하는 데 도움이 됩니다. 변비를 개선하고자 한다면 먹는 것 외에 세 가지를 더 유념해야 합니다.

첫째는 품질이 좋은 프로바이오틱스 제제를 꼭 복용하는 것입니다. 프로바이오틱스는 먹는 유산균제로 장내 미생물 균형을 되살려주므로 변비에 도움이 됩니다.

둘째는 윗몸 일으키기나 계단 오르기와 같이 복부 근육을 움직이는 운동을 꾸준히 하는 것입니다.

셋째는 배꼽 좌우로 손가락 두 마디 정도 떨어진 곳에 위치한 천추天樞혈을 잠들기 전에 10분 정도 꾹꾹 눌러 주는 것입니다.

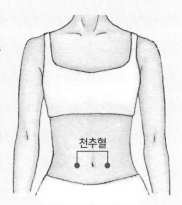

섬유소가 풍부한 과일과 야채 섭취 외에도 이 세 가지를 생활 속에서 꾸준히 실천한다면 해독 기간의 변비를 예방할 수 있을 뿐만 아니라, 해독 후의 변비 개선에도 도움이 됩니다.

해독을 마친 후에도 이 같은 사항을 잘 지키길 바랍니다.

Q. 장이 약해서인지 설사가 잦습니다. 흔히 말하는 과민성대장증후군을 가지고 있는데요. 해독을 할 때 특별히 주의해야 할 사항이 있나요?

A. 과민성대장증후군은 평소 맵고 자극적이고 기름진 음식을 자주 먹거나, 음주를 과하게 하는 사람에게 잘 나타나는 증상입니다. 또한 스트레스를 많이 받거나 장시간 앉아 있는 직업을 가진 사람에게도 잘 나타납니다. 이렇게 과민성대장증후군을 가진 사람에게 해독이 특히 효과가 있습니다.

과민성대장증후군을 가진 분이라면 먼저 품질이 좋은 프로바이오틱스 제제를 꼭 복용하는 것이 좋습니다. 프로바이오틱스 제제는 변비와 설사 모두에 효과가 있습니다. 또한 찬 음료와 음식을 피하고 섬유소가 많은 음식을 드시길 권합니다.

과민성대장증후군에는 점액질을 함유한 음식이 특히 좋은데, 대표적인 것이 마, 연근, 해조류입니다. 점액질은 장벽을 건강하게 해 주어서 설사와 변비에 모두 좋습니다. 그런데 마와 연근은 정화주스에 이미 포함되어 있습니다. 또한 반찬으로 만들어 먹을 수도 있습니다. 그러니 준비기나 회복기에 마와 연근 그리고 미역이나 다시마와 같은 해조류를 이용하여 반찬을 만들어 먹으면 좋습니다.

또한 살균의 효과가 있는 생강은 장의 유해균을 감소시키는 작용을 합니다. 따라서 해독차로 생강차를 자주 마시기를 권해 드립니다. 설사를 개선하는 데 도움이 될 것입니다. 이와 함께 걷기나 등산 등을 규칙적으로 하면 좋습니다. 스트레스도 과민성대장증후군의 원인이 되니, 취미활동 등으로 평정심을 유지하는 데에도 신경을 쓰길 바랍니다. 해독이 끝난 후에도 이러한 식습관과 생활습관을 꾸준히 이어 간다면, 과민성대장증후군 증상을 완화시키는 데 큰 도움이 될 것입니다.

Q. 얼굴에 여드름과 잡티가 많아서 너무 속상합니다. 피부가 좋지 않은 사람들이 해독 기간에 더 신경 써야 할 것은 무엇인가요?

A. 속이 깨끗해야 겉이 깨끗해질 수 있습니다. 먹는 음식을 해독하면 피부도 해독할 수 있습니다. 심한 여드름과 잡티라면 전문적인 치료가 함께 필요하겠지만, 가벼운 여드름과 잡티라면 해독만으로도 개선 효과를 누릴 수 있을 것입니다.

얼굴이 깨끗하지 못해 속상한 분들이라면 해독 방법을 충실하게 따라가는 것 외에도 얼굴에 직접 작용해 피부를 깨끗하게 만드는 방법을 추가로 동원하면 더욱 좋습니다. 우선 해독차의 재료들을 세안제로 활용하는 것입니다. 해독차 중에서 자소엽과 연잎 그리고 쑥은 훌륭한 세안제로도 쓰일 수 있습니다. 하루 동안 차로 우려내어 마신 재료들을 버리지 말고 모아 두었다가 뜨거운 물을 부어 다시 우려낸 후 그 물을 세안 마지막 단계에 세안수로 활용하면 됩니다.

다음으로 입욕제로 활용해도 좋습니다. 자소엽, 연잎 혹은 쑥을 차로 마신 후 그 재료들을 모아서 망 속에 넣고 욕조의 뜨거운 물속에 넣어 두면 자연스럽게 목욕물에 우러나오게 됩니다. 여기에 몸을 담그고 반신욕을 해 주면 얼굴뿐만 아니라 전신에도 작용해 피부를 촉촉하고 깨끗하게 만들어 줍니다.

마지막으로 천연 화장품을 만드는 재료로 활용해도 됩니다.(204~206쪽 참조) 특히 천연 스킨을 만들 때 해독차를 사용하면 좋습니다. 자소엽, 연잎, 쑥 중에서 해독차로 우려내고 남은 재료들을 모아서 뜨거운 물을 부어 다시 우려냅니다. 해독차 우려낸 물 100g, 솔루빌라이저 80방울, 글리세린 20방울, 라벤더 에센셜오일 10방울, 비타민E 20방울을 준비합니다. 해독차 우려낸 물을 30℃ 온도로 만들고, 여기에 나머지 재료들을 모두 섞어서 스푼으로 잘 저은 후 깨끗한 용기에 담아 두면 천연 스킨이 완성됩니다. 천연 스킨을 만드는 데 필요한 재료들은 천연 화장품 재료를 판매하는 사이트에서 쉽게 구입할 수 있습니다. 이렇게 해독차의 재료를 활용해 피부에 직접 적용하는 외치법外治法을 활용한다면, 피부를 해독하는 데 더 큰 도움이 될 것입니다.

Q. 해독 기간 동안에 담배를 피워도 되나요?

A. 담배에는 4천여 가지의 화학성분이 있고 그중 60개가 발암물질을 포함하고 있습니다. 그렇다면 해독 기간에 담배를 피운다는 것은, 해독이 아니라 애드톡스addtox가 될 것입니다. 당연히 담배도 끊는 것이 좋습니다.

그런데 오랜 기간 흡연을 해 온 사람이 담배를 일순간에 끊기는 쉽지 않을 것입니다. 참을 수 있을 때까지 참다가 정 참기 힘든 시점이 오면 담배에 불을 붙여 딱 한 모금만 빨고 버리도록 하세요. 그래도 참기 힘들면 땀을 흘리는 운동을 해 보세요. 담배 생각을 좀 줄일 수 있을 것입니다. 이런 식으로 담배 양을 줄이는 노력을 하면 됩니다.

실제로 흡연자들의 경험에 따르면 해독이 진행될수록 담배 맛이 떨어진다고 합니다. 그러니 해독을 시작하기로 했다면 이번 기회에 금연을 하거나 원래 흡연량의 절반으로 줄이는 좋은 기회로 삼기를 바랍니다.

Q. 해독에 나이 제한은 없나요? 전 연령대의 사람이 모두 할 수 있나요?

A. 모든 연령대의 사람이 절식이 동반되는 해독을 할 수 있지는 않습니다. 왜냐하면 해독을 하기 위해서는 무엇보다 절제와 의지력이 필요하기 때문입니다.

그래서 중학생 이하의 연령은 하기 힘듭니다. 또한 60대가 넘어가는 고연령의 분들 역시 해독을 하기에 무리가 따를 수 있습니다. 따라서 고등학생 이상에서 50대 이하의 분들이 해독을 할 수 있습니다. 너무 어리거나 너무 나이 드신 분들은 정화주스나 해독차를 간헐적으로 활용해 보기를 권합니다.

Q. 아토피가 있어서 가려움 때문에 고생이 많습니다. 해독을 해도 될까요?

A. 아토피성 피부염을 앓고 있는 경우에도 해독을 할 수 있습니다. 그런데 한 가지 주의해야 할 사항이 있습니다. 만성적인 아토피로 인해 장기간 스테로이드제를 거의 매일 사용하고 있는 경우라면, 절식이 동반되는 해독은 하지 않는 것이 좋습니다. 왜냐하면 청소기 동안에도 스테로이드제를 계속 사용하게 되면, 해독이 아니라 첨독이 되기 때문입니다. 그렇다고 청소기에 스테로이드제를 갑자기 중단해 버리면 스테로이드제의 부작용으로 인한 엄청난 스테로이드 리바운드 현상이 나타나게 되기 때문입니다. 따라서 이런 경우에는 의료인의 치료를 받으면서 스테로이드제의 사용을 천천히 그리고 안전하게 중단하는 것을 먼저해야 합니다. 그런 다음에 편안하게 해독을 시작하면 됩니다.

스테로이드제를 거의 사용하지 않은 아토피 환자라면 해독을 해도 무방합니다. 피부를 호전시키는 데 도움이 됩니다. 만약 스테로이드제의 사용 기간이 모호해서 당장 끊어도 될지 혹은 천천히 끊어야 할지 잘 모르겠다면, 아토피를 전문적으로 치료하는 의료인에게 문의해 보기를 바랍니다.

준비기 Q&A

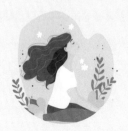

Q. 해독을 시작해 보려고 합니다. 처음 해 보는 거라 조금 긴장되기도 하는데요, 333, 555, 777 중에서 어떤 것으로 해볼까요?

A. 자신의 스케줄에 가장 잘 맞는 것을 선택하면 됩니다. 회사 업무상 고객과의 식사 약속이 많은 분이라면 333을 선택할 수 있을 것이고, 외식과는 전혀 상관없는 일을 한다면 777을 선택할 수 있을 것입니다. 만약 처음 하는 경우라서 부담 없이 해 보고는 싶으나 좋은 결과도 함께 얻고 싶다면 737로 해 보기를 권합니다. 준비기와 회복기는 충분히 가지되 청소기를 짧게 하는 것입니다. 한번 해 보고 나서 자신감이 생기면, 다음번에는 757이나 777로 해도 더욱 잘할 수 있을 것입니다.

Q. 오랫동안 간식으로 과자를 먹어, 습관이 되었습니다. 준비기 동안에 간식거리가 자꾸 생각나는데 어떻게 하면 좋을까요?

A. 간식거리가 생각나더라도 되도록 식사 시간 외에는 먹을거리를 먹지 않는 것이

좋습니다. 그래야 규칙적인 식습관을 형성할 수 있기 때문입니다. 만약 노력해 보아도 오랜 습관이 금방 끊어지지 않아서 간식거리가 계속 생각난다면, 그때는 자연식 과자를 소량 준비해서 먹으면 됩니다. 예를 들어, 콩을 볶아서 간식 생각이 날 때마다 한 알씩 천천히 씹어서 먹으면 됩니다. 콩은 검은콩이나 메주콩 다 좋습니다. 김을 구워 작게 잘라서 한 장씩 먹어도 좋습니다.

또 채소를 얇게 썰어 말려서 칩의 형태로 만들어 먹어도 좋습니다. 예를 들어, 고구마, 단호박, 당근을 얇게 썰어서 건조기나 바람이 잘 통하는 곳에서 2~3일 말리면 칩이 만들어 집니다. 이것을 과자 대신 먹으면 천연 간식거리가 됩니다.

무엇을 먹든 배부를 정도로 먹지는 말고 간식거리에 대한 욕구만 달래 줄 수 있을 정도로 소량만 먹는 것이 좋습니다. 이렇게 천연 간식거리를 통해 과자를 먹던 습관을 조금씩 끊을 수 있도록 노력해 보세요.

Q. 준비기를 시작했는데 생각보다 배가 고파 짜증이 납니다. 어떻게 하면 좋을까요?

A. 평소 먹던 양보다 줄여서 식사를 하므로 처음에는 배가 고픈 것이 당연합니다. 배가 고프니 짜증이 나는 것도 당연하고요. 하지만 눈 딱 감고 사흘만 견뎌 보세요. 신기한 것은 줄인 식사량에 몸이 적응한다는 것입니다. 사흘 정도가 지나면 배고픔이 덜해지는 것을 느낄 수 있을 것입니다. 그러니 초반에 짜증이 나더라도 딱 사흘만 견뎌 보세요.

만약 사흘도 견디기 힘들다면 포만감을 느끼게 해 주는 반찬 위주로 식사를 하면 도움이 될 것입니다. 예를 들어, 도토리묵, 청포묵, 메밀묵, 곤약 등과 같이 부피는 크고 열량은 적은 식재료 위주로 반찬을 선택해 배고픔이 가시는 정도로 양을 조절하여

드세요. 초반에 느껴지는 배고픔으로 인한 짜증이 덜할 것입니다. 물론 준비기를 진행할수록 양은 확실히 줄여야 합니다.

Q. 운동을 시작해 보려고 합니다. 어떤 운동을 어느 정도 강도로 해야 할까요?

A. 운동은 준비기부터 시작하는 것이 좋습니다. 어떤 운동이든 무방합니다. 산책, 달리기, 등산, 배드민턴, 헬스, 요가 등 무엇이든 자신에게 잘 맞는 것으로 즐겁게 하면 됩니다. 운동의 강도는 땀이 날 정도로 하는 것이 좋습니다. 운동으로 흘리는 땀에는 노폐물이 실려서 나오기 때문입니다. 만약 땀 흘릴 만큼의 강도로 운동을 지속하기가 어렵다면, 운동을 마친 후 반신욕으로 마무리하는 것도 좋은 방법입니다. 반신욕으로 땀을 더 낼 수 있기 때문입니다.

운동을 하고는 싶은데 집에 별다른 운동기구도 없고 바깥에 나가자니 날씨도 적절하지 않고 헬스장에 등록하자니 시간과 비용이 부담스럽다면, 집에서 누구나 할 수 있는 절 운동을 해 보기를 권해 드립니다. 준비물은 방석 하나만 있으면 됩니다.

발 앞에 푹신한 방석을 하나 깔아 두고 편안한 옷을 입습니다. 먼저 허리를 쭉 편 자세로 똑바로 서서 양 손바닥을 마주합니다. 그다음 상체를 곧게 편 자세를 유지한 채로 무릎을 방석 위에 구부립니다. 고개를 앞으로 숙이며 절을 하는 자세를 취하면서 가운데로 모았던 손을 무릎 앞쪽으로 벌려 펴 줍니다. 이때 엉덩이를 살짝 들어 체중이 팔 쪽으로 실리게 해 주고 가슴은 무릎에 붙이고 이마는 양 손 사이 바닥에 댑니다. 2초 정도 이 자세를 유지한 후 체중을 뒤로 서서히 옮기면서 두 손을 다시 가운데로 모으고 상체를 곧게 편 후 자리에서 일어납니다.

이렇게 절하기를 하루 108번 하는 것이 108배 절 운동입니다. 별것 아닌 것처럼 보일지 모르겠지만, 생각보다 땀도 많이 나고 운동량도 많기에 해독과 궁합이 잘 맞는 운동입니다. 별다른 운동기구가 없는 분이라면 꼭 해 보기를 권합니다.

Q. 해독 기간에 꼭 땀을 내야 하나요? 땀이 잘 안 나는 체질인데 어떻게 해야 할까요?

A. 땀을 흘리는 것은 피부의 원활한 호흡을 위해 무척 중요합니다. 땀이 제대로 배출되지 않아 피부 호흡에 지장이 생기면 체액 순환에도 지장이 생겨 몸 안에 독소가 정체됩니다. 따라서 그동안 쌓인 독소를 없애고 몸을 정화하려면 해독 기간에 땀을 충분히 내어 피부가 제대로 호흡하도록 해 주어야 합니다.

하지만 체질적으로 땀이 잘 나지 않는 사람도 있습니다. 이런 사람은 아무리 운동을 하거나 반신욕을 해도 해독 초반에는 보통 사람들보다 땀이 나지 않을 수 있습니다. 하지만 포기하지 않고 계속 땀을 내는 데 노력하면, 서서히 땀구멍이 열리면서 조금씩 땀이 나올 것입니다. 땀구멍이 열리는 데 시간과 노력이 걸릴 뿐, 불가능한 것은 아닙니다.

땀이 잘 나지 않는 분을 위한 해독차로는 총백차를 추천합니다. 총백^{蔥白}이란 파의 수염뿌리가 달린 흰색의 밑동 부위를 말하는데요, 이 부분을 잘라서 깨끗이 씻은 후 총백 2~3개에 물 500cc를 부어서 10분 정도 끓여서 마신 후 운동을 한다면 땀구멍을 더 빨리 열어 줄 수 있습니다. 족욕이나 반신욕을 할 때에는 시작한 지 10분 정도 후에 따뜻한 총백차를 마시면 평소보다 더 빨리 땀이 나기 시작하는 것을 느낄 수 있을 것입니다. 자소엽차도 땀을 내게 하는 효과가 있습니다. 운동하기 전이나 족욕과 반신욕 중에 마셔도 좋고, 혹은 우려내고 남은 자소엽을 모아서 입욕제로 써도 좋습니다. 망에 담아서 욕조에 넣어 두면 땀이 잘 나오도록 도와주는 훌륭한 천연 입욕제가 될 것입니다. 총백과 자소엽을 함께 섞어서 입욕제로 활용하면 더욱 좋습니다.

Q. 일단 해 보자 마음먹고 준비기를 시작했는데 소식이 생각했던 것보다 몸을 더 가볍게 해 준다는 것이 느껴졌습니다. 청소기로 넘어가지 말고 그냥 준비기만 하면 어떨까요?

A. 준비기만으로도 효과를 충분히 경험했다면 준비기의 수칙을 계속 지켜 나가는 것도 나쁘지 않습니다. 청소기와 절식기를 거치며 해독을 완성하면서 느낄 수 있는 장점을 완전히 경험하지 못한다는 아쉬움은 있지만, 준비기 형태로 쭉 지내도 괜찮습니다. 특히 업무 특성상 회식이나 외식을 피할 수 없는 사람이라면 준비기 생활을 계속 이어 나가는 것도 한 방법입니다. 다만, 식사 일기 같은 것을 쓰면서 하루에 먹은 것을 점검하는 식으로 원칙을 꼭 준수해 나갈 것을 권해 드립니다.

Q. 준비기를 시작했는데, 그만 피할 수 없는 약속이 생겨서 금기 음식을 먹어 버렸습니다. 어떻게 하면 좋을까요?

A. 각 진행 단계에 맞춰 완벽한 해독을 하면 좋겠지만, 사회생활을 하다 보면 그러지 못할 수 있습니다. 중간에 식사나 회식으로 인해 어쩔 수 없이 금기 음식을 먹었다면, 이후 식사에서 해독식을 좀 더 먹어 주면 어느 정도 만회할 수 있습니다. 술, 고기, 밀가루 음식을 먹었다면 4장에 소개되는 술 해독식(302~305쪽 참조), 밀가루 해독식(309~313쪽 참조), 고기 해독식(317~321쪽 참조)을 먹도록 하세요. 해독차도 더욱 부지런히 드시고요. 또한 준비기를 2~3일 늘려서 해 주면, 외식으로 인해 흠집이 생긴 해독 일정을 조금이나마 보완할 수 있습니다.

Q. 준비기에 식사량을 줄이니 대변을 제대로 보지 못 하고 있습니다. 어떻게 하면 좋을까요?

A. 이런 문제를 미리 해결하기 위해 준비기의 시작부터 프로바이오틱스 제제를 먹도록 하고 운동을 시작해야 합니다. 대부분은 해결이 되지만 평소 변비가 심한 사람은 이것으로도 해결이 안 될 수 있습니다. 앞서 설명 드린 것처럼 자기 전에 천추혈을 눌러 주는 방법을 쓰는 것도 좋습니다. 또한 변비에 좋은 운동을 더욱 적극적으로 해 볼 수 있습니다. 훌라후프 돌리기, 배를 시계 방향으로 마사지하기, 복식호흡을 크게 해서 대장을 움직여 주기, 천장을 보고서 똑바로 누운 채로 양쪽 다리를 번갈아 위로 들어올리기 등의 운동을 하십시오.

준비기에 먹는 반찬에 좀 더 신경을 써도 좋습니다. 양배추, 당근, 청국장, 무청, 미역, 우엉, 고구마 등과 같이 섬유소가 풍부한 야채를 섭취하세요. 프로바이오틱스 제제의 양을 늘려서 하루 4~5봉지를 먹어도 좋습니다. 그런데 아무리 노력해도 사흘이 넘도록 대변이 나오지 않는다면, 근처 한의원을 내원하여 배변에 도움이 되는 한약의 도움을 받는 것이 좋겠습니다.

Q. 준비기를 시작했는데 커피가 너무 마시고 싶습니다. 마시면 정말 안 될까요?
A. 되도록 마시지 않는 것이 좋습니다. 커피는 이뇨제이면서 각성제이므로 해독 기간 동안에는 권하지 않습니다. 커피는 이뇨 작용을 하기에 필요 이상으로 수분을 소변으로 배출시켜 버립니다. 그러다 보면 해독 기간 중에 피부가 건조해진다고 느낄 수도 있습니다. 또한 커피에는 각성 효과가 있기에 숙면을 방해합니다. 해독 기간 동안에는 양질의 수면을 깊이 취하는 것이 좋으므로 커피는 되도록 마시지 않는 것이 좋습니다. 약이 아닌 기호식품이므로 당장 끊어도 몸에 무리가 가지는 않으니 해독의 시작과 동시에 바로 끊는 것이 좋습니다.

하지만 오랫동안 커피를 마셔 와서 자꾸 커피 생각이 난다면 이렇게 해 보세요. 일단 커피를 탄 후에 코로 커피향을 음미하고 딱 한 모금만 맛을 본 후 나머지는 모두 버리는 것입니다. 딱 한 모금 맛을 보면 커피 생각을 좀 줄일 수 있을 것입니다. 당장 끊지 못한다면 이런 식으로라도 조금씩 줄여 나가기를 권해 드립니다.

Q. 준비기를 시작했는데 식당에서 밥을 먹지 않고 직접 도시락을 싸서 먹으려고 합니다. 그런데 반찬 만들기가 너무 귀찮네요. 몸에 좋으면서도 만들기 간편한 반찬거리가 있나요?

A. 이왕 해독을 시작했으니 신선한 천연 재료로 집에서 직접 만든 반찬을 먹으면 더욱 좋겠지요. 다만 직접 만들어야 하므로 번거로울 수 있습니다. 하지만 그만큼 몸에는 더 좋습니다. 찜기와 프라이팬을 잘 활용해 보세요. 여러 종류의 반찬을 한꺼번에 뚝딱 만들 수 있습니다.

양배추, 단호박, 고구마, 당근, 브로콜리, 청경채 등을 찜기에 넣고 한꺼번에 찌면, 다양한 반찬을 한번에 뚝딱 만들 수 있습니다. 또한 피망, 당근, 가지, 버섯, 양파, 애호박 등의 야채를 프라이팬에 넣고 한꺼번에 볶으면, 여러 가지 색깔의 볶음 반찬을 간편하게 만들 수 있습니다. 이런 식으로 만들면 다양한 재료의 채소들을 활용한 반찬을 한번에 만들 수 있습니다.

구운 김에 밥을 올리고 야채찜이나 야채볶음을 올려서 먹으면 건강한 한 끼 식사를 맛있게 즐길 수 있습니다.

청소기 Q & A

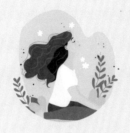

Q. 청소기 동안에 물은 마음껏 마셔도 되나요?

A. 물은 얼마든지 마셔도 됩니다. 몸에서 물이 당기는 만큼 실컷 마셔도 좋습니다. 단하나 주의할 점은 찬물이나 얼음물은 마시지 말라는 것입니다. 앞에서 설명한 대로 찬 성질은 몸 안의 지방을 얼게 만들고 독소 배출을 방해합니다. 따라서 반드시 뜨거운 물이나 미지근한 물을 마시는 것이 좋습니다. 특히 몸이 잘 붓는 사람이라면 더더욱 뜨거운 물을 마시기를 권해 드립니다. 잘 붓는 사람은 물 마시기를 꺼려할 수도 있는데 이것은 찬물에 해당되는 얘기입니다. 뜨거운 물은 편하게 마셔도 되고, 대신 땀이 날 정도의 운동을 충분히 해 준다면 오히려 부종이 호전되는 것을 느낄 것입니다. 이미 해독차를 충분히 마시고 있다면 굳이 물을 따로 마실 필요는 없습니다. 해독차를 충분히 마시고도 물을 더 마시고 싶다면, 그때는 더 마셔도 된다는 뜻입니다.

Q. 정화주스에는 제철 과일이 들어갑니다. 어떤 과일을 넣으면 좋을까요?

A. 정화주스에 들어가는 제철 과일은 그야말로 제철에 나는 싱싱한 과일을 넣으면 됩니다. 사과, 배, 귤, 딸기, 산딸기, 키위, 복숭아, 참외, 자두, 살구, 포도, 멜론, 석류, 파인애플, 블루베리, 오렌지, 한라봉, 오디, 토마토 등 그 계절에 나는 싱싱한 과일을 골라서 넣으면 됩니다. 평소 좋아하던 과일을 선택해서 넣어도 좋습니다. 매일 똑같은 과일을 넣기보다는 과일의 종류를 바꿔 가면서 넣으면 더욱 좋습니다. 내 기호에 맞는 것으로 선택하되 싱싱한 것으로 골라서 넣으면 되겠습니다.

Q. 청소기 동안에 정화주스를 마시고 또 해독차를 마셨는데도 허기가 느껴질 때가 있습니다. 이럴 때는 어떻게 하면 좋을까요?

A. 그 허기가 정말 배가 고파서인지, 아니면 습관 때문인지 먼저 잘 생각해 보세요. 습관을 끊기란 쉽지 않습니다만, 실제로 우리 몸은 가짜 허기를 느끼는 경우가 많습니다. 예를 들어, 화가 나거나 우울하거나 짜증이 나거나 두려움을 느끼거나 좌절감을 느낄 때, 이러한 부정적인 감정을 해소하지 못하면 먹는 즐거움으로 대신 해소하고자 가짜 허기를 느끼기도 합니다. 이럴 때에는 먹을 것을 찾기 전에 부정적인 감정을 해소할 수 있는 방법을 먼저 찾아보세요. 친구와 수다를 떨거나 산책을 하거나 노래를 부르거나 책을 읽거나 명상을 하거나 운동을 하는 식으로 그 부정적인 감정을 해소할 수 있는 방법을 먼저 찾아보는 것이 좋습니다.

만약 가짜 허기가 아니라 진짜 배가 고파서 느끼는 허기라면, 허기를 달래기 위해서 꿀차를 한 잔 마셔 보세요. 꿀차를 마시면 금세 속이 편안해지는 것을 느낄 수 있습니다. 만약 그래도 배가 고프다면 제철 과일 약간을 아주 천천히 씹어 먹는 것도 좋습니다. 또, 당수치가 높은 분이라면 꿀차 대신에 쌀차를 드시기를 권합니다. 쌀차를 만드는 방법은 간단합니다. 현미를 물로 씻은 후 깨끗한 프라이팬에 올려 놓고 약불로 살살 볶다가 익으면 불을 끕니다. 찻잔에 볶은 현미 10g을 넣고 뜨거운 물을 부어서 5분 정도 우리면 마치 숭늉 같은 쌀차가 만들어집니다. 이때 쌀은 먹지 말고 우려져 나온 찻물만 마시면 됩니다.

Q. 청소기 동안에 적게 먹어서 그런지 너무 기운이 없습니다. 해독을 중단해야 할까요?

A. 기운이 없다고 해독을 중단할 일은 아닙니다. 몸에 힘이 없다는 느낌에 누워만 있고 축 늘어져 있으면 더 기운이 없어집니다. 그럴수록 오히려 일어나서 산책을 하고 운동을 하세요. 몸을 움직일수록 더 힘이 생깁니다. 해독 프로그램을 했던 수많은 사람들의 실제 경험입니다. 청소기일수록 더욱 운동을 해야 지방을 태워서 힘이 생기고 몸이 가벼워집니다.

Q. 청소기 동안에 대변이 잘 안 나온다면 어떻게 해야 할까요?

A. 해독에 있어 원활한 배변은 아주 중요합니다. 청소기 동안에는 먹는 양이 줄어 대변의 양도 줄어듭니다. 적은 양이지만 매일 대변이 나온다면 배출이 잘 진행되고 있는 것입니다. 만약 3일이 지나도록 대변이 나오지 않는다면 양질의 참기름 한 큰 술을 먹어 보세요. 식재료 중에서 참기름은 변비가 생겼을 때 활용할 수 있는 통변제 역할을 합니다. 《동의보감》에서는 "참기름은 대소장이 잘 통하게 하고 혈맥을 잘 통하게 하며 피부를 윤택하게 한다."고 했습니다. 통변 작용뿐 아니라 피부를 윤택하게 해 주는 작용도 하므로, 살을 빼는 동안 피부가 건조해지는 것을 막을 수 있습니다. 참고로 기름 성분은 림프관의 흐름을 촉진시키는 작용을 하고 담즙(쓸개즙)의 분비를 원활하게 해 줍니다. 지방간이나 고지혈증이 있어서 담관(쓸개관) 내의 담즙에 찌

꺼기가 많은 사람이 청소기 동안에 지방을 섭취하지 못하면, 담즙이 여러 날 정체되면서 찌꺼기가 더욱 뭉칠 수 있습니다. 이런 사람은 처음부터 정화주스에 양질의 참기름 한 큰 술을 함께 타서 마시는 것이 좋습니다.

Q. 청소기 동안에 피할 수 없는 약속이 있어서 외식을 하느라 그만 금기 음식을 먹어 버렸습니다. 청소기를 계속 진행해도 될까요? 아니면 중단하고 처음부터 다시 시작해야 할까요?

A. 일단 일어난 일은 돌이킬 수 없습니다. 청소기 동안에 피치 못할 사정에 의해 외식을 했다고 하더라도 지금까지 해 온 해독이 전부 무효가 되는 것은 아닙니다. 이럴 땐 빨리 잊어버리고 남은 청소기를 계속하는 것이 바람직합니다. 물론 외식을 하지 않고 청소기 주의사항을 완벽하게 잘 지켰다면 100점짜리 해독이 되었을 것입니다. 그렇지만 중간에 외식을 해서 80점짜리 해독이 되었다고 해도 아예 하지 않은 0점짜리보다 훨씬 낫습니다. 그러니 남은 청소기를 잘 보내고, 이후 회복기도 잘 지키려고 노력하면 예전에 독에 찌들었던 몸과는 분명 달라져 있을 것입니다. 또한 실수를 만회하는 방법으로 해독차를 좀 더 많이 마시세요. 외식을 하면서 특히 많이 먹은 음식이 있다면 이를 잘 해독해 주는 해독차를 선별해 다음날 집중적으로 마셔 보세요.

Q. 청소기 중에 감기에 걸렸습니다. 열이 나고 춥고 콧물이 뚝뚝 떨어집니다. 어떻게 하면 좋을까요?

A. 청소기 중에 감기에 걸렸다면 이런 경우는 안타깝지만 절식을 중단해야 합니다. 몸에 쓰이는 에너지는 한정되어 있기 때문에 해독 기간에 감기에 걸리면 해독에 쓸 에너지가 감기를 이기기 위해 양분됩니다. 해독에 에너지가 집중되지 못하고 감기

치료에 쓰인다면 해독도 제대로 되지 못할 뿐 아니라 몸도 힘들어집니다. 이럴 때에는 우선 청소기를 중단하고, 바로 3단계로 들어가 죽을 먹도록 하세요. 죽은 소화가 잘 되므로, 에너지가 쓸데없이 소화기에 집중되는 것을 막아 줍니다. 그렇게 회복한 다음에 몸 상태가 좋을 때 다시 해독을 시작하기를 권합니다.

감기로 인해 청소기를 중단하게 되었을 때 주의할 점은 지금 청소기를 중단한다고 해서 바로 이전 식사 습관으로 되돌아가라는 말은 아니라는 것입니다. 갑자기 기름진 음식이나 소화가 어려운 음식을 먹으면 이 역시 에너지가 음식을 소화하는 데 집중해 감기 치료가 어려워집니다. 그러니 해독을 통째로 중단하라는 것이 아니라 청소기를 중단하고 회복기로 진행하라는 뜻입니다. 회복기 주의사항을 똑같이 지키면서 마무리를 하라는 뜻입니다.

Q. 청소기 중에 입에서 단내가 나고 속이 메스껍고 구토가 나옵니다. 머리가 핑 돌 만큼 어지럽기도 하고 기운도 없는데 설사까지 해요. 무슨 문제가 생긴 건 아닐까요?

A. 이런 경우는 몸이 산성으로 변하는 산증^{acidosis}이 나타났을 가능성이 높습니다. 해독을 하는 과정에서는 몸에 축적된 지방이 에너지원으로 쓰이게 되는데, 이때 케톤체^{ketone body}라는 성분이 비정상적으로 많이 생기게 되면 산증이 나타나게 됩니다. 이렇게 몸이 산성으로 되면 기운이 없고 어지럽고 메스껍고 설사를 하는 등의 증상을 보이게 됩니다. 이럴 때는 혼자서 단독으로 절식을 진행하기 어려우므로 바로 중단하는 것이 좋습니다. 절식을 중단하고 바로 회복기로 들어가 죽을 먹도록 하세요. 만일 다시 해독을 해 보고 싶다면, 반드시 의료인과 먼저 상담한 뒤, 적절한 보완책을 찾아 진행하기를 권합니다.

Q. 청소기 중에 몸이 떨리고 심장이 두근거리고 식은땀이 나는 증세가 나타났습니다. 어지럽기도 하고 얼굴도 창백해지는 것 같은데 어떻게 하면 좋을까요?

A. 증상으로 봐서 혈당이 떨어진 저혈당증이 일어났을 가능성이 큽니다. 건강한 사람의 공복 혈당은 60~120mg/dℓ입니다. 그런데 혈당이 50mg/dℓ 이하로 떨어져서 불안, 혼수, 어지러움, 가슴 두근거림, 식은땀, 안면 창백의 증상이 생길 때 이를 저혈당증이라고 합니다. 그런데 이런 저혈당의 증세는 건강한 사람에게서 나타날 확률은 적습니다. 당뇨병으로 인해 약물 치료를 받는 사람이 식사를 제대로 하지 않고 인슐린이나 혈당강하제를 사용했거나 혹은 약의 용량을 높여서 사용했을 때 이러한 저혈당의 증세가 나타날 수 있습니다. 혹시라도 당뇨병으로 인해 약물 치료를 받고 있는 분이라면 청소기 중에 저혈당 증세가 나타날 수도 있으니, 절대로 혼자서 해독을 진행하지 말고 의료인과 함께 계획을 세워서 진행하기를 당부 드립니다.

만약 당뇨병과는 전혀 상관이 없는데도 위와 같은 증상이 나타났다면, 이는 정화주스를 제대로 챙겨 먹지 않았을 가능성이 큽니다. 건강한 사람이 청소기를 진행할 때 정화주스가 양이 부족했거나 혹은 제때 챙겨 먹지 못하게 되면 몸이 떨리거나 땀이 나는 증세가 가볍게 생길 수 있습니다. 정도가 아주 가볍다면 꿀차나 정화주스를 한 잔 마시면 바로 가라앉을 것입니다. 하지만 정도가 심하면서 가슴이 심하게 두근거리고 얼굴이 창백해질 정도라면, 바로 청소기를 중단하는 것이 좋습니다. 바로 3단계로 진행하여 죽을 먹고 꿀차와 과일을 마시도록 합니다. 그리고 다음번에 해독을 진행할 때에는 반드시 의료인과 함께 하는 것이 좋겠습니다.

Q. 청소기 중에 몸이 견딜 만하면 정화주스를 먹지 않아도 될까요? 살을 많이 빼고 싶은 욕심이 있어서 견딜 만하면 그냥 안 먹고 해 볼까 해서요.

A. 무조건 먹지 않는 것이 능사는 아닙니다. 청소기에는 정화주스를 꼭 제때 챙겨 먹어야 합니다. 살을 빼고 싶다면 살을 더 잘 빼기 위해서라도 정화주스를 챙겨 먹어야 합니다. 정화주스는 단순히 다이어트용 끼니가 아닙니다. 그저 허기를 달래고 끼니를 때우기 위한 도구였다면 설탕물을 마셔도 될 일입니다. 그러지 않고 정화주스를 마시도록 한 것은 여기에 두 가지 중요한 의미가 있기 때문입니다.

첫째, 정화주스에는 해독에 필요한 여러 영양분이 들어 있습니다. 앞서 설명했듯이 해독을 하기 위해서는 여러 유익한 미네랄과 기능성 영양소들이 필요한데, 정화주스에는 이러한 영양분들이 풍부하게 들어 있습니다. 따라서 청소기 중에 꼭 마셔야 원활한 해독이 될 수 있습니다.

둘째, 정화주스는 중금속을 흡착해 배설하는 능력이 있어서 환경적인 독소에 둘러싸인 현대인들에게 아주 적합합니다. 먹을거리에 뿐만 아니라 건물의 바닥이나 벽면에, 공기 속에, 피부와 맞닿아 있는 옷에, 심지어 치약과 화장품에도 환경 독소가 가득 차 있습니다. 그런데 정화주스에 포함된 연근과 마에는 점액질이 풍부한데, 이런 점액질은 중금속을 흡착하여 체외로 배설시키는 능력이 뛰어납니다.

그러므로 진정한 해독을 원한다면 정화주스를 충실히 마시기를 권합니다. 정화주스는 단순한 끼니라 아니라 해독을 위한 '약'이기 때문입니다. 해독의 대표주자인 검은콩은 말할 것도 없거니와 연근, 마, 검은깨, 잣, 제철 과일의 해독 성분이 진정한 해독이 진행되도록 도와줄 것입니다.

Q. 청소기 동안에도 다른 식구들을 위한 요리를 해야 하는 주부입니다. 식사 준비 중에 음식 냄새를 맡게 되니 식욕이 확 올라와 견디기 힘들 때가 있습니다. 그렇다고 식구들 밥을 안 차려줄 수도 없는데 해결 방법이 없을까요?

A. 청소기 동안에 음식 냄새를 맡으면 식욕이 느껴져 밥 생각이 더 납니다. 일부러라도 피해야 하는데 하물며 요리를 안 할 수는 없는 상황이라면 최대한 그 시간을 줄이는 수밖에 없습니다. 조리 시간이 길지 않은 요리를 택해 최대한 빠른 시간 내에 식사 준비를 끝내고, 식구들이 식사를 할 동안에는 음식 냄새가 미치지 않는 다른 방으로 잠시 피하세요. 창문을 열어서 시원한 바람을 쐬면 솟구쳐 오른 식욕이 어느 정도 가라앉을 것입니다. 식사 시간 동안 잠시 집밖으로 나가 산책이나 운동을 하는 것도 좋습니다.

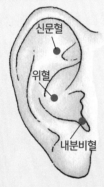

신문혈
위혈
내분비혈

또한 우리 몸의 귀에는 식욕을 억제하는 혈자리가 있으니 이를 활용하면 약간의 도움을 얻을 수 있습니다. 귀에 위치한 혈자리 중 신문혈, 위혈, 내분비혈을 수시로 눌러주면 식욕을 억제하는 효과가 있습니다. 아래 그림에 표시된 위치들을 면봉으로 꾹꾹 눌러서 솟구친 식욕을 내려주는 데 활용해 보길 바랍니다.

Q. 호기심에 청소기에 혈액 검사를 해 봤더니 전보다 간 수치가 더 올라간 것을 확인했습니다. 무슨 문제가 생긴 건 아닐까요?

A. 결론적으로 말씀 드리자면 문제가 생긴 것이 아닙니다. 청소기에 혈액 검사를 하면 간혹 간 수치가 올라갈 수 있습니다. 왜냐하면 청소기 동안에 간에서 해독 작업이 평소보다 더욱 활발하게 일어나기 때문입니다. 마치 바닥에 침전물이 고여 있던 강을 흐르게 하면 바닥의 찌꺼기가 표면으로 떠올라 강이 일시적으로 더 더러워 보이는 것과도 같습니다. 이 경우 회복기까지 모두 마치고 일주일쯤 후에 다시 혈액 검사를 해 보면 평소보다 더 간 수치가 떨어진 것을 확인할 수 있을 것입니다. 만약 간 수

치가 궁금하다면 회복기까지 잘 끝내고 일주일 후에 혈액 검사를 해 보세요.

Q. 평소 비염이 있었는데 청소기 동안에 콧물이 평소보다 더 많아졌습니다.
왜 그런 걸까요?

A. 해독 기간 중에는 점막의 분비 현상이 증가합니다. 평소 비염이 있었고 또 항히스타민제를 오래 복용해서 점막의 분비를 억눌러 왔다면, 해독 기간 중에 콧속의 점막에서 콧물이 분비되는 현상이 더 증가할 수 있습니다. 이는 점막이 청소되는 과정에서 생기는 자연스러운 증상으로 걱정하지 않아도 됩니다. 비염의 정도가 심하고, 항히스타민제를 오래 복용했고, 축농증까지 함께 있다면 콧물의 분비량은 평소보다 더 많아질 것입니다. 해독 과정을 잘 마치면 코막힘 증세가 호전될 것이므로, 해독 기간에 지켜야 할 원칙을 잘 지키면서 기다리면 됩니다. 단, 이때 항히스타민제는 먹지 않는 것이 좋습니다. 항히스타민제는 점막에서 콧물이 분비되는 것을 억누르는 약이기에 결과적으로 점막의 해독을 방해하기 때문입니다.

Q. 청소기 동안에 냉대하가 늘었는데 괜찮을까요? 혹시 냄새가 날까 봐 괜히 신경 쓰이기도 합니다.

A. 해독하는 중에 질의 점막에서 분비가 일어나는 현상입니다. 평소 질염이 있었거나 자궁 관련 질환이 있던 분이라면 냉대하가 늘어날 가능성이 높습니다. 이 또한 점막이 청소되는 과정에서 자연스럽게 일어나는 현상이기 때문에 걱정하지 않아도 됩니다. 해독이 끝나면 자연스럽게 없어질 것입니다.

만약 냉대하의 양이 너무 많거나 냄새가 심하거나 가려움이 심하다면, 쑥을 이용한 좌훈을 권해 드립니다. 좌훈기와 좌훈용 쑥뜸을 구입하면 쉽게 좌훈을 할 수 있습니다. 요즘에는 변기의 물 위에 띄워서 할 수 있는 좌훈용 쑥뜸이 개발되어 아주 편리하게 좌훈을 할 수 있습니다. 좌훈이 끝난 후에 변기의 물만 내리면 되므로 좌훈기가 없더라도 간편하게 좌훈을 할 수 있습니다. 돌뜸을 가지고 있다면 엉덩이에 깔 수 있는 깔판을 함께 구입하여 돌뜸을 하루 종일 깔고 앉아 있기를 권합니다. 자궁 부위를 따뜻하게 해 줄수록 질 점막의 청소가 빨리 마무리될 것입니다.

Q. 한창 절식을 하는 중에 거울을 보니 설태가 두텁게 껴 있습니다. 게다가 입 냄새가 난다고 주위 사람들이 눈치를 주는데 어떻게 해야 할까요?

A. 설태가 보이는 것은 해독의 자연스러운 현상입니다. 해독이 활발하게 일어나는 과정에서는 몸 안의 탁한 기운이 여러 통로로 배설됩니다. 이때 구강으로도 탁기가 배설되면서 혀에 설태가 끼게 되고 입 냄새도 심해지는 현상이 생기게 됩니다. 걱정할 일은 아니지만 입 냄새가 나면 주위 사람들에게 불쾌감을 줄 수 있으니, 직장생활을 하는 사람이라면 양치질을 자주 해 주는 것이 좋습니다. 또한 천연 가글제를 활용해도 좋습니다. 박하차가 입 냄새를 제거하는 데 효과가 좋으니 박하차를 진하게 우려내어 입에 1~2분 머금고 있다가 마시거나 혹은 뱉어 내면 가글의 효과가 있으니 참고하시기 바랍니다.

Q. 청소기 동안에 방귀가 잦아졌는데 문제가 있는 건 아닐까요?

A. 과일과 야채를 갈아서 마시고 여기에 프로바이오틱스 제제까지 함께 먹다 보니 소화가 빨리 되어 방귀가 잦아질 수 있습니다. 보통은 냄새가 지독하지 않고 속이 불편한 일도 없으니 걱정하지 않아도 됩니다. 만약 냄새가 지독하다면 평소 식적의 독소가 많았기 때문으로 볼 수 있습니다. 이런 경우에는, 맥아차나 무차와 같은 해독차

를 집중적으로 마시면 방귀 냄새가 점차 없어질 것입니다.

Q. 청소기 동안에 대변의 색깔이 평소와 좀 달라졌습니다. 괜찮을까요?

A. 흔하지는 않지만 간혹 청소기 동안에 대변의 색깔이 달라지는 경우가 있습니다. 평소보다 대변의 색깔이 짙어지거나 혹은 주황색이나 초록색 느낌의 대변이 나올 수 있습니다. 기름기가 끼어 있는 대변이 나올 수도 있습니다. 혹은 시궁창의 찌꺼기 같은 느낌의 묽은 대변이 나올 수도 있습니다. 만약 장이 건강하지 못한 사람이라면 장 점막의 찌꺼기가 배출되는 현상일 수 있고, 지방간이 있는 사람이라면 간의 담관 속에 끼어 있는 콜레스테롤 찌꺼기가 배출되는 현상일 수 있습니다. 몸의 다른 불편한 증상이 없다면 걱정하지 않아도 됩니다.

Q. 청소기를 잘 진행하고 있고 몸도 가벼운 느낌이 들고 컨디션이 좋습니다. 그런데 아침에 일어날 때나 저녁에 자기 전에 살짝 어지러운 느낌이 듭니다. 다른 불편한 증세는 전혀 없고요. 어떻게 하면 좋을까요?

A. 다른 불편한 것은 없는데 어지러운 증세만 느껴진다면, 섭취하고 있는 칼로리의 양을 조금 높여 줄 필요가 있습니다. 정화주스를 만들 때 각 재료의 양을 조금씩 더 늘려 주세요. 혹은 하루 3번 마시는 정화주스를 4번으로 늘려 주셔도 됩니다. 만약 주로 아침에 어지러움을 느낀다면 자기 전에 정화주스 반 잔을 만들어 마신 후에 주무시면 어지러운 증상이 덜할 것입니다. 주로 자기 전에 어지러움을 느낀다면 점심과 저녁 사이에 정화 주스 반 잔을 만들어 마시면 증상이 덜할 것입니다. 이런 식으로 정화주스의 양을 조금 늘려서 드시면 됩니다.

회복기 Q&A

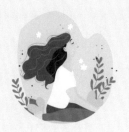

Q. 회복기 주의사항을 꼭 다 지켜야 할까요? 그냥 평상시 먹던 대로 바로 먹으면 안 될까요?

A. 회복기 주의사항을 지키지 않고 제대로 보내지 못하면 빠른 시일 내에 요요현상이 찾아옵니다. 회복기를 엉망으로 보내고서는 해독에 실망하는 사람들이 많습니다. 청소기를 끝으로 해독이 끝났다고 생각하는 사람도 있는데, 회복기까지 끝나야 해독 일정이 끝나는 것입니다. 특히 해독을 두 번째 하는 경우, 첫 번째 해독의 성공에 취해 회복기를 소홀히 보내는 경우가 많습니다. 회복기를 잘 못 보내면 요요가 다시 찾아오는 것은 물론, 건강도 이전 상태로 돌아가게 되므로 회복기의 주의사항을 꼭 잘 지켜야 합니다.

Q. 회복기가 시작되었는데 죽을 만들 시간도 없고 죽을 사먹을 곳도 없어요. 어떻게 해야 할까요?

A. 회복기 첫째 날과 둘째 날에는 죽을 먹는 것이 좋습니다. 하지만 도저히 죽을 구할 수 없다면 죽 대신 밥을 먹어야겠지요. 단, 이때는 밥을 죽처럼 먹어야 합니다. 즉, 밥을 입에 넣고 30회 이상 꼭꼭 씹어서 죽을 만든 후에 삼키도록 하세요. 그렇게 하면 죽을 먹는 것과 비슷한 효과를 거둘 수 있습니다. 또한 가능한 한 현미밥을 먹는 것이 좋습니다.

Q. 회복기에 과식을 했습니다. 속이 더부룩하고 소화도 잘 안 되는데 어떻게 하면 좋을까요?

A. 회복기에 흔히 저지르는 실수 중 하나가 과식입니다. 그동안 참아 왔던 것을 보상이라도 하려는 양 과식을 하게 되지요. 만일 과식을 해서 속이 좋지 않다면, 더부룩한 증세가 해소될 때까지 식사를 하지 않는 것이 좋습니다. 해독차 중에서 소화를 도와주는 맥아차나 무차를 마시면 더부룩한 증세를 빨리 가라앉히는 데 좋습니다. 정 호전되지 않으면 근처 한의원에 내원하여 침 치료를 받으면 도움이 됩니다. 또한 회복기를 잘 마무리하기 위해 애초 일정보다 하루 이틀 정도 더 늘려서 마무리를 하되, 이때에는 회복기 주의사항을 더 잘 지키기를 바랍니다.

Q. 회복기 동안에 먹는 음식의 간은 어떻게 하는 것이 좋을까요?

A. 회복기에는 되도록 싱겁게 간을 하고 인공 양념을 피하는 것이 좋습니다. 마트에서 쉽게 구할 수 있는 맛소금, 흰 설탕, 진간장, 양조식초 같은 인공 양념은 피하도록 하세요. 대신 전통 방식으로 만든 천연 양념을 사용하고, 이마저도 최소량으로 사용하십시오. 기왕이면 음식 원재료의 맛을 음미할 수 있도록 양념은 거의 쓰지 않으면서 요리하는 것이 좋습니다. 이번 기회에 음식 본연의 맛을 음미한다고 마음먹고 원

재료의 맛을 충분히 느껴 보길 바랍니다.

Q. 회복기 동안에 어쩔 수 없는 일이 생겨서 외식을 하느라 그만 금기 음식을 먹어 버렸습니다. 어떻게 하면 좋을까요?

A. 회복기에 들어서 긴장감이 풀어져서 주의사항들을 잘 지키지 못하는 예가 종종 있습니다. 청소기 때 절식을 지키느라 미뤄 둔 약속을 지키려다 본의 아니게 금기 음식을 먹기도 합니다. 그래서 가급적이면 외식을 해야 하는 약속은 회복기 이후에 잡는 것이 좋습니다. 하지만 어쩔 수 없이 외식을 했다면 일단 빨리 잊고 다시 원칙을 지켜 가야 합니다. 이때에는 외식을 한 만큼 해독식을 먹어 주면 리듬을 찾는 데 도움이 됩니다. 술, 고기, 밀가루 음식을 먹었다면 4장에 소개되는 술 해독식, 고기 해독식, 밀가루 해독식을 먹도록 하십시오. 또한 회복기를 2~3일 늘려서 해 주면 외식으로 인한 손실을 보충할 수 있을 것입니다.

Q. 회복기를 길게 하면 더 효과가 있을까요? 만일 청소기를 5일 정도 하고난 후 회복기를 7일이나 혹은 그 이상 하면 어떨까요?

A. 준비기와 회복기는 길수록 좋습니다. 예를 들어 337이나 537 혹은 757의 형태로 약간씩 변형하여 해독을 하는 것입니다. 준비기를 더 길게 할 경우, 절식에 대한 훈련을 충분히 할 수 있어 청소기를 보다 수월하게 보낼 수 있습니다. 또한 회복기를 길게 가져가면 해독 기간 중에 바뀐 식습관을 일상적으로 유지하는 훈련이 자연스럽게 이뤄집니다. 또한 혹시 있을지 모를 요요현상을 예방할 수 있습니다. 회복기는 길수록 좋으니 마음껏 회복식을 하기를 권합니다.

Q. 회복기에도 계속 운동을 해야 할까요?

A. 운동은 하면 할수록 좋습니다. 이때 가장 추천하는 운동은 등산입니다. 전신 운동이 되는 것은 물론이고 땀 배출이 원활할 뿐만 아니라 좋은 공기를 마시면서 정화 작용도 해 주기 때문입니다. 따로 시간을 내 등산할 여력이 되지 않는다면 절 운동, 걷기, 윗몸 일으키기, 배드민턴, 자전거 타기 등을 해도 좋고, 에어로빅, 요가 등 스스로 즐길 수 있는 취미를 운동으로 연결시키는 것도 좋습니다. 그마저도 어렵다면 계단 오르내리기, 한 정거장 먼저 내려서 집까지 걸어가기 등 생활 속에서 실천할 수 있는 것들을 찾아보세요.

Q. 회복기를 하다 보니 청소기가 오히려 더 쉬웠던 것 같습니다. 원래 이런 건가요?

A. 대부분의 사람이 해독을 시작하기 전에 청소기를 어떻게 보낼지를 가장 크게 걱정합니다. 하지만 막상 해독을 다 끝내고 나면 제일 편했던 시기가 청소기였다고 입을 모아 말합니다. 청소기 동안에는 정화주스만 먹으면 되지만, 회복기에는 이것저것 먹기는 먹되 잘 골라서 먹어야 하므로 오히려 청소기가 더 편했다는 것이지요. 그만큼 회복기를 잘 보내기가 어렵다는 이야기이고, 또한 청소기를 두려워할 필요는 없다는 뜻이기도 합니다. 자칫 회복기에 마음이 느슨해질 수 있으니 이때 오히려 마음을 다잡기를 바랍니다. 회복기까지 모두 제대로 마쳐야 비로소 해독을 완성한다는 사실을 잊어서는 안 됩니다.

Q. 해독은 못 했지만 정화주스와 해독차를 이용해 볼 생각이 듭니다. 준비기, 청소기, 회복기의 세 단계를 차례대로 밟지 않더라도 평소 이 두 가지를

자주 복용하면 해독에 도움이 될까요?

A. 물론입니다. 세상 모든 일을 항상 완벽하게 할 수 없는 것처럼 해독도 마찬가지입니다. 지금 사정이 되지 않는다면 이번에는 30점을 목표로 하면 됩니다. 다음번에 시간과 여력이 되었을 때 제대로 해 보겠다고 생각하고, 이번에는 작은 목표를 세워 원칙을 충실히 지키는 훈련을 하면 됩니다. 해독 전체 과정을 완벽하게 밟지 않더라도 스스로 해독 원칙을 정해서 지키면 분명히 효과가 있습니다.

정화주스와 해독차를 생활 속에서 잘 활용해 보도록 하세요. 한 끼 식사 대신 정화주스를 마셔도 좋고, 커피 대신 내 몸에 맞는 해독차를 마셔도 좋습니다. 해독을 너무 어렵게만 생각하지 않기를 바랍니다. 밤늦은 시간에 야식이 당길 때, 치킨이나 족발 대신 정화주스를 만들어 마시면 되는 것입니다. 늦은 시간에 저녁을 먹어서 다음날 속이 더부룩하다면, 밥 대신에 정화주스를 식사 대용으로 마시면 되는 것입니다. 평소에 커피를 너무 많이 마신다면, 커피 대신 해독차를 이것저것 마셔 보면서 나와 가장 잘 맞는 것을 찾아보면 되는 것입니다. 이렇게 하는 것으로도 생활 속의 작은 해독이 됩니다.

Q. 몸이 가벼워지는 것은 느끼겠는데 기대했던 것만큼 살이 빠지지 않은 채로 회복기가 시작되었습니다. 무엇을 어떻게 해야 회복기 동안 좀 더 살을 뺄 수 있을까요?

A. 대부분의 사람이 건강을 챙기면서 군살을 빼고 싶은 생각에 해독을 결심합니다. 그런데 청소기가 다 지났는데도 기대만큼 살이 빠지지 않았다면 회복기 동안에 이렇게 해 보세요. 바로 몸을 따뜻하게 하는 온법과 땀을 내는 한법에 박차를 가하는 것입니다. 이 방법이 꼭 필요하느냐, 별것도 아닌 것처럼 보이는데 왜 자꾸 강조하느

냐 할 수도 있겠지만 직접 해 보십시오. 살이 잘 안 빠질 때 온법과 한법만큼 좋은 방법은 없습니다. 온법을 위해서 돌뜸을 엉덩이 아래에 하루 종일 깔고 있거나 반신욕을 할 수 있습니다. 한법을 위해서 역시 반신욕을 하거나 강도 높은 운동을 할 수 있습니다. 몸을 따뜻하게 하고 땀을 충분히 흘려 주면, 비록 청소기 때는 체중 감량 속도가 느렸더라도 회복기에 이르러 속도가 붙습니다. 온법과 한법을 꼭 실천해 보시기를 다시 한 번 강조합니다.

Q. 회복기 식사를 열심히 하고 있습니다. 그런데 회사가 늦게 끝날 때도 있어서 저녁 식사를 하기가 모호합니다. 저녁밥 대신에 청소기 동안에 마셨던 정화주스를 마셔도 될까요?
A. 네, 가능합니다. 퇴근이 늦은 경우 저녁밥을 너무 늦은 시간에 먹게 될 수 있습니다. 저녁이 늦다 보면 배가 고픈 나머지 나도 모르게 과식을 할 수 있습니다. 이런 경우에는 정화주스를 식사 대용으로 마셔 보세요. 늦은 저녁 식사로 인한 여파를 미연에 방지하는 효과도 있을 뿐만 아니라, 회복기 동안에도 해독에 더욱 박차를 가할 수 있습니다. 저녁 식사 시간이 모호하다면, 정화주스를 저녁 대용으로 마셔 보세요.

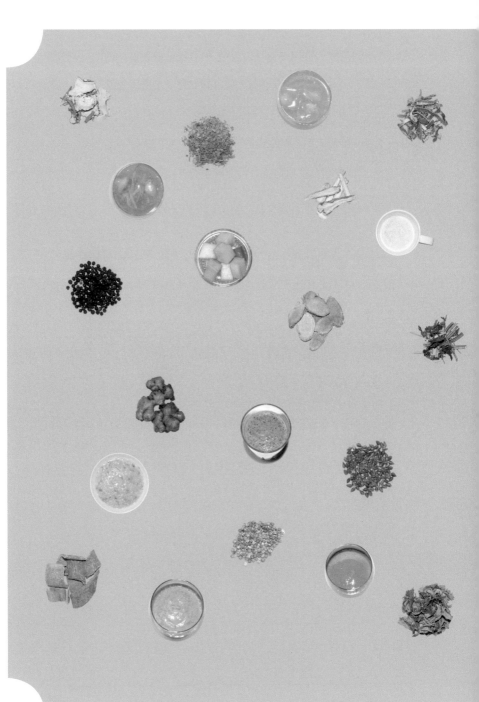

CHAPTER 04

해독 후, 가벼워진 내 몸 유지하기

내 몸이 달라졌어요

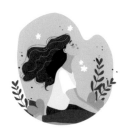

| 미각이 정화된다 |

세 살짜리 아이를 둔 30대의 한 주부는 산후비만으로 처녀 시절보다 10kg이나 불어 버린 몸이 늘 속상하던 차에 언니가 얼마 전 해독을 한 뒤 살이 쏙 빠진 것을 보고 해독을 결행했다. 해독은 별 무리 없이 잘 끝났고 체중도 7kg이 빠졌다. 해독 중 별다른 애로점은 없었지만 딱 하나, 청소기와 회복기 동안 김치찌개 생각이 나서 힘들었다. 실제로 배가 고파서라기보다 평소 좋아하던 맵고 얼큰한 김치찌개가 눈앞에 둥둥 떠다니는 통에 그걸 떨쳐 내기가 힘들었던 것이다.

회복기까지 끝난 후 남편과 함께 성공적인 해독을 축하할 겸 김치찌개를 맛나게 끓였다. 신랑은 김치찌개 맛이 정말 끝내준다고 늘 그녀를 치켜세우곤 했다. 드디어 찌개가 다 끓어 식탁에 올렸다. 기대감을 안고 국물을 한 수저 떠먹는 찰나, 뭔가 이상했다. 전처럼 김치찌개 국물이 그렇게 맛나지가 않고, 간이 엄청 세고 맛도 강했다. 늘 끓이던 대로 똑같이 끓였는데 해독 후에 김치찌개의 맛이 달라진 것이다. 남편은 전과 똑같다고 했지만 몇 번을 먹어도 예전의 그맛이 아니었다.

앞서 해독을 했던 그녀의 언니도 이와 비슷한 경험을 했다고 한다. 직장에 다니는 언니는 해독을 잘 끝내고, 이전에 하던 대로 점심 때가 되면 근처 식당을 찾았다고 한다. 그런데 어느 식당의 반찬은 먹을 만한데, 어느 식당의 반찬은 인공 조미료 맛이 강해 먹기가 고역이었다. 해독 전에는 전혀 느끼지 못한 감각이었다. 결국 인공 조미료를 쓰는 식당에는 들르지 않게 되었다.

이렇게 똑같은 음식에 대해 맛을 다르게 느낀 까닭은 조리법이 달라져서가 아니다. 미각이 달라졌기 때문이다. 청소기와 회복기를 거치면서 소금기 있는 음식은 거의 먹지 않고, 특히 맵고 짠 반찬을 피했다. 그 결과 회복기가 끝난 시점이 되었을 때 전에는 맛있게 먹었던 맵고 짠 음식들이 너무 강하게 느껴진 것이다. 맵고 짠 음식들이 덜 맛있게 느껴졌고, 싱거운 음식들이 덜 맛없게 느껴졌다. 이는 그들의 미각이 정화되었기 때문이다.

그녀가 일전에 속이 쓰려 속쓰림에 좋다고 하는 양배추를 삶아 먹어 본 적이 있었다. 위벽에 좋다고 하여 몇 잎을 먹어 보았는데 싱겁기만 하고 영 맛이 없었다. 그런데 해독이 끝난 후 양배추를 다시 먹어 보니, 의외로 맛이 있었다. 그때처럼 싱겁고 밍밍하지 않고, 자꾸 씹으니 단맛도 느껴졌다. 해독이 미각도 정화시킨다는 것을 깨달았고, 그뒤 맵고 짠 음식을 즐기던 입맛을 싹 고칠 수 있었다.

| 소식이 가능해진다 |

30대 후반의 한 남성 직장인은 입사 이후 야금야금 살이 찌더니 어느새 98kg의 육중한 체중에 이르렀다. 복부비만이니 지방간이니 고지혈증이니, 살찐 사람에게 붙을 수 있는 훈장 모두가 건강검진 결과지에 우수수 박혀 있었다.

사실 그는 살을 빼야겠다는 생각이 별로 없었다. 그냥 이대로 살다가 죽 겠다는 것이 그의 신조였다. 그러던 그의 생각을 바꾼 것은 바로 딸아이였 다. 어린 딸이 아빠한테 냄새가 난다며 가까이 오지 않았던 것이다. 사실 그는 살이 찐 뒤 몸에서 나는 땀의 양도 늘었다. 날씨가 조금만 더워도 땀 이 줄줄 흐르고 조금만 뜨거운 음식을 먹어도 머리와 가슴에서 땀이 배어 나왔다. 그러다 보니 어느덧 몸에서 냄새가 나기 시작한 것이다. 어린 딸이 아빠에게서 냄새가 난다면서 가까이 오려고 하지 않자 그는 못내 충격을 받았다. 그제야 살을 빼야겠구나 싶어서 해독을 하기로 결심했다.

준비기와 청소기 그리고 회복기까지 잘 마쳤다. 체중도 10kg 이상 잘 빠 졌다. 이제 일상생활로 돌아가는 일만 남았다. 한 달가량이 지나고 그를 다 시 만나게 되어 잘 지내고 있냐고 물으니, 자신의 식습관이 예전과 많이 달 라졌다고 했다. 제일 큰 변화는 고기를 대하는 자세라고 했다. 예전에는 회 식이나 외식 자리에서 고기를 먹으면 늘 2~3인분은 기본으로 먹었는데 지금은 그렇게 먹으면 속이 너무 불편하다는 것이었다. 전에 어떻게 그 많 은 고기를 먹어 치웠는지 신기할 정도라고 했다. 0.5인분 정도의 고기를 먹 어 봤는데 딱 그 정도 양을 먹으니 속이 더부룩하지 않고 편안하다는 말도

덧붙였다.

　늘 과식을 일삼던 사람이 청소기를 거치고 회복기를 잘 마무리하면 소식하는 습관에 익숙해진다. 이는 해독 기간 동안 식사량을 최대한 줄임으로써 포만감을 느끼게 해 주던 식사량이 리셋되는 까닭이다. 해독을 마친 사람 대부분이 전하는 얘기가 전에 먹었던 양만큼 먹으면 속이 불편해진다는 것이다. 심지어는 예전의 양만큼 먹었더니 체했다는 사람도 있다. 이는 해독이 그만큼 소식을 훈련시켜 주었기 때문이고, 나에게 적당한 식사량으로 리셋되었기 때문이다. 그것도 소량으로 리셋된 것이다. 그래서 해독 후에는 소식이 더 편안해진다.

| 몸이 민감해진다 |

　미용 일을 하는 30대 초반의 한 여성이 세 가지 목적을 위해서 해독을 결심했다. 첫째는 살을 빼기 위한 것, 둘째는 1년가량 자신을 괴롭혀 온 두드러기를 치료하기 위한 것, 셋째는 임신을 하기 전에 건강한 몸을 만들기 위한 것이었다.

　해독은 순조롭게 잘 진행되었다. 매일같이 올라오던 두드러기도 청소기가 끝날 무렵에 거의 사라지더니 회복기가 되자 더 이상 나타나지 않았다. 처음부터 의심을 했지만 그녀의 두드러기는 음식 때문에 생긴 것이었다. 음식으로 인한 두드러기는 인스턴트 음식을 끊고 자연식과 소식으로 식단을 바꾸면 대부분 사라진다. 체중도 잘 빠져서 이제 열심히 노력해서 아이만 만들면 되는 상태가 되었다.

회복기까지 끝난 후 한 달여가 지난 무렵이었다. 그녀에게 두드러기가 다시 생겼다. 매일같이 올라오던 두드러기가 해독이 끝난 이후로는 단 한 번도 올라오지 않아 살 것 같았는데, 불현듯 다시 두드러기가 생기자 그녀는 놀라지 않을 수 없었다.

혹시나 싶어서 전날 무엇을 먹었냐고 물어보니 일이 바빠서 저녁으로 밥 대신 순대를 먹었다고 했다. 1년 여 전에 두드러기가 처음 생기기 시작할 무렵에 혹시 순대를 자주 먹었냐고 다시 물어보았다. 그랬더니 역시나였다. 사연을 들어 보니 그녀는 말단에서 시작해야 하는 프랜차이즈 미용실 일을 서른이 넘어서야 시작했다고 한다. 미용 일이라는 것이 식사 시간이 정해져 있지 않다 보니 급하게 식사를 할 때가 다반사였고, 또 자신은 말단 스탭이다 보니 밥을 제대로 챙겨 먹는 것이 불가능했다고 한다. 떡볶이, 순대, 김밥, 튀김과 같은 분식을 급하게 먹는 적이 많았다는 것이다. 그 무렵에 두드러기가 생기기 시작했는데 꼭 분식류를 먹지 않아도 매일 두드러기가 올라오니 도대체 무슨 음식 때문에 생기는지 알 수가 없었다고 한다.

그러나 해독을 거친 후 이 두드러기의 원인이 무엇인지 알 수 있게 되었다. 한창 두드러기가 생길 무렵에는 원인에 노출되건 노출되지 않건 간에 증세가 지속되어서 무엇이 진짜 원인인지 찾아내기가 어려웠다. 그런데 해독을 하면서 지우개로 지우듯 원인 인자를 차단시키자 두드러기가 싹 사라졌다. 그리고 다시 원인에 노출되자 즉각적으로 증상이 나타났다. 그럼으로써 무엇이 나와 맞지 않는 음식인지 바로 알아차릴 수 있게 된 것이다. 만약 그녀가 해독을 하지 않았다면 순대 때문에 두드러기가 생겼다는 것을 발견하지 못했을 것이다.

전보다 깨끗해진 그녀의 몸에 순대가 들어가자 즉각적인 반응이 나타났다. 그만큼 그녀의 몸이 자신과 맞지 않는 음식에 민감한 반응을 보인 것이다. 어떤 자극에 대해서 곧바로 반응이 나타나는 것을 '즉각 반응'이라고 하고, 어느 정도 시간이 지난 후에 반응이 나타나는 것을 '지연 반응'이라고 한다. 대체로 독소가 적고 질병이 급성일수록 즉각 반응이 많고, 독소가 많고 질병이 만성화될수록 지연 반응이 많다. 음식에 대해 지연 반응이 나타나면 도대체 원인이 무엇인지 알아내기가 힘들다. 하지만 그녀는 해독을 통해서 지연 반응을 즉각 반응으로 바꿀 수 있게 되었고, 마침내 두드러기의 원인을 찾게 된 것이다.

| 태초로 돌아가게 하다 |

사람은 살아가는 동안에 수많은 자극에 노출된다. 자극이라는 것은 노출될수록 점점 강도가 세지게 마련이다. 그러다 보니 어느 순간이 되면 예전에는 만족했던 자극의 정도가 이제는 더 이상 만족스럽지 않게 되어 버린다. 단것을 즐겨 먹다 보면 점점 더 강한 단맛을 찾게 되고, 예전에 혀를 즐겁게 했던 낮은 단계의 단맛은 더 이상 달지 않게 느껴진다. 또한 배부름의 즐거움에 빠지다 보면 점점 더 많이 먹어야 포만감이 느껴진다. 질이 나쁜 먹을거리에 끊임없이 노출되었기에 입으로 독소 음식이 또 들어와도 몸에 나쁘다는 것을 감지해 내지 못하게 된다.

이미 더러운 호수에 지저분한 부유물을 한 숟가락 더 넣는다고 호수가 크게 달라져 보이지 않는다. 하지만 청정한 호수라면 지저분한 부유물을 한 숟가락만 넣어도 금세 알아차리게 될 것이다. 전에는 햄버거를 먹어도 별 이상이 없었는데, 해독 후에는 햄버거가 무척이나 내 속을 불편하게 만드는 음식이 될 수 있다. 이는 내 몸이 나빠진 것이 절대 아니다. 내 몸이 정화되었기에 나쁜 음식을 바로 느낄 수 있게 된 것이다.

이렇게 성공적인 해독은 몸을 태초로 돌아갈 수 있게 만들어 준다. 일정 기간 음식을 차단하는 것은, 특히 화학물질이 들어간 질 나쁜 음식을 차단하는 것은, 몸을 청정한 호수로 만들어 주는 것과 같다. 미각을 정화시키고 식사량을 초기화시키고 자신과 안 맞는 음식에 대한 반응의 역치를 초기화시켜 준다. 이것이 해독을 통해 얻게 되는 몸의 큰 변화이다.

고된 정화 작업을 해서 맑아진 호수에 또다시 오염물질을 넣고 싶은 사람은 없을 것이다. 특히나 정화 작업에 직접 참여했던 사람이라면 더더욱 청정 호수를 오래 유지하고 싶을 것이다. 우리의 몸에도 그래야 하지 않을까? 태초로 되돌린 나의 소중한 몸을 오랫동안 청정하게 유지해야 하지 않을까?

해독된 몸을 유지하는 건강한 생활 원칙

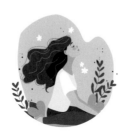

| 지켜야 할 습관 vs 없애야 할 습관 |

해독을 잘 마무리한 후 이제부터 어떻게 생활해야 할지 걱정 아닌 걱정이 들 수 있다. 시간과 노력을 들여 몸을 정화시켜 놓았는데 금세 예전으로 돌아가 버리면 속상할 것이다. 건강해진 몸을 더욱 오래 유지할 수 있도록 해독 후에 어떻게 살아야 할지에 관해 몇 가지 원칙을 세워 보자.

먼저 꼭 지켜야 할 3대 원칙이 있다. 해독이 끝난 후에도 잊지 말고 실행해야 할 세 가지 원칙이다. 첫째는 다작^{多嚼}이다. 음식을 먹을 때 많이 씹어서 먹으란 얘기다. 둘째는 소식^{少食}이다. 음식을 먹을 때 많이 먹지 말고 소량을 먹으란 얘기다. 셋째는 저염식^{低鹽食}이다. 음식을 먹을 때 싱겁게 해서 먹으란 얘기다. 이것이 음식을 먹을 때 지켜야 할 3대 원칙이다.

꼭 지켜야 할 3대 원칙이 있다면, 꼭 피해야 할 3무^無 원칙도 있다. 체중을 줄이고 나면 대부분의 사람이 다시 원래 체중으로 돌아가는 요요가 생길까 봐 걱정한다. 그런데 정말 걱정해야 할 것은 체중의 복귀가 아니다. 오히려 습관의 복귀가 생길까 봐 걱정해야 한다. 체중계를 들여다보면서 걱정하지 말고, 습관을 돌아보면서 걱정하라. 습관이 예전처럼 돌아가지 않는다면, 체중도 예전처럼 돌아가지 않는다. 그런 의미에서 《동의보감》에서 이렇게 하면 몸이 상하니 절대 하지 말라고 당부한 나쁜 습관 3가지를 살펴보자.

첫째는, 밥 먹고 바로 눕는 습관이다.

「배부르게 먹은 후에 곧바로 눕지 마라. 소화가 안 되거나 몸에 적취(덩어리)가 생기게 된다.」(《동의보감》, 〈잡병편〉, 내상문)

특히 퇴근 후 저녁 시간에 조심해야 할 일이다. 저녁 식사를 하고 나면 나른하고 졸려 그대로 누워 잠들어 버리기 쉽다. 절대 그러지 말라는 것이다. 만약 배가 불러 잠이 온다면, 배부르지 않게 먹으면 된다.

둘째는, 밤늦은 시간에 배부르게 먹는, 즉 야식 습관이다.

「하루를 보내며 하지 말아야 할 일은 바로 밤 늦은 시간에 배부르게 먹는 것이다.」(《동의보감》, 〈내경편〉, 신형문)

배부르게 먹더라도 낮에 배부르게 먹으라는 것이다. 밤늦은 시간이 되었다면 절대 배부르게 먹지 말라는 것이다.

셋째는, 술을 마시면서 밀가루 음식을 함께 먹는 습관이다.

> 「탁한 술을 마시면서 밀가루 음식을 먹지 마라. 기(氣)가 출입하는 구멍
> 을 막아 버린다.」(《동의보감》, 〈잡병편〉, 내상문)

술에는 맑은 술이 있고 탁한 술이 있다. 맑은 술은 증류주를 말하는데, 소주가 대표적이다. 탁한 술은 증류하지 않은 발효주를 말하는데, 맥주와 막걸리가 대표적이다. 그런데 《동의보감》에서는 탁한 술을 마시면서 밀가루 음식을 먹지 말라고 했다. 즉, 맥주를 마시면서 국수, 튀김, 치킨 등을 먹지 말라는 얘기다. 치맥을 먹으면 먹을수록 우리 몸의 기가 출입하는 구멍이 막혀 여기저기에 찌꺼기가 쌓이고 뭉쳐서 덩어리가 생길 수 있다는 얘기다.

| 밥상을 차릴 때는 '5:4:3:2:1 원칙'을 |

그렇다면 어떤 음식을 어떻게 먹어야 할까? 물론 자연식을 많이 먹을수록 좋다. 그렇다면 어떻게 자연식을 먹어야 할까? 5:4:3:2:1을 유념하면서 먹을수록 좋다.

할 수 있는 한 자연식으로 먹되 다섯 가지 색깔의 음식을 골고루 해서 먹는 것이 좋다. 다섯 가지 색깔은 청색, 적색, 황색, 백색, 흑색을 말한다. 줄여서 '청적황백흑'이다. 이 중에서 청색과 적색과 같이 화려한 색깔의 음식을 특히 많이 먹으면 좋다. 색깔이 화려한 음식에 기능성 영양소가 듬뿍 담

겨 있기 때문이다. 그래서 청적황백흑의 비율을 5:4:3:2:1로 해서 먹으라는 것이다. 이 비율을 정확히 지키지는 못하더라도 되도록 화려한 색깔의 음식을 잘 챙겨 먹는 것이 좋다.

이제 밥상을 차릴 때 세 가지를 살펴보면 된다. 첫째는 자연식인가, 둘째는 청적황백흑의 색깔이 골고루 배합되어 있는가, 셋째는 비율이 5:4:3:2:1에 가까운가를 살펴보라. 만약 그렇다면 훌륭한 해독 밥상을 차린 것이다.

| 일주일 중 하루는 자유롭게 |

하지만 사람은 신이 아니기에 모든 것을 지키며 살 수는 없다. 건강에 좋지 않지만 라면도 먹고 싶고 피자도 먹고 싶다. 회사 동료들과 술도 실컷 마시고 싶다. 더불어 사는 세상에서 나 혼자 신선처럼 살기는 힘들다. 그래서 나는 사람들에게 '6:1의 원칙'을 지키라고 말해 주곤 한다.

6:1의 원칙이란, 일주일 중 하루를 내 욕망대로 사는 것이다. 밤늦게 라면이 먹고 싶다면 그렇게 해라. 밥 먹고 바로 배 두들기며 드러눕고 싶다면 그렇게 해라. 남편과 함께 혹은 아내와 함께 늦은 밤에 치맥을 먹고 싶다면 그렇게 해라. 일주일 중에서 단 하루를 그렇게 나의 게으른 자아를 충족시키며 보내는 것이다.

대신 남은 6일은 나의 건전한 자아를 충족시키며 보내라. 틈나는 대로 운동을 하거나 스트레칭을 해 주고, 밥상을 차릴 때에는 되도록 소박하면서도 싱겁게 반찬을 만들고, 여러 가지 색깔의 제철 음식으로 식단을 꾸며서 하루하루 건강지수를 높여 가며 살라는 것이다. 이것이 6:1의 원칙이다.

| 6개월에 한 번 습관 점검하기 |

하지만 망각의 동물인 사람은 시간이 갈수록 점점 위의 원칙들을 잊어버린다. 사회생활을 하다 보면 다시 미각은 혼탁해지고 어느덧 내 밥상은 인스턴트 음식으로 채워진다. 정신을 차려 보니 저녁밥을 배터지게 먹은 뒤 그대로 소파에 드러누워 자고 있다. 그럴 때 다시 해독을 실행하라. 집 안의 먼지도 시간이 지나면 다시 쌓이듯이, 사람의 몸도 시간이 지나면 다시 때가 쌓일 수 있다.

성정이 게으른 사람이라면 대략 6개월 정도가 지났을 때 다시 옛날의 습관들이 야금야금 고개를 들게 될 것이다. 조금은 부지런한 사람이라면 대략 1년 정도가 지나면 옛날의 습관들이 튀어나올 것이다. 그럴 때 해독을 다시 하는 것이다.

장기간에 걸친 무의식적인 행동을 습관이라고 한다. 몇 십 년 이어졌던 습관의 고리를 끊으려면 새로운 행동을 자꾸 반복해야 한다. 해독을 행한 후 6개월이 되었을 무렵에 자신을 뒤돌아보라. 만약 옛 습관이 튀어나오고 있다면, 다시 해독을 시작하라. 그것이 6개월의 원칙이다.

| 의지를 습관으로 만들자 |

준비기에는 '변화'를 연습했고, 청소기에는 '의지'를 연습했고, 회복기에는 '절제'를 연습했다. 새로운 행동을 계속하면 새로운 습관이 생길 것이다. 새로운 행동이 그저 한때로 끝나 버리면 그저 하나의 경험으로 남을 것이다. 모든 해독 일정이 끝난 지금이야말로 이제 막 새로운 습관이 생길까말까 하는 갈림길에 놓인 상황이다.

미국의 심리학자 윌리엄 제임스에 의하면, 인간이 하는 행위의 99%가 습관에서 나온다고 한다. 내가 무의식 중에 행하는 대부분의 행동이 습관에 기인한다고 하니, 이 습관이 나를 이루는 기저가 된다고 해도 과언이 아니다. 따라서 해독을 통해 이제 막 변화를 실천하고 행동을 고쳐 새로운 습관을 만들려고 하는 지금 이 순간이 아주 중요하다고 할 수 있다.

미국의 유명한 육상선수이자 정치가였던 짐 라이언^{Jim Ryan}은 "출발하게 만드는 힘은 동기이고, 계속 나아가게 만드는 힘은 습관이다.(Motivation is what gets you started, habit is what keeps you going.)"라고 했다. 해독이 출발하게 만드는 동기까지는 제공해 주었다. 이제 이 동기를 계속 이어 나가 습관으로 만드는 것은 우리의 몫이다. 해독을 잘 마무리했지만 시간이 지난 후 다시 원상복귀 되었다는 사람이 있다면, 그는 절실했던 의지와 새로워진 행동을 '습관'으로 만들지 못한 사람이다. 반면에 원상복귀 없이 변화를 잘 유지하고 있는 사람은 새로운 습관 만들기에 성공한 사람들이다. 당신은 어느 쪽에 서고자 하는가?

해독 밥상 : 오색에 해답이 있다

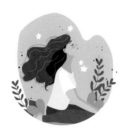

| 오색을 골고루 먹으면 오장이 건강해진다 |

《동의보감》에서는 오색五色이라 하여 다섯 가지의 색깔을 중시했다. 이 다섯 가지 색깔을 오장五臟과 연결하기도 했고, 또 다섯 가지 색깔이 얼굴빛으로 드러나는 것을 보고 병의 유무를 판단하기도 했다.

「오색이란 청색, 적색, 황색, 백색 그리고 흑색을 말한다. 청색은 간으로 들어가고, 적색은 심장으로 들어가며, 황색은 비장으로 들어가고, 백색은 폐로 들어가며, 흑색은 신장으로 들어간다.」(《동의보감》, 〈잡병편〉, 심병문)

「간이 병들면 얼굴빛이 퍼렇게 되고 툭하면 화를 잘 낸다. 심장이 병들면 얼굴빛이 벌겋게 되고 툭하면 잘 웃는다. 비장이 병들면 얼굴빛이 누렇게 되고 툭하면 트림을 잘 한다. 폐가 병들면 얼굴빛이 허옇게 되고 툭하면 재채기를 잘 한다. 신장이 병들면 얼굴빛이 검게 되고 툭하면 두려움을 느끼고 하품을 잘 한다.」(《동의보감》, 〈외형편〉, 명문)

즉《동의보감》에서는 청적황백흑의 다섯 가지 색깔은 오장의 건강과 관련이 있으며, 평소에 오색의 음식을 골고루 먹으면 오장을 골고루 건강하게 만들 수 있다고 말한다. 또한 장부가 병들면 어떤 색깔이 두드러지게 얼굴빛으로 드러날 수도 있다고 설명한다.

만약 무슨 음식이 어디에 좋은지 공부하기도 힘들고 외우기도 귀찮다면, 간단하게 오색의 음식을 골고루 먹으면 된다고 생각하면 된다. 이것저것 효능을 따지지 않고 오색 음식을 잘 챙겨 먹는다면 내 몸의 오장 역시 골고루 건강해질 것이다. 바쁜 와중에도 간단하게 만들어 먹을 수 있는 자신만의 오색 메뉴들을 개발해 두면 그 음식이 바로 건강 음식이 된다.

특히 다섯 가지 색깔의 반찬을 각각 만들지 않더라도 일품으로 오색을 담을 수 있는 요리를 만든다면, 쉽게 차릴 수 있는 오색 해독 밥상이 될 것이다. 그런 의미에서 집에서 간단하게 만들어 먹을 수 있는 오색 음식의 예를 몇 가지 소개해 본다. 꼭 이것이 아니더라도 오색 음식을 골고루 먹으면 되므로 참고만 하기 바란다.

오색카레라이스 ●━━━━━━━━━━━━━━━━

카레라이스는 카레가루와 야채를 함께 넣고 끓여서 밥에 끼얹어 먹는 간편한 요리다. 카레가루의 원료인 강황에는 어혈과 통증을 제거하는 효능이 있다. 여러 색깔의 야채와 함께 카레라이스를 만들어 먹으면 간편한 해독 식으로 활용할 수 있다.

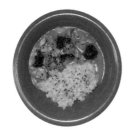

·· 재료

브로콜리 40g, 당근 40g, 양파 40g, 카레 가 루 20g, 검은깨 약간, 오일 약간, 다진 마늘 약간, 물 120cc, 잡곡밥 1공기

·· 만드는 법

① 브로콜리, 당근, 양파는 깨끗이 씻은 후 한입 크기로 썬다.

② 냄비에 오일을 두르고 마늘과 양파를 먼저 넣고 볶다가, 당근과 브 로콜리를 마저 넣고 볶는다.

③ 냄비에 물을 부은 뒤 카레가루를 넣고 잘 젓는다.

④ 재료가 충분히 익도록 약한불에 마저 끓인다.

⑤ 그릇에 밥을 담고 그 위에 카레를 올린 후 검은깨를 약간 뿌려 준다.

오색누룽지탕

누룽지탕은 해산물과 야채를 양념한 물에 끓여서 누룽지에 끼얹어 먹는 요리다. 주로 중국 레스토랑에서 먹지만 집에서도 만들어 먹을 수 있다. 여 러 색깔의 재료들을 활용해 만들면 간편한 일품 해독식이 된다.

현미밥 1공기, 오징어 60g, 청경채 30g, 대
파 30g, 표고버섯 30g, 붉은 파프리카 60g,
물 200cc, 간장 2작은술, 청주 2작은술, 마
늘 약간, 오일 약간, 녹말 약간, 참기름 약간

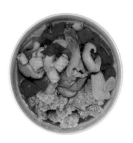

.. 만드는 법

① 현미밥을 깨끗한 프라이팬에 얇게 펴서 약불로 앞뒤를 구워 누룽지
　를 만든 후, 180℃로 달궈진 오일로 바삭하게 튀긴 후 기름기를 뺀다.

② 오징어, 청경채, 대파, 표고버섯, 파프리카는 씻은 후 먹기 좋은 크기
　로 자른다.

③ 팬에 오일을 두르고 마늘을 먼저 볶고, 그 뒤 오징어와 표고버섯, 파
　프리카를 넣고 볶다가 청주와 간장을 넣는다.

④ 물을 부은 후 끓으면 녹말을 소량의 물에 풀어서 끓는 물에 부어 걸
　쭉하게 만든다.

⑤ 청경채와 대파를 넣고 참기름을 약간 넣는다.

⑥ 그릇에 누룽지를 담고 ⑤를 끼얹는다.

*tip 누룽지를 만들기가 번거로우면 밥에 끼얹어 먹어도 된다.

오색샐러드

여러 야채들을 이용해 밥 대신 끼니로 먹을 수 있는 샐러드이다. 다양한

야채와 들깨가루와 콩가루가 해독의 재료로 손색이 없다. 가끔 밥 대신 별미를 먹고 싶을 때 이 오색샐러드를 만들어서 먹어 보자.

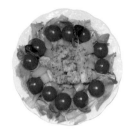

·· 재료

방울토마토 100g, 어린잎채소 20g, 양상추 20g, 두부 100g, 노란 파프리카 30g, 오일 약간

·· 드레싱

들깨가루 1큰술, 검은콩가루 1작은술, 식초 1작은술, 플레인 요구르트 2큰술, 다진 양파 1큰술, 조청 2큰술, 제철 과일즙 2큰술

·· 만드는 법

① 두부는 물기를 닦아 내고 깍둑썰기한 후 후추를 뿌려 둔다.

② 프라이팬에 오일을 두르고 두부를 바삭하게 굽는다.

③ 방울토마토, 어린잎채소, 양상추, 파프리카는 물로 깨끗이 씻는다.

④ 양상추와 파프리카는 먹기 좋은 크기로 썰어 둔다.

⑤ 드레싱을 만들어 두부와 야채를 섞은 것에 뿌린다.

오색영양밥

밥 자체에 오색의 재료를 모두 담아서 영양밥을 만들 수 있다. 이미 밥에 오색이 담겼기에 해독식이자 영양식으로 충분하다. 밥을 지을 때 재료를

함께 넣기만 하면 되고, 또 먹을 때에도 김치 하나만 있으면 되므로 만들기
와 먹기가 모두 간편하다.

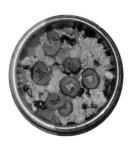

‥재료

단호박 70g, 현미 70g, 애호박 30g, 메주콩
10g, 검은콩 10g, 대추 10g, 물 200cc

‥만드는 법

① 쌀, 메주콩, 검은콩은 물로 씻은 후 미리 불려 둔다.

② 단호박과 애호박은 깨끗이 씻은 후 한 입 크기로 썰어 둔다.

③ 대추는 깨끗이 씻고 돌려깎기 한 후 채 썰어 둔다.

④ 밥솥에 재료를 담고 물을 부은 후 밥을 짓는다.

오색구절판

구절판은 필요한 재료가 많고 손질할 것이 많아 만들기가 힘들다고 알려
져 있다. 손질이 필요한 재료들을 빼고, 간단하게 채 썰어 뚝딱 만들 수 있
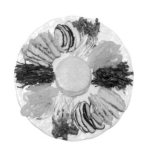
는 여러 색깔의 재료들로 구성하여 간편하게
구절판을 만들어 보자. 만들기 힘든 밀전병 대
신 쌈무를 만들어서 싸 먹으면 준비하기도 쉽
고 소화에도 좋다.

·· 재료

무 200g, 노란 파프리카 60g, 닭가슴살 120g, 무순 15g, 적양배추 30g, 표고버섯 40g, 후추 약간, 오일 약간

·· 쌈무소스

물 200cc, 식초 3큰술, 설탕 3큰술, 소금 1/2큰술

·· 겨자소스

겨자 1큰술, 식초 1큰술, 조청 1큰술, 간장 1큰술, 소금 약간, 후추 약간

·· 만드는 법

① 무는 채칼을 이용하여 얇은 절편으로 썰어 둔다.

② 냄비에 물, 설탕, 소금을 넣고 팔팔 끓이다가, 식초를 넣고 다시 한번 끓어오르면 불을 끈다.

③ 소독한 유리병에 무를 담고 ②를 붓고 냉장고에서 2~3일간 둔다.

④ 닭가슴살은 손질한 후 칼집을 내고 오일을 두른 프라이팬에 후추를 뿌려 가며 바싹 구운 후 가늘게 썰어 둔다.

⑤ 파프리카, 적양파는 가늘게 채 썰고, 표고버섯은 가늘게 채 썬 후 팬에 살짝 볶는다.

⑥ 그릇에 닭가슴살, 파프리카, 적양파, 새송이버섯, 무순을 빙 돌려 담은 후 가운데 쌈무를 담는다.

⑦ 겨자소스를 만들어 종지에 담는다.

해독 양념 : 몸을 가볍게 만드는 건강 양념

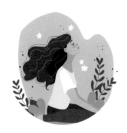

| 내 몸에 약이 되는 천연 양념 |

음식을 맛있게 만들려면 양념이 꼭 필요하다. 특히 간장, 식초, 된장, 고추장, 소금, 설탕은 우리 부엌에 없어서는 안될 기본 양념들이다. 그런데 이렇게 음식의 맛을 더하는 데 쓰이는 양념은 원래, 약념藥念이란 단어에서 비롯되었다. 양념이 사람의 몸에 약이 되기에 약 약藥 자를 쓰지 않았을까 싶다.

원래 모든 양념은 천연 재료로부터 만들어졌다. 간장과 된장은 콩을 발효시켜서, 식초는 과일이나 쌀을 발효시켜서, 고추장은 고추를 말려서, 소금은 바닷물을 끓여서, 설탕은 사탕수수의 즙을 짜서 그리고 우리 조상들이 단맛을 낼 때 설탕처럼 사용했던 조청은 밥과 엿기름을 발효시켜서 만들었다. 하나같이 천연의 재료로부터 만든 것이기에 몸에 약이 되는 천연 양념들이다.

그런데 이렇게 천연 방식으로 양념을 만들려면 많은 시간과 수고가 필요하다. 양념을 판매하는 기업 입장에서는 생산 비용이 많이 들 수밖에 없다. 그래서 화학 처리와 기계 처리를 거친 인공 양념들을 만들기 시작했다.

간장의 경우, 전통 항아리에서 천연 방식으로 1~2년 숙성시켜 만드는 천연 간장(조선 간장)대신에, 콩을 산성의 용매로 처리해 색소와 감미료를 섞은 아미노산 간장과 속성 발효시킨 후, 색소와 감미료를 섞어 양조간장과 진간장을 만든다. 식초의 경우, 누룩으로 6개월 이상 자연 발효시켜 만드는 천연 식초 대신에 빙초산을 물로 희석한 합성 식초와 에탄올을 이용해 속성 발효시킨 양조 식초를 만든다. 소금의 경우, 바닷물을 끓여 만든 자염과 천천히 간수를 제거한 천일염 대신에 바닷물을 뚝딱 전기분해하여 미네랄 없이 염화나트륨만을 뽑아 99% 염도로 만든 정제염과 맛소금을 만든다. 설탕은 미네랄과 섬유소가 함께 있는 비정제 설탕(천연 설탕) 대신에 여러 차례의 기계 처리를 통해 단맛만 높여 당도가 99.9%인 백설탕을 만든다. 이러한 양념들은 약념이라 부를 수 없다.

음식으로 해독을 하려면 우선 요리의 기본이 되는 이 양념들에서부터 해독을 해야 한다. 이런 인공 양념으로 맛을 낸 음식을 먹는 것은 화학물질을 그대로 먹는 것과 같다. 요리에 녹아드는 것이기에 당장 눈에 띄지는 않겠지만 건강에 좋을 리 만무하다. 그러니, 우리가 무심코 사용하는 이 양념이란 것에도 조금 더 관심을 가져 보자. 이왕 쓰는 양념이라면 내 몸에 진정한 약이 되는 천연 양념을 사용하자.

| 양념만 바꿔도 해독 효능이 있다 |

사실 바쁘게 생활하다 보면 건강을 챙길 시간적 여유가 없다. 따로 건강식을 만들 시간이 없다면 양념을 바꿔볼 수 있다. 모든 음식에는 양념이 들어가는데, 이 양념에 특별한 재료를 추가하는 것이다. 건강을 증진시키는 재료를 추가해서 만든 특별한 양념은 저절로 건강 양념이 된다. 만일 천연 양념에 특별한 재료를 추가한다면 천연 건강 양념이 될 것이다. 또한 이러한 양념으로 만든 요리는 저절로 천연 건강식이 된다.

살은 점점 찌고 몸은 점점 무거워지는데 여유 시간은 점점 없어지는 현대인들을 위한 천연 건강 양념의 재료들을 소개해 본다. 그 재료는 나복자, 교맥, 의이인, 홍국, 강황 이렇게 다섯 가지이다.

첫째, 나복자蘿蔔子는 이름이 생소한데 실은 무의 씨를 말한다. 깍두기나 동치미를 담가 먹는 바로 그 무의 씨를 한약재명으로는 나복자라고 부른다. 나복자에는 소화 작용을 도와 주고 비만을 예방해 주는 효능이 있다.

> 「나복자는 배가 빵빵하게 부른 것과 몸에 덩어리가 생긴 것을 치료한다. 오장을 이롭게 해 주고 대변과 소변이 잘 나가게 해 준다.」(《동의보감》, 〈탕액편〉, 채문)

둘째, 교맥蕎麥 역시 이름이 낯선데 이는 메밀을 말한다. 국수나 묵을 만들어 먹는 메밀을 한약재명으로 교맥이라고 부른다. 교맥에는 당뇨와 고혈압 그리고 비만을 예방해 주는 효능이 있다.

「교맥은 위장을 튼실하게 해 주고 기력을 북돋운다. 오장에 쌓여 있는 찌꺼기를 녹여 낸다.」(《동의보감》, 〈탕액편〉, 곡문)

셋째, 의이인薏苡仁은 율무를 말한다. 밥이나 차로 만들어 먹고 마시거나 피부 미용을 위한 팩으로 활용하기도 한다. 의이인에는 부종과 비만 그리고 기미를 예방해 주는 효능이 있다.

「의이인은 몸의 불필요한 수분을 제거해 주어서 몸을 가볍게 해 준다.」(《동의보감》, 〈잡병편〉, 습문)

넷째, 홍국紅麴은 붉은색의 누룩을 말한다. 참고로 막걸리를 빚는 누룩은 누런색이어서 황국黃麴이라 부른다. 붉은 빛을 띠는 누룩인 이 홍국에는 고지혈증을 예방해 주는 효능이 있다.

「홍국은 혈(血)을 잘 돌게 해 주고 음식을 잘 소화시켜 주며 오랜 설사를 그치게 해 준다.」(《동의보감》, 〈탕액편〉, 곡문)

다섯째, 강황薑黃은 생강과에 속하는 여러해살이풀의 뿌리로 카레의 원료로 알려져 있다. 노란색의 이 강황에는 암과 비만을 예방하는 효능이 있다.

「강황은 몸속의 덩어리와 혈괴(血塊)를 제거해 주고 월경이 잘 통하게 해 주며 어혈을 제거하고 몸의 냉기를 없애준다.」(《동의보감》, 〈탕액편〉, 초문)

이렇게 나복자(무씨), 교맥(메밀), 의이인(율무), 홍국(붉은 누룩), 강황의 다섯 가지 재료를 활용하여 양념을 미리 만들어 두었다가 요리할 때 활용해 보자. 집에서 간편하게 만들어 쓸 수 있는 양념의 예를 몇 가지 소개해 본다.

무씨간장

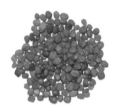

콩을 천연 방식으로 발효시켜 만든 천연 간장에는 아미노산, 무기질, 유기산이 살아 있어서 요리에 맛을 내는 양념의 역할 외에 영양소를 제공하는 역할도 한다. 여기에 후추, 파, 마늘 등을 넣으면 더 깊은 맛과 향을 입힐 수 있고, 무와 무씨를 넣으면 소화를 돕는 작용을 더할 수 있다.

·· 재료

천연 간장(조선 간장) 300cc, 물 120cc, 청주 30cc, 무 80g, 무씨 5g, 통후추 2g, 대파 30g, 양파 40g, 마늘 20g, 사과 60g

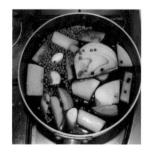

·· 만드는 법

① 냄비에 청주를 제외한 재료를 모두 넣고 끓인다.

② 팔팔 끓으면 약불로 줄여 15분 정도 끓이다가 청주를 넣고 조금 더 끓인다.

③ 채에 걸러서 간장만 받아 깨끗한 통에 담아 냉장 보관하여 쓴다.

*tip 각종 국에 간을 할 때 사용해도 좋고, 30분 정도 더 졸여서 각종 요리의 양
    념장으로 사용해도 좋다.

메밀식초

과일이나 쌀을 누룩으로 발효시켜 만든 천연 식초에는 합성 식초와 양조
식초에는 부족한 유기산과 미네랄이 풍부하게 들어 있어 노폐물 제거와 피
로 해소에 좋다. 여기에 메밀을 넣으면 비만을 예방하고 혈압을 내려 주는
효능을 더할 수 있다.

··재료

메밀 20g, 천연 현미 식초 500cc

··만드는 법

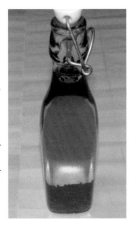

① 메밀은 물로 씻은 후 깨끗한 프라이팬에 살
   짝 볶는다.

② 깨끗한 병에 메밀을 담은 후 식초를 붓는다.

③ 7일 정도 후부터 사용한다.

*tip 메밀식초는 각종 요리의 양념장에 사용해도
    좋고, 5~6배의 물에 희석하여 음료수처럼 마
    셔도 좋다.

율무된장

전통 방식으로 만든 된장은 항암 효과가 있다고 이미 잘 알려져 있다. 또한 간 기능 회복과 간 해독에도 효과가 있어서 사람에게 아주 유익한 식재료가 된다. 여기에 율무를 넣으면 해독의 효과가 더욱 커지고, 또 비만을 예방하는 효과까지 더할 수 있다.

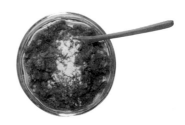

‥재료

율무 10g, 된장 300g

‥만드는 법

① 율무를 물로 씻은 후 깨끗한 프라이팬에 고소한 냄새가 날 때까지 볶는다.

② 분쇄기에 율무를 넣고 곱게 가루 낸다.

③ 된장에 가루 낸 율무를 넣고 골고루 섞어 준다.

홍국고추장

고추장에는 각종 비타민과 효소가 들어 있어 영양 성분이 우수하다. 또한 매운맛을 내는 성분인 캡사이신에는 항균 작용과 혈액 순환 촉진 작용이 있다. 여기에 홍국을 더함으로써 비만을 예방하고 고지혈증을 치료하는 효과를 볼 수 있다.

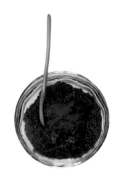

·· 재료

홍국 5g, 고추장 300g

·· 만드는 법

① 홍국은 분쇄기나 절구에 넣고 곱게 가루 낸다.

② 고추장에 가루 낸 홍국을 넣고 골고루 섞어
준다.

*tip 홍국을 구하기 어려우면 홍국균을 넣어 배양한 쌀인 붉은색의 홍국미를 사
용해도 된다. 홍국과 마찬가지로 홍국미를 곱게 가루 내어 고추장과 골고루
섞어 주면 된다.

강황조청

조청은 쌀과 엿기름을 발효시켜 만든 천연 설탕으로, 쌀이 가진 영양성
분과 함께 엿기름이 가진 소화 촉진 작용을 얻을 수 있다. 여기에 강황을
더하면 피를 맑게 하고 어혈을 제거하는 효능을 볼 수 있다. 요리를 할 때
백설탕 대신 조청을 사용해 보자.

·· 재료

쌀 150g, 건조 강황 10g, 엿기름 가루 200g, 밥 짓는 물 400cc, 삭히는
물 2,000cc

··만드는 법

① 쌀과 강황을 깨끗이 씻은 다음, 밥솥에 쌀, 강황, 물 400cc를 넣고
   밥을 짓는다.

② 밥솥을 보온 상태로 두고 강황, 가루 낸 엿기름, 물 2,000cc를 넣고
   8시간 삭힌다.

③ 보자기에 건더기를 담고 꾹 짜서 삭힌 물만 받아 낸다.

④ 삭힌 물을 냄비에 담고 걸쭉해질 때까지 끓인다.

⑤ 깨끗한 병에 담아 냉장 보관하여 사용한다.

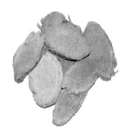

인스턴트 해독 ① : 술 해독은 이렇게

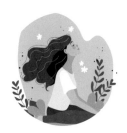

| 지나친 과음으로 몸이 힘들다면 |

현대인들이 살아가면서 가장 흔히 먹는 독소의 근원 음식을 말해 보라고 한다면 술, 밀가루, 고기를 들 수 있다. 도처에 깔려 있어 너무나 쉽게 먹을 수 있지만, 안타깝게도 우리의 몸을 가장 쉽게 상하게 만드는 음식들이다. 《동의보감》에서도 가장 많이 언급한 질병 치료 중의 금기 음식이 바로 술, 밀가루, 그리고 고기이다. 하지만 이런 음식들을 아예 끊고 살 수는 없는 노릇이다. 그렇다면 차선책은 무엇일까? 이런 독소 근원 음식을 어쩔 수 없이 먹었더라도 몸에 쌓이지 않도록 곧바로 해독시켜 주는 것이 차선책이 아닐까 싶다.

인스턴트 음식을 먹어서 찜찜하다면 인스턴트 해독instant detox을 바로 해 주자. 인스턴트 해독은 인스턴트 음식을 곧바로 해독할 수 있다!(Instant detox can detoxify instant food instantly!)

《동의보감》에서는 술, 밀가루, 고기의 해악을 말하면서 그 독을 풀 수 있는 방법도 함께 적어 놓았다.

첫 번째로, 술을 해독하는 방법부터 살펴보자. 술은 대한민국에서 사회생활을 하려면 피할 수 없는 것이다. 하지만 원해서 마시건 억지로 마시건 과음은 분명 몸을 상하게 한다.

「술은 사람을 이롭게 할 수도 있지만 해롭게 할 수도 있다. 술의 성질은 몹시 뜨겁고 몹시 독하다. 엄동설한에 바닷물이 얼지언정 유독 술은 얼지 않는 것은 그 열기 때문이다. 술을 마시면 사람의 정신이 흐려지고 본성이 바뀌는 것은 그 독기 때문이다. 찬 기운을 물리치고 혈맥을 잘 통하게 하여 약의 기운을 잘 돌게 해 주는 데에는 술만한 것이 없다. 하지만 술을 석 잔 이상은 마시지 말아야 한다. 술을 많이 마시면 오장이 상하고 정신이 혼란해져 발광할 수 있다. 술의 양이 지나쳐서 독기가 심장을 침범하고 창자를 뚫어 버리며 정신이 흐려질 정도가 되면 생명의 근원을 잃게 된다.」
(《동의보감》, 〈잡병편〉, 내상문)

이렇게 지나친 음주는 분명 건강에 나쁘다. 그러니 술독이 장부 깊이 침범하는 것을 막을 수 있도록 술독을 풀어 주는 재료로 해독 음식을 만들어 보자. 《동의보감》에서 추천하는 몇 가지 해독 재료로는 삼두三豆, 갈근, 모과, 연근, 녹두 등이 있다.

먼저 삼두란 흑두黑豆, 검은콩, 녹두菉豆, 적소두赤小豆, 팥의 세 가지 콩을 말한다.

《동의보감》 처방 중에 과음으로 인하여 두통과 구토 및 갈증으로 고생할 때 이를 풀어 주는 처방으로 삼두해성탕三豆解醒湯이 있다. 여기서 삼두가 바로 흑두, 녹두, 적소두이다. 해독에 효능이 있는 세 가지 콩을 주약재로 하여 술독을 풀어 주는 것이다.

> 「삼두해성탕은 술로 인한 두통, 구토, 갈증을 치료하는데 술독을 잘 풀어 준다. 술을 많이 마셔도 취하지 않게 해 주며 술로 인한 갈증에는 더욱 효과가 좋다.」 (《동의보감》, 〈잡병편〉, 내상문)

갈근은 술독을 잘 풀어 주기로 이미 잘 알려져 있다. 갈근은 진액을 채워 주고 갈증을 풀어 준다. 또한 술독을 풀어 주어서 술 마신 후에 복용하면 해독의 효능을 얻을 수 있다.

> 「갈근은 두통을 낫게 하고 땀이 잘 나게 하며 술독을 풀어 주고 갈증을 그치게 해 준다. 가슴의 열을 없애고 소장을 잘 통하게 해 준다. 술로 인한 병이나 갈증이 있을 때에 이것을 쓰면 아주 좋다.」 (《동의보감》, 〈탕액편〉, 초문)

모과 역시 술독을 풀어 줄 수 있다. 모과가 주약재로 쓰인 오매모과탕烏梅木瓜湯이라는 처방이 있는데, 이는 술을 먹어서 생긴 열과 갈증을 풀어 주는 작용을 한다.

「오매모과탕은 주갈(酒渴)을 치료한다. 주갈이란 술을 즐겨 마시다 보니 열기가 몸에 쌓여서 진액이 줄어들고 갈증이 나서 물을 계속 마시며 찬 것만 먹으려 하는 것을 말한다.」(《동의보감》, 〈잡병편〉, 소갈문)

연잎의 뿌리인 연근 역시 술독을 풀어 주는 효능이 있다. 연근은 주로 반찬으로 만들어 먹는데, 술 마신 후 섭취하면 술독과 그로 인한 갈증을 풀어 주는 효과도 얻을 수 있다.

「연근은 답답한 것을 없애고 설사를 그치게 해 주며 술독을 풀어 주고 식사 후나 병을 앓은 후에 열이 나면서 갈증이 생기는 것을 멎게 해 준다. 열독을 풀어 주고 어혈을 제거해 준다.」(《동의보감》, 〈탕액편〉, 과문)

녹두는 해독의 대표적인 음식이자 약재이다. 약물에 중독된 것을 풀어 줄 뿐만 아니라 술기운에 중독된 것 역시 풀어줄 수 있다.

「녹두는 술독이나 식중독을 풀어 준다. 가루 내어 국수를 만들어 먹으면 좋다.」(《동의보감》, 〈잡병편〉, 내상문)

술을 마신 후에는 해독을 확실하게 하는 것이 좋다. 위의 재료들을 활용하여 주독을 바로 풀어 주도록 하자. 집에서 만들 수 있는 몇 가지 주독 해소 요리를 소개해 본다.

삼두라테

라테란 뜨거운 우유를 탄 커피를 말한다. 우유 대신 두유가 들어간 일명 두유라테를 마시면 술 마신 후의 주독을 없애는 데 도움이 된다. 세 가지 종류의 콩을 써서 일명 삼두라테를 만들어 보자. 술 마신 다음 날 갈증날 때 음료수로 아주 좋다.

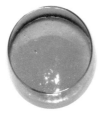

‥재료

흑두 40g, 녹두 40g, 적소두 40g, 물 500cc, 소금 약간

‥만드는 법

① 흑두, 녹두, 적소두는 깨끗이 씻은 후 물에 담가 하룻밤 불린다.

② 콩과 콩 불린 물을 함께 냄비에 붓고 10분 정도 삶는다.

③ 믹서에 콩과 콩 끓인 물을 함께 넣고 소금을 넣은 후 갈아 준다.

*tip 깔끔한 맛을 원하면 체로 건더기를 걸러 준다.

갈근해장국

갈근은 술을 해독시키는 효능이 있기로 이미 잘 알려져 있다. 콩나물과 조개 역시 주독을 풀어 주는 작용을 한다. 술 마신 다음날 속을 달래 줄 해장국에 주독을 풀어 주는 효능을 더해 보자. 콩나물과 조개를 주재료로 하

여 해장국을 만들되, 여기에 갈근을 추가해 해장
의 효능을 높여 보자.

··재료

갈근 20g, 콩나물 70g, 바지락조개 100g, 두

부 40g, 파 약간, 마늘 약간, 소금 약간, 물 500cc

··만드는 법

① 바지락조개를 소금물에 담가 해감을 토하게 한다.

② 콩나물은 깨끗이 씻고 두부는 먹기 좋은 크기로 썰어 둔다.

③ 냄비에 물과 조개, 갈근을 넣고 끓이다가 조개가 입을 벌리면 갈근

은 건져 낸다.

④ 콩나물과 두부를 넣고 팔팔 끓인다.

⑤ 어슷썰기한 파, 다진 마늘을 넣고 한 번 더 끓인 후 소금으로 간한다.

모과에이드

에이드란 과실의 살과 즙을 섞어 밭은 것, 혹은 과즙에 설탕이나 꿀 등을
섞어 맛을 낸 음료를 말한다. 모과를 이용해 에이드를 만들어 먹으면 여러
가지 해독 기능을 한다. 특히 모과는 기침 감기에 좋고 근육통에 좋을뿐더
러 주독을 풀어 주는 효능도 있으므로, 술 마신 다음날 시원한 모과에이드
를 만들어 마시면 갈증을 쉽게 해결할 수 있다.

·· 재료

모과꿀절임 2큰술, 탄산수 200cc, 얼음 2~3개

·· 만드는 법

① 모과는 겉을 깨끗이 씻은 후 물기를 말린다.

② 모과 속의 씨를 제거하고 얇게 채를 썬다.

③ 깨끗한 유리병에 모과와 꿀을 1 : 1 비율로 잘 버무려 담고 일주일가

　량 숙성시킨다.

④ 깨끗한 잔에 모과꿀절임 2큰술을 담고 시원한 탄산수를 붓는다.

⑤ 얼음을 띄운다.

연근스무디

　스무디란 과일에 우유나 요구르트를 넣고 갈아 만든 부드러운 음료를 말

한다. 연근은 위벽을 보호하고 독성 물질을 체외로 배출하는 효능이 있다.

또 어혈을 풀어 주어 혈액 순환을 돕기도 한다. 연근을 넣고 스무디를 만들

어 음주 전후에 마시면, 위벽을 보호하고 술독을

풀어 주는 효과를 얻을 수 있다.

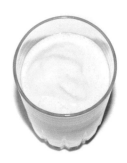

·· 재료

연근 50g, 플레인 요구르트 1통, 얼음 5개, 물

2큰술, 꿀 1큰술

⁝⁝ 만드는 법

① 연근은 깨끗이 씻어서 적당한 크기로 썬다.

② 믹서기에 연근, 플레인 요구르트, 얼음, 물, 꿀을 넣고 갈아 준다.

녹두죽 ●

술 마신 다음날 속이 안 좋으면 아침 식사를 하기가 영 불편할 수 있다. 이럴 때 녹두를 이용해 죽을 만들어 먹으면 아침 식사로 좋을 뿐 아니라 술 독을 풀어 주는 효능도 함께 얻을 수 있다. 특히 술 마신 후 얼굴이 붉게 달 아오르는 사람이 먹으면 더욱 좋다.

⁝⁝ 재료

녹두 50g, 쌀 50g, 물 600cc, 참기름 약간, 소 금 약간

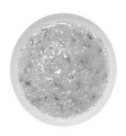

⁝⁝ 만드는 법

① 녹두와 쌀은 깨끗이 씻어 각각 물에 불려 둔다.

② 냄비에 녹두와 물 300cc를 담고 15분가량 삶는다.

③ 새 냄비에 참기름을 두른 후 쌀을 넣고 볶는다.

④ 물 300cc를 붓고 끓이다가 쌀이 익으면, 먼저 삶아 둔 녹두를 함께 넣고 푹 익힌다.

⑤ 소금으로 간을 한다.

인스턴트 해독 ② : 밀가루 해독은 이렇게

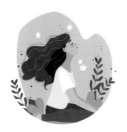

| 독소의 근원 밀가루를 해독하려면 |

현대인들을 강렬하게 유혹하고 그래서 피해 가기 너무나 힘든 두 번째 독소의 근원이 바로 밀가루 음식이다. 라면, 과자, 빵, 국수, 피자, 튀김 등 눈길만 돌리면 밀가루 음식이 도처에 깔려 있으니 피하려야 피하기도 어렵다. 더구나 통밀가루가 아니라 껍질을 벗긴 흰 밀가루로 만든 것이 대부분이라 몸에 더욱 해롭다. 밀가루 음식을 계속 먹다 보면, 밀가루 특유의 끈끈한 성질이 경락의 흐름을 막아 찌꺼기와 덩어리가 함께 생기게 된다. 이런 상태를 밀가루 면麵, 쌓일 적積 자를 써서 '면적麵積'이라고 부른다.

「면적(麵積)이란 밀가루 음식을 지나치게 먹어서 몸에 덩어리가 생긴 상태를 말한다. 트림이 나고 신물이 올라오며 명치 아래가 아프다.」(《동의

보감》, 〈잡병편〉, 적취문)

밀가루 음식의 찌꺼기가 몸에 쌓여 면적의 상태가 안 되게 하려면, 그때그때 밀가루의 성질을 해독시키는 음식을 먹어야 한다. 《동의보감》에서 추천하는 밀가루 해독 음식으로는 나복, 청각채, 적소두, 오매, 귤피 등이 있다.

나복蘿蔔이란 무를 말하는데, 이는 소화 효소가 풍부하여 그 자체로 천연 소화제 역할을 한다.

> 「무는 음식을 잘 소화시켜 주며 밀가루의 독을 풀어 준다. 보리와 밀의 독을 풀어 주는데 생으로 씹어 먹으면 좋다. 옛날 사람들은 밀가루를 먹으면 반드시 무를 먹었다.」 (《동의보감》, 〈잡병편〉, 내상문)

청각채青角菜란 해조류의 일종으로 청각과에 속한 바닷말을 말한다. 주로 무침이나 김치로 반찬을 만들어 먹는다. 보통은 청각이라고 부르는데, 사슴뿔과 모양이 닮았다고 하여 녹각채鹿角菜라고도 부른다.

> 「청각채는 열기를 내리고 어린아이가 뼛속에서부터 화끈거리며 올라오는 열을 치료하며 밀가루의 독을 풀어 준다.」 (《동의보감》, 〈탕액편〉, 채문)

적소두赤小豆는 팥을 말한다. 팥은 맛있는 먹을거리이기도 하지만 생활 속의 해독제로도 쓸 수 있다.

「뜨거운 밀가루 음식을 먹고 중독되었을 때에는 팥을 가루 내어 물과 함께 마시면 곧 낫는다.」(《동의보감》, 〈잡병편〉, 해독문)

오매烏梅란 매실을 불에 구운 후 말린 것을 말한다. 매실에는 여러 효능이 있는데, 그 중 소화를 촉진시켜 주는 작용도 뛰어나다. 또한 밀가루 음식이 잘 소화되게끔 해 준다.

「오매는 밀가루 음식을 먹고서 소화가 되지 않아 배가 빵빵하게 부풀어 오르는 것을 치료해 준다.」(《동의보감》, 〈잡병편〉, 내상문)

귤피橘皮는 귤의 껍질을 말한다. 귤피는 기혈 순환이 잘 되도록 해 주고 소화 작용을 도와준다. 그래서 밀가루 음식을 많이 먹고서 소화가 되지 않을 때에는 귤피를 달인 물과 함께 약을 먹기도 했다.

「밀가루 음식을 먹고서 몸에 찌꺼기가 쌓여 트림과 신물이 올라오고 명치가 아픈데 온갖 약을 써도 효과가 없을 때에는 청목향원이란 약을 먹되 생강과 귤피를 넣고 달인 물과 함께 먹으면 증상이 사라지고 저절로 편안해진다.」(《동의보감》, 〈잡병편〉, 적취문)

밀가루 음식을 먹을 때 혹은 먹고 난 후 꼭 밀가루 해독을 시켜 주자. 그래야 밀가루를 지나치게 먹어서 생기는 면적의 상태가 되지 않는다. 집에서 만들 수 있는 밀가루 해독식의 예를 몇 가지 소개해 본다.

무슬러시

슬러시란 잘게 부순 얼음에 과즙과 설탕을 섞어 만든 음료를 말한다. 무는 밀가루를 가장 잘 소화시켜 주는 음식이다. 밀가루 음식을 먹은 후 무를 이용한 음료수를 마시면 청량감과 소화 작용을 동시에 얻을 수 있을 것이다.

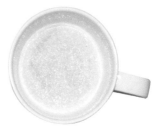

··재료

무꿀절임 3큰술, 얼음 5개, 물 100cc

··만드는 법

① 무는 깨끗이 씻어 채를 썬다.

② 깨끗한 유리병에 무와 꿀을 1:1의 비율로 고루 버무려 담고, 5~7일 정도 숙성시킨다.

③ 꿀에 절인 무, 얼음, 물을 믹서기에 넣고 갈아 준다.

*tip 무슬러시는 무로 만든 음료 형태를 예로 든 것이다. 밀가루 음식을 먹을 때 천연 양념으로 만든 깍두기나 동치미를 먹어도 밀가루를 해독시킬 수 있다.

청각무침

일반인에게 많이 알려져 있지 않은 해각은 각종 무기질, 비타민, 섬유소가 풍부하게 들어 있는 건강 해조류이다. 밀가루 독을 풀어 주는 기능 외에 배변을 도와주고 피부를 깨끗하게 해 주는 효능도 있다. 청각으로 무침을 만들어 밀가루 음식을 먹을 때 반찬으로 곁들여 함께 먹어 보자.

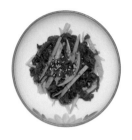

¨재료

말린 청각 20g, 양파 30g, 오이 40g

¨양념장

된장 1작은술, 식초 1작은술, 참기름 1작은술, 다진 마늘 1작은술, 고춧가루 1작은술, 깨 약간

¨만드는 법

① 청각을 물에 불린 후 끓는 물에 살짝 데친다.

② 데친 청각을 찬 물에 잘 씻어 물기를 꼭 짜내고 먹기 좋은 크기로 썬다.

③ 오이와 양파는 채를 썰어 둔다.

④ 그릇에 청각, 오이, 양파를 담고 양념을 모두 넣어 골고루 무친다.

*tip 무침 외에도 청각을 넣어서 된장찌개를 끓여서 먹거나, 끓는 물에 데쳐 헹 군 후 초고추장에 찍어 먹거나, 김치를 만들 때 함께 넣는 식으로 활용하 여 먹어도 된다.

팥스무디

팥은 밀가루 독을 풀어 주는 효능이 있어 해독의 관점에서 보자면 빵 중에서 팥빵이 가장 좋은 빵이라고 할 수 있다. 팥은 배뇨를 원활하게 해주므로 부종에 좋고 미백 효과가 있어 피부 미용에도 좋다. 팥을 이용해 스무디를 만들면 밀가루 음식을 먹은 후에 마실 수 있는 별미가 될 것이다. 밀가루 음식을 많이 먹어 피부가 지저분한 사람에게 특히 좋다.

·· 재료

팥 50g, 플레인 요구르트 1통, 얼음 5개,
꿀 1큰술

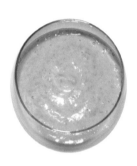

·· 만드는 법

① 팥을 잘 씻은 후 물에 불린다.

② 냄비에 팥을 삶다가 물이 끓으면 2~3분 후에 물을 버리고 새 물을 부어 푹 익을 때까지 30분 정도 삶는다.

③ 믹서기에 삶은 팥, 플레인 요구르트, 얼음, 꿀, 팥 삶은 물 50cc를 넣고 갈아 준다.

매실피클

매실은 소화액의 분비를 촉진시키는 작용을 하기 때문에 소화불량에 좋

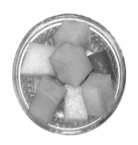

다. 또 유기산이 풍부해 피로 해소에 좋으며 비타민이 있어서 피부 미용에도 좋다. 보통 매실은 매실청으로 만들어 먹는다. 이 매실청과 무를 이용하며 피클을 만들어 밀가루 음식의 반찬으로 먹어 보자.

··재료

무 300g, 청양고추 1개, 물 200cc, 매실청 50cc, 식초 3큰술, 설탕 2큰술, 소금 1작은술, 통후추 20알

··만드는 법

① 무를 잘 씻어서 먹기 좋은 크기로 썬다.

② 깨끗이 소독한 유리병에 무와 청양고추를 담는다.

③ 냄비에 물, 매실청, 식초, 설탕, 소금, 통후추를 담고 끓인다.

④ 식초물이 끓으면 무를 담은 유리병에 붓는다.

⑤ 냉장고에서 2~3일 정도 숙성시킨다.

귤피에이드

귤피는 기혈 순환과 소화 작용을 도울 뿐만 아니라 담음을 제거해 주는 작용도 있다. 밀가루는 성질이 끈끈하여 담음이 잘 생기게 하므로 이 귤피를 활용하면 담음이 생기는 것을 예방할 수 있다. 밀가루 음식만 먹으면 소

화가 잘 안 되는 사람이라면, 귤피에이드를 만들어 식후 음료로 마셔 보자.

.. 재료
귤피생강꿀절임 2큰술, 탄산수 200cc, 얼음 2~3개

.. 만드는 법
① 생강과 귤피를 깨끗이 씻어 물기를 제거한 후 얇게 채를 썬다.
② 깨끗한 통에 귤피, 생강, 꿀을 1 : 1 : 2의 비율로 잘 버무려 담고 3일
정도 숙성시킨다.
③ 깨끗한 잔에 꿀에 절인 귤피와 생강 2큰술을 담고 시원한 탄산수를
붓는다.
④ 청량감을 높이기 위해 얼음을 띄운다.
*tip 귤이 나는 철에는 귤 껍질을 버리지 말고 사용하면 된다. 만약 귤이 나는
계절이 아니라면 귤피차 티백과 생강을 함께 넣고 진하게 끓여 귤피생강
차를 만든 후 여기에 꿀, 탄산수, 얼음을 넣어서 에이드를 만들면 된다.

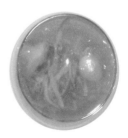

인스턴트 해독 ③ : 고기 해독은 이렇게

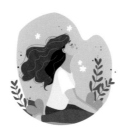

| 고기를 많이 먹었다면 |

회식과 외식에 절대 빠지지 않는 것이 고기다. 하지만 소고기, 돼지고기, 닭고기, 회 등의 육식은 현대인들에게 가장 좋지 않은 세 번째 독소의 근원이 된다. 고기를 약간 먹는 것이야 크게 문제가 되지 않지만, 자주 그리고 많이 먹는다면 몸에 찌꺼기와 덩어리가 생기는데 이를 '육적^{肉積}'이라고 부른다.

「여러 가지 음식에 의해 몸이 상하면 적(積)이 된다. 소화기의 기능이 허약하거나 혹은 음식을 지나치게 먹거나 혹은 날 음식과 찬 음식을 지나치게 먹으면 소화가 되지 못하여 찌꺼기가 쌓이고 덩어리가 생겨서 명치 부위가 그득하고 트림이 나며 신물이 올라오게 된다. 첫째가 식적(食積),

둘째가 주적(酒積), 셋째가 면적(麵積), 넷째가 육적(肉積)이다. 육적
이란 고기를 지나치게 먹어서 생긴 적(積)이다.」(《동의보감》, 〈잡병편〉,
적취문)

적積이 될 정도로 평상시에 고기를 많이 먹었다면, 이미 몸이 어떤 불편을
느끼고 있을 것이다. 적이 되기 전에 평소에 육독肉毒을 미리 해독시키는 것
이 좋다. 고기로 된 식사를 먹을 때 혹은 먹고 난 후 육독을 풀어 주는 것으
로는, 자소엽, 호초, 촉초, 호유, 산사 등이 있다.

먼저 자소엽紫蘇葉이란 차조기를 말하는데, 보라색을 띤 깻잎 모양의 잎이
다. 잎에서 나는 냄새가 향기로운 것이 특징인데, 감기와 소화불량을 잘 치
료해 준다.

「자소엽은 명치 부위가 그득한 것을 치료해 주고 대소변이 잘 나오게 해
준다. 생으로도 먹을 수 있는데 여러 가지 생선이나 고기를 먹을 때 국을
끓여서 같이 먹으면 좋다.」(《동의보감》, 〈탕액편〉, 채문)

호초胡椒는 후추를 말하는데, 요리할 때 쓰는 대표적인 향신료다. 이 후추
에는 생선과 고기의 독을 풀어 주는 효능도 있다.

「호초는 뱃속을 따뜻하게 해 주고 구토와 설사 및 복통을 다스려 준다.
또한 일체 생선과 고기 및 버섯의 독을 풀어 준다.」(《동의보감》, 〈탕액
편〉, 목문)

촉초^{蜀椒}는 천초^{川椒}라고도 하는데, 산초나무의 열매이다. 추어탕에 흔히 넣는 향신료인 산초를 말한다. 이 촉초에는 생선의 독을 풀어 주는 효능이 있다.

「촉초는 뱃속을 따뜻하게 해 주고 생선의 독을 없애 준다. 허리와 무릎을 따뜻하게 해 주며 소변이 잦은 증세를 고쳐 준다.」(《동의보감》, 〈탕액편〉, 목문)

호유^{胡荽}는 미나리과에 속하는 한해살이풀로 무침, 나물, 김치를 만들어 먹는 고수를 말한다. 고수는 향이 강하고 독특하여 음식의 느끼한 맛을 없애 주는 대표적인 향신채이며 사찰음식으로도 잘 알려져 있다.

「호유는 음식이 잘 소화되게 해 주고 소장의 기운이 잘 통하도록 해 준다. 호유의 씨앗은 여러 종류의 치질을 낫게 하고 고기의 독을 풀어 주며 하혈 하는 것을 치료해 준다.」(《동의보감》, 〈탕액편〉, 채문)

산사^{山楂}는 장미과에 속하는 산사나무의 열매를 말한다. 산사 역시 뛰어난 천연 소화제로 식적을 잘 다스려 주는데, 특히 육적을 잘 치료해 준다. 또한 고지혈증을 예방해 주는 효능도 있다.

「산사는 식적을 치료하며 음식을 잘 소화시켜 준다. 산사를 쪄서 살을 발라서 햇볕에 말린 다음 물에 달여서 먹는다. 또한 고기를 많이 먹어서 적

(積)이 생긴 것을 치료해 준다.」(《동의보감》, 〈잡병편〉, 적취문)

고기를 먹은 후에 속이 불편하다면 《동의보감》이 추천한 재료들로 바로 몸을 해독시키자. 그래야만 육적이 생기는 것을 예방할 수 있다. 집에서 만들 수 있는 고기 해독식의 예를 아래에 몇 가지 소개해 본다.

차조기된장찌개

고기를 먹을 때에는 보통 된장찌개를 함께 곁들여 먹는다. 이 된장찌개에 차조기를 넣고 끓이면 차조기의 향을 더할 수 있을 뿐 아니라 고기 독을 풀어 주는 효능도 함께 얻을 수 있다. 차조기를 차로 마실 수 있도록 만들어진 티백을 활용하면 간편하다.

·· 재료

자소엽차 티백 1개, 된장 15g, 양송이버섯 15g, 두부 50g, 애호박 30g, 물 400cc, 국멸치 3개, 자른 다시마 1개

·· 만드는 법

① 냄비에 물을 붓고 국 멸치와 다시마를 넣고 끓인다.

② 국물이 우러나면 멸치와 다시마는 건져 낸다.

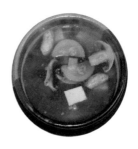

③ 먹기 좋은 크기로 썬 버섯, 두부, 애호박을 넣어 끓인다.

④ 자소엽차 티백을 넣고 된장을 풀어 넣은 후 한소끔 끓이고 티백은
   건져 낸다.

*tip 식당에서 고기를 먹을 때에는 자소엽차 티백을 미리 준비해 가서 된장찌
   개 속에 담가 놓으면 간편하게 차조기된장찌개로 만들 수 있다.

후추차 ●────────────────────────

고기를 구울 때 후춧가루를 뿌리는 이유는 향을 더하기 위해서 뿐 아니
라 고기의 독을 풀어 주기 위해서이기도 하다. 가루가 아닌 통후추를 이용
해 차를 우려내어 마시면, 고기를 먹은 후 입가심을 할 수 있을 뿐 아니라
고기 독을 풀어 주는 효과도 얻을 수 있다.

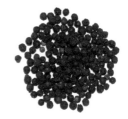

·· 재료
   통후추 20알, 물 120cc

·· 만드는 법
   ① 통후추는 깨끗이 씻은 후 깨끗한 프라이팬에 살짝 볶는다.
   ② 찻잔에 볶은 통후추를 담고 팔팔 끓는 물을 부어서 5분가량 우려
      낸다.

산초소스

산초는 배가 차가워서 생기는 설사를 치료하는 효능이 있다. 생선을 날 것으로 뜬 회는 성질이 차가운데, 회를 찍어 먹는 간장소스에 이 산초를 녹여낸다면 더욱 건강하게 회를 즐길 수 있을 것이다. 회만 먹으면 복통과 설사가 생기는 사람에게는 특히 좋다.

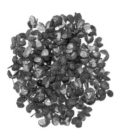

··재료

말린 산초 2g, 천연 간장 200cc, 물 80cc, 청주 20cc, 표고버섯 30g, 자른 다시마 2개

··만드는 법

① 산초를 깨끗이 씻어서 물기를 없이고, 표고버섯은 얇게 썰어 둔다.

② 냄비에 청주를 제외한 재료를 모두 넣고 끓인다.

③ 팔팔 끓으면 약불로 줄여 30분 정도 끓이다가 청주를 넣고 조금 더 끓인다.

④ 채에 걸러 간장만 받아 깨끗한 통에 담아 냉장 보관하여 쓴다.

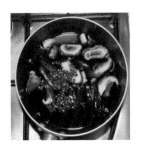

*tip 회를 찍어 먹는 소스 외에 각종 생선 요리의 양념으로 활용해도 좋다.

고수무침

　고기를 구워서 야채에 싸 먹을 때에는 겉절이 채소를 함께 올려 먹는다. 이 겉절이 채소로 고수무침을 이용해 보자. 고수와 고수 씨앗의 향이 입안에 오래 남아 있어서 청량감을 줄 뿐 아니라 고기 독을 풀어 주는 효과도 얻을 수 있다.

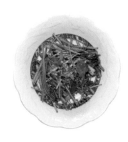

　¨ 재료

　　고수 30g, 무 30g, 고수씨앗 30알

　¨ 양념장

　　간장 1큰술, 고춧가루 1큰술, 참기름 0.5큰술, 식초 1작은술, 꿀 1작은술, 깨 약간

　¨ 만드는 법

　① 고수는 깨끗이 씻어 먹기 좋은 크기로 자른다.

　② 고수씨앗은 깨끗한 프라이팬에 살짝 볶은 후 절구에 넣고 빻아 준다.

　③ 무는 깨끗이 씻어 채를 썬다.

　④ 양념장을 만들어 고수, 무, 고수씨앗에 골고루 잘 무친다.

산사식초

산사는 소화 촉진 작용 외에도 콜레스테롤을 낮춰 주는 효능이 있어서 육식을 즐기고 비만한 사람에게 아주 좋다. 산사를 이용하여 간편하게 식초를 만들어 보자. 고기 요리의 양념장에 사용해도 좋고, 5~6배의 물에 희석하여 음료수처럼 자주 마셔도 좋다.

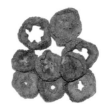

·· 재료

말린 산사 20g, 천연 현미식초 500cc

·· 만드는 법

① 산사를 물로 씻은 후 마른 천으로 물기를 깨끗이 없앤다.

② 깨끗한 병에 산사를 담은 후 식초를 붓는다.

③ 7일 정도 후부터 사용하기 시작한다.

마음 해독 : 감정 해독은 이렇게

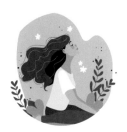

| 진짜 식욕 vs 가짜 식욕 |

"원장님, 저 정말 살 빼고 싶어요. 도와주세요."

"어떻게 해서 살이 찌게 된 건가요?"

"요즘 스트레스를 엄청 받아서 먹는 걸로 풀었거든요. 스트레스가 쌓일 때마다 입에서 당기는 대로 막 먹었더니 체중이 훌쩍 올라가 있더라고요. 그런데 진짜 웃긴 것은 체중계를 보니까 더 짜증이 나고, 짜증이 나니까 더 먹게 되더라는 거죠. 저 자신이 정말 한심해 보여요. 어떻게 해야 이 식욕을 억제할 수 있을까요?"

비만 상담을 하다 보면 흔히 나누게 되는 대화다. 자신은 많이 안 먹고 싶은데 스트레스가 쌓이다 보니 이를 또 먹는 것으로 풀게 되고 그러다 보니 체중이 훌쩍 불었다는 것이다.

스트레스는 소화기에 영향을 미치고 식욕에도 영향을 미친다. 스트레스를 받으면 입맛이 뚝 떨어져 아무것도 먹기 싫은 사람이 있다. 반면에 스트레스를 받으면 마구 식욕이 폭발해서 주체할 수 없이 음식을 먹어 치우는 사람도 있다. 후자의 경우 흔히 비만으로 이어지고, 또한 살을 뺀 이후에도 요요현상이 나타날 확률이 높다.

즐거운 마음으로 음식을 먹더라도 과식을 하면 소화기가 병이 든다. 그런데 기분이 나쁜 상태에서 과식을 하면 더욱 소화기가 병들게 된다. 그러니 스트레스를 음식으로 풀어 버리는 것만큼 몸에 해악인 것이 없다 하겠다.

체해서 한의원을 내원한 환자들의 호소를 들어보면 과식 때문에 체한 경우와 스트레스로 인해 체한 경우로 구분된다. 과식 때문에 체한 경우는 체기가 내려가기 전까지는 음식을 먹기 힘들어 한다. 그런데 스트레스 때문에 체한 경우는 그렇지 않다. 배는 답답하고 불편한데 식욕은 여전히 왕성해서 입에서는 음식이 당긴다. 배는 음식을 거부하는데 입은 음식을 끌어당기는 것이다. 그래서 또 뭘 먹고 나면 당연히 배가 더욱 불편해진다.

"원장님, 체해서 배가 너무 더부룩하고 답답해서 왔어요."

"아이고, 뭘 잘못 드셨나 봐요."

"네, 어제 너무 화가 난 상태로 김밥을 먹었는데 그게 잘못됐나 봐요."

"그렇군요. 오늘 점심 식사는 어떻게 드셨나요?"

"별거 안 먹었어요. 그냥 뭐, 떡볶이밖에 안 먹었어요."

"……."

이런 사람의 체기는 소화 기능도 문제지만 스트레스를 더 큰 원인으로 봐야 한다.

「칠정(七情, 스트레스)은 기를 막히게 하는데 음식도 역시 그러하다. 대개 음식과 칠정 모두 흉부와 복부의 기의 흐름을 막아 버린다. 그래서 구토하고 설사하며 더부룩하고 배가 빵빵해지고 배가 아픈 증세가 모두 똑같이 생기게 된다. 그런데 음식으로 인해 체한 경우는 음식을 더 먹기를 싫어하지만, 칠정으로 인해 체한 경우는 음식 먹기를 싫어하지 않는다.」

(《동의보감》, 〈잡병편〉, 내상문)

이렇게 스트레스로 인해 생기는 식욕은 몸이 원하는 진짜 식욕이 아니다. 즉, 배가 고픈 것이 아니라 마음이 고픈 가짜 식욕이다. 마음이 고픈 것을 배가 고픈 것으로 착각하는 것이다. 해소하지 못한 스트레스를 음식 먹기로 대신 풀려는 것이다. 따라서 이런 경우에는 이미 부른 배를 또 채울 것이 아니라 아직도 허기진 자신의 마음을 먼저 채워야 한다.

| 두드려라 그러면 풀릴 것이다 |

만약 허기진 마음을 음식으로 채우려는 유혹이 들 때에는 수저를 들기 전에 잠시 멈추자. 그리고 물 한 잔을 천천히 마신 후 마음의 눈을 열어서 자신을 잘 느껴 보라. 지금 내가 정말로 배가 고픈 것인지, 혹은 마음이 고픈 것인지 구분해 보라. 아무리 생각해도 내 몸이 허기진 것이 맞다면 그땐 음식을 먹어도 좋다. 만약 그렇지 않고 마음이 허기진 것이라면 음식으로 채우려 하지 말고 내 마음의 칠정을 다스려 줘야 한다.

우리 몸에는 기가 흐르는 노선인 14개의 경락이 있고 그 경락에는 361개의 혈^穴이 위치하고 있다. 만약 칠정이 끓어올라 기의 흐름이 막혔다면 혈자리에 침을 놓아서 막힌 기^氣를 뚫어 준다. 기가 뚫리면 뒤엉킨 경락의 흐름이 정상으로 돌아와 몸이 다시 편안해지게 된다.

한의원에 내원해 침 치료를 받으면 제일 좋겠지만, 집에서 할 수 있는 간단한 방법들도 있다. 스트레스로 인해 막힌 기를 뚫어 주는 여러 혈자리들을 두드려 주고 비벼 주고 눌러 주는 방법이다.

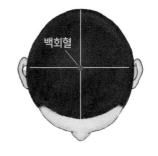

먼저, 백회^{百會}혈을 손가락으로 수차례 두드려 준다. 백회혈은 인체의 모든^百 경락이 모이는^會 혈자리라 하여 백회혈이라 불리는데, 머리를 위에서 내려다보았을 때 코끝에서 올라오는 인체의 세로 정중앙선과 양쪽 귀 끝에서 올라오는 가로 정중앙선이 머리 꼭대기에서 만나는 지점이다.

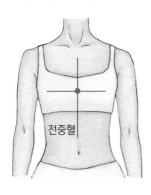

그다음 전중^{膻中}혈을 손가락으로 수차례 두드려 준다. 전중혈은 인체의 세로 정중앙선과 양쪽 젖꼭지를 잇는 가로 정중앙선이 만나는 지점으로 가슴 사이의 움푹 들어간 부분이다. 흔히 화가 나고 가슴이 답답할 때 자신도 모르게 두드리는 부위이기도 하다.

그다음 양손의 후계^{後谿}혈을 맞대고 수차례 두드려 준다. 후계혈은 손바닥과 손등이 구분되는 새끼손가락 측의 세로 경계선과 손바닥의 가로 손금이 만나는 지점의 혈자리이다.

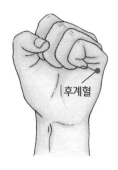
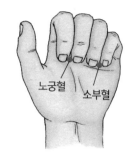

후계혈

노궁혈　소부혈

그다음 양쪽 손바닥을 마주하여 수차례 비벼 주고 박수쳐 준다. 이는 손바닥에 위치한 노궁^{勞宮}혈과 소부^{少府}혈을 자극해 주기 위해서이다. 노궁혈은 주먹을 쥘 때 두 번째 손가락과 세 번째 손가락의 끝이 닿는 곳의 중간에 있고, 소부혈은 주먹을 쥘 때 네 번째 손가락과 다섯 번째 손가락의 끝이 닿는 곳의 중간에 위치해 있다.

그다음 손바닥 쪽에서 가운뎃손가락이 내려오는 세로선과 손목의 가로선이 만나는 지점의 대릉^{大陵}혈, 여기서 약간 바깥쪽의 신문^{神門}혈, 대릉혈에서 팔꿈치 쪽으로 손가락 3개 너비 정도 내려온 지점에 위치한 내관^{內關}혈을 수차례 꾹꾹 눌러 준다.

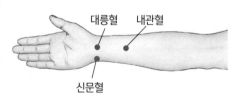

대릉혈　　내관혈

신문혈

이렇게 여러 혈자리들을 두드려 주고 비벼 주고 눌러 주면서 꼭 함께 해야 할 두 가지가 있다. 첫째는 심호흡이다. 마음속에 담긴 모든 부정적인 생각을 내뱉는다는 기분으로 깊이 심호흡을 하는 것이다. 지금 내 마음속의 끓어오르는 분노, 끝없는 열등감, 달래지지 않는 우울함, 근거 없는 걱정을 모두 뱉어 낸다는 느낌으로 심호흡을 하라.

둘째는, 주문 외우기이다. 혈자리들을 두드려 주고 비벼 주고 눌러 주면서 자신을 위한 주문을 외워라. '지금 내 마음속에서는 동료를 향한 분노가 끓고 있지만, 그런 나 자신이 너무 못나게 느껴지지만, 그래도 나는 나의 이런 모습까지 받아들이며 나 자신을 사랑한다.' '지금 내 마음속은 열등감으로 가득 차 있지만, 이런 나의 모습까지 받아들이며 나 자신을 깊이 사랑한다.' 이렇게 주문을 외우며 자신의 마음을 자신을 향한 긍정적인 감정으로 채워라. 마음의 허기를 채울 수 있는 최고의 방법이다. 주문이 길다 싶으면 '나는 나를 사랑한다.'고 간단히 줄여서 반복해도 좋다.

혈자리들을 돌아가면서 두드리고 비비고 눌러 주면서 심호흡하고 사랑의 주문을 외우기를 수차례 반복해 보라. 이것이 혼자서도 자신의 마음에 놓을 수 있는 침 치료법이다. (혈자리를 두드림으로써 마음속의 부정적인 생각을 비우는 방법에 관해서는 EFT^{Emotional Freedom Techniques}에 관련된 서적을 참조하길 바란다. 더 자세한 정보를 얻을 수 있을 것이다.)

| 먹어라 그리고 아낌없이 버려라 |

만약 아무리 두드리고 비비고 누르고 심호흡하고 사랑의 주문을 읊어도 여전히 식욕이 끓어오르고 입에서 음식이 당긴다면 어떻게 해야 할까? 지금 느껴지는 이 마음의 허기가 족발과 맥주와 치킨이 아니고서는 도저히 달래지지 않는다면 어떻게 해야 할까? 이 음식들을 먹으면 또다시 배가 더 부룩해지면서 소화가 안 되고 다시 체중이 오르고 조만간 요요가 파도처럼 밀려올 것임을 뻔히 알지만 그래도 통제가 되지 않는다면 어떻게 해야 할까?

그럴 땐 일단 먹어라. 어쩌겠는가! 먹고 싶은 마음을 억지로 참고 누르는 것 또한 스트레스가 되니 말이다. 오랫동안 족발과 맥주와 치킨으로 허기진 마음을 달래 온 습관을 하루아침에 고치기는 힘들 것이다. 일단 갈구하는 음식을 먹어라. 단, 접시를 다 비우지는 말아야 한다. 지금 끓어오르는 마음의 허기를 달랠 수 있는 최소한의 양만 먹고, 나머지는 옆 사람에게 줘라. 만약 옆에 아무도 없다면 그냥 버려라.

하루에 커피를 예닐곱 잔씩 마시던 사람이 하루아침에 커피를 딱 끊기는 힘들 것이다. 이때도 마찬가지다. 참을 만큼 참다가 더 이상 참기 힘든 순간이 왔을 때는, 커피 한 잔을 타서 향기를 음미한 후 딱 한 모금만 마시고 남은 커피는 그냥 버려 버리자. 이것이 몸에 오랫동안 각인되어 있던 커피의 기억을 조금씩 지워 나가는 방법이다.

스트레스를 음식으로 달래는 오래된 습관을 하루아침에 없애기란 힘들다. 당연히 시간과 노력이 필요하다. 그 노력은 다른 사람이 대신해 줄 수 없다. 본인이 해야 한다. 만약 오늘 직장에서 받았던 스트레스가 치킨이 아니고서는 도저히 풀어질 것 같지 않다면, 아무리 친구랑 수다를 떨고 운동을 하고 혈자리를 두들겨 보아도 치킨이 머릿속에서 떠나지 않는다면 일단 치킨을 주문해라. 그리고 먹기 전에 냄새를 충분히 맡아라. 그다음 한 조각을 먹고 나머지는 옆 사람에게 주든지 쓰레기통에 버려라. 이는 치킨을 버리는 것이 아니다. 나의 오래된 습관을 버리는 것이다.

에필로그 _ 내가 찾아낸 무병장수의 3대 비결

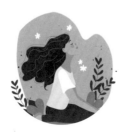

몇 년 전, 내가 운영하는 한의원의 인테리어를 새로 고치는 작업을 했다.

내원해 주시는 여러 환자분들의 불편을 조금이라도 덜어 드리고자 대기실 공간을 조정하는 작업이었다. 여기에는 대기실에 벽면을 새로 세우는 일도 포함되었는데, 이 벽면을 어떻게 꾸밀지가 고민이었다. 처음에는 예쁜 그림을 넣으려고 했으나 여의치 않았고, 결국 고민 끝에《동의보감》의 좋은 문구를 넣어 보기로 했다.

사실 《동의보감》의 좋은 문구가 인테리어의 장식으로 활용되는 경우는 흔하다. 《동의보감》의 좋은 한문 문장을 장식용 유리벽에 새겨 넣기도 한다. 나는 《동의보감》의 한문 문장을 적되 이것을 좀 더 읽기 편하게 만들고 싶었다.

또한 정말 드물게 한의원을 찾는 외국인 환자들을 위해서 영어 문장까지 함께 새겨 넣고 싶었다. 요즘은 국제화 시대가 아닌가!《동의보감》의 좋은 메시지를 여러 외국인과도 함께 나누고 싶었다.

한의원을 내원해 주시는 분들에게 전할 수 있는 메시지로 어떤 것이 좋을지 고민해 보았다. 고민 끝에 아프지 않고 건강한 몸으로 사랑하는 가족들과 오래오래 사는 것이 가장 큰 축복이 아닐까 싶었다. 그래서 내가 지금까지 공부한 《동의보감》 내용 중에서 백세 무병장수의 비결이 될 수 있는 것 3가지를 꼽아 보았다. 그 구절을 대기실의 벽면에 새겨 넣었다. (참고로 이 3가지 비결은 지극히 나의 주관적인 기준에 의해 선정한 것이다.)

이제는 내원 환자들뿐 아니라 이 책을 읽는 모든 독자들에게도 이 메시지를 전하고 싶다. 그래서 벽면에 새긴 그 구절들을 그대로 책의 마지막에 싣는다. 별것 아닌 내용으로 보일지도 모르겠다. 이게 무슨 3대 비결이냐며 실망할지도 모르겠다. 하지만 모름지기 진리는 사실 가장 단순한 것이 아니겠는가! 시시하다 타박하지 말고 《동의보감》의 백세 무병장수의 비결을 마음에 새기고 실천해 보기를 권한다. 이 글을 쓰고 있는 나부터 먼저 시작해야 할 것 같다.

| 《동의보감》이 전하는 백세 무병장수의 3대 비결 |

• 기뻐하라! 몸이 이완되므로 기혈이 잘 흐르게 된다.

喜則氣緩 榮衛通利(희즉기완 영위통리)

Laughing makes your body relaxed, so that nutrient and energy can flow smoothly everywhere in your body.

• 활동하고 휴식함에 규칙됨을 지켜라! 백세 천수를 누릴 수 있다.

起居有常 百歲乃去(기거유상 백세내거)

Make your every day life be regular, and you will live a healthy life to be hundred years old.

• 여러 음식을 담백하게 먹어라! 정신을 밝게 하고 기운을 맑게 해 준다.

五味淡薄 神爽氣淸(오미담박 신상기청)

If you eat light and plain food, you can keep your spirit brilliant and your body clean.

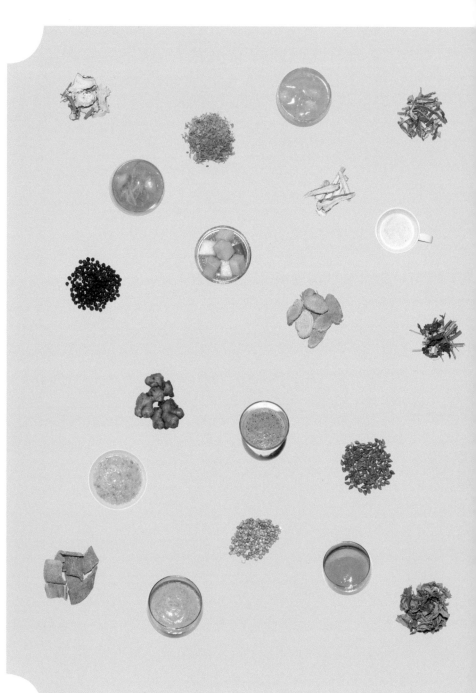

부록

나의 해독 일지

(3주 해독 플랜 노트)

지금부터 본격적으로 '해독'에 도전해 보자. 그동안 수많은 독소에 찌들어 있던 내 몸을 건강한 자연식으로 해독해 보자.

해독 프로그램은 자신의 건강 상태와 상황에 맞게 333, 555, 777, 353, 575, 757 등 다양한 스케줄로 정하면 된다.

매일매일 '나의 해독 일지'에 먹은 것, 활동한 것, 배출한 것을 꼼꼼히 기록하자. 또 예상치 못했던 증상이나 힘들었던 점, 뿌듯했던 점이나 궁금했던 것 등을 '마음 일지'에 적어 보자. 마치 일기처럼 내 몸과 감정의 변화를 기록하자. 열심히 프로그램을 실천하고 있는 자신을 다독이고, 응원해 주자.

노화를 늦추고, 몸을 가볍게 만들어주는 자연식 해독으로
건강해진 내 모습을 만나 보자.

---

1. 준비기 (1일차 ~ 7일차)

① 1~6일차 : 잡곡밥(현미밥), 싱겁게 간을 한 야채 위주 반찬(평소 양의 1/2)

② 7일차 : 죽과 과일

③ 매일 : 제철 과일, 비피더스(2~3회), 해독차(3~10잔)

④ 생활 운동, 온열 요법(반신욕, 족욕, 돌뜸, 사우나 중에서 선택) 시행

⑤ 하루 8시간 숙면 + 나의 해독 일지 쓰기

2. 청소기 (1일차 ~ 7일차)

① 매일 : 정화주스(3회, 식사 시간에), 해독차(3~10잔)

② 생활 운동, 온열 요법(반신욕, 족욕, 돌뜸, 사우나 중에서 선택) 시행

③ 하루 8시간 숙면 + 나의 해독 일지 쓰기

3. 회복기 (1일차 ~ 7일차)

① 1~2일차 : 소량의 야채죽(최소한의 소금 간)

② 3~7일차 : 잡곡밥(현미밥), 싱겁게 간을 한 야채 반찬(준비기에 먹었던 양 정도)

③ 매일 : 제철 과일, 비피더스(2~3회), 해독차(3~10잔)

④ 생활 운동, 온열 요법(반신욕, 족욕, 돌뜸, 사우나 중에서 선택) 시행

⑤ 하루 8시간 정도 숙면 + 나의 해독 일지 쓰기

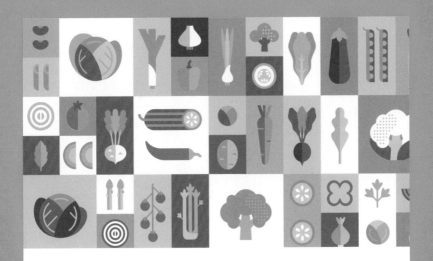

준비기

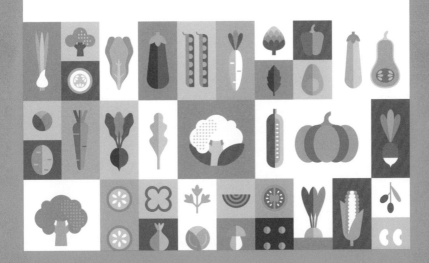

먹어야 할 것 (아침, 점심, 저녁 표시)							할 것 (O, X 표시)		배출 (O, X 표시), (횟수로 표시)								
밥	죽	반찬	과일	비피더스	해독차	정화주스	생활운동	반신욕, 족욕, 돌뜸, 사우나 중 선택	대변	소변	땀	피부반응	가래	콧물	구취	설태	냉대하
아침																	
점심																	
저녁																	

먹어야 할 것

| 마음 일지 |

준비기
2일차

먹어야 할 것 (아침, 점심, 저녁 표시)							할 것 (O, X 표시)		배출 (O, X 표시), (횟수로 표시)								
밥	죽	반찬	과일	비피더스	해독차	정화주스	생활운동	반신욕, 족욕, 돌뜸, 사우나 중선택	대변	소변	땀	피부반응	가래	콧물	구취	설태	냉대하
아침																	
점심																	
저녁																	

먹어야 할 것

| 마음 일지 |

	먹어야할 것 (아침, 점심, 저녁 표시)						할 것 (O, X 표시)		배출 (O, X 표시), (횟수로 표시)								
	밥	죽	반찬	과일	비피더스	해독차	정화주스	생활운동	반신욕, 족욕, 돌뜸, 사우나 중 선택	대변	소변	땀	피부반응	가래	콧물	구취	설태	냉대하
아침																		
점심																		
저녁																		

▨ 먹어야 할 것

| 마음 일지 |

먹어야 할 것 (아침, 점심, 저녁 표시)							할 것 (O, X 표시)		배출 (O, X 표시), (횟수로 표시)								
밥	죽	반찬	과일	비피더스	해독차	정화주스	생활운동	반신욕, 족욕, 돌뜸, 사우나 중 선택	대변	소변	땀	피부반응	가래	콧물	구취	설태	냉대하
아침																	
점심																	
저녁																	

▨ 먹어야 할 것

| 마음 일지 |

먹어야 할 것 (아침, 점심, 저녁 표시)							할 것 (O, X 표시)		배출 (O, X 표시), (횟수로 표시)								
밥	죽	반찬	과일	비피더스	해독차	정화주스	생활운동	반신욕, 족욕, 돌뜸, 사우나 중 선택	대변	소변	땀	피부반응	가래	콧물	구취	설태	냉대하
아침																	
점심																	
저녁																	

▨ 먹어야 할 것

| 마음 일지 |

준비기
6일차 •

먹어야 할 것 (아침, 점심, 저녁 표시)							할 것 (O, X 표시)		배출 (O, X 표시), (횟수로 표시)								
밥	죽	반찬	과일	비피더스	해독차	정화주스	생활운동	반신욕, 족욕, 돌뜸, 사우나 중 선택	대변	소변	땀	피부반응	가래	콧물	구취	설태	냉대하
아침																	
점심																	
저녁																	

　　 먹어야 할 것

| 마음 일지 |

준비기
7일차 •

먹어야 할 것 (아침, 점심, 저녁 표시)							할 것 (O, X 표시)		배출 (O, X 표시), (횟수로 표시)								
밥	죽	반찬	과일	비피더스	해독차	정화주스	생활운동	반신욕, 족욕, 돌뜸, 사우나 중 선택	대변	소변	땀	피부반응	가래	콧물	구취	설태	냉대하
아침																	
점심																	
저녁																	

▨ 먹어야 할 것

| 마음 일지 |

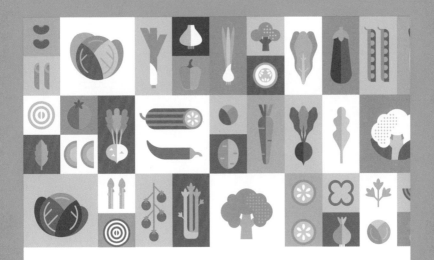

청소기

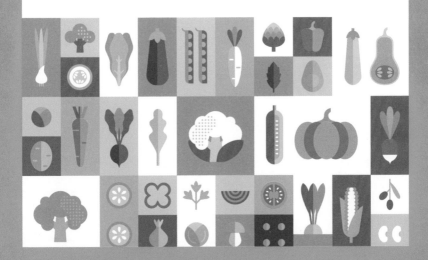

청소기
1일차

	먹어야 할 것 (아침, 점심, 저녁 표시)							할 것 (O, X 표시)		배출 (O, X 표시), (횟수로 표시)								
	밥	죽	반찬	과일	비피더스	해독차	정화주스	생활운동	반신욕, 족욕, 돌뜸, 사우나 중 선택	대변	소변	땀	피부반응	가래	콧물	구취	설태	냉대하
아침																		
점심																		
저녁																		

먹어야 할 것

| 마음 일지 |

청소기
2일차 ●━━━━━━━━━━━━━━━━━━━━━━━━

	먹어야 할 것 (아침, 점심, 저녁 표시)							할 것 (O, X 표시)		배출 (O, X 표시), (횟수로 표시)								
	밥	죽	반찬	과일	비피더스	해독차	정화주스	생활운동	반신욕, 족욕, 돌뜸, 사우나 중 선택	대변	소변	땀	피부반응	가래	콧물	구취	설태	냉대하
아침																		
점심																		
저녁																		

■ 먹어야 할 것

| 마음 일지 |

청소기
3일차

먹어야 할 것 (아침, 점심, 저녁 표시)							할 것 (O, X 표시)		배출 (O, X 표시), (횟수로 표시)								
밥	죽	반찬	과일	비피더스	해독차	정화주스	생활운동	반신욕, 족욕, 돌뜸, 사우나 중 선택	대변	소변	땀	피부반응	가래	콧물	구취	설태	냉대하
아침																	
점심																	
저녁																	

▨ 먹어야 할 것

| 마음 일지 |

먹어야 할 것 (아침, 점심, 저녁 표시)							할 것 (O, X 표시)		배출 (O, X 표시), (횟수로 표시)								
밥	죽	반찬	과일	비피더스	해독차	정화주스	생활운동	반신욕, 족욕, 돌뜸, 사우나 중 선택	대변	소변	땀	피부반응	가래	콧물	구취	설태	냉대하
아침																	
점심																	
저녁																	

■ 먹어야 할 것

| 마음 일지 |

청소기
5일차 ●───────────────────────

	먹어야 할 것 (아침, 점심, 저녁 표시)							할 것 (O, X 표시)		배출 (O, X 표시), (횟수로 표시)								
	밥	죽	반찬	과일	비피더스	해독차	정화주스	생활운동	반신욕, 족욕, 돌뜸, 사우나 중 선택	대변	소변	땀	피부반응	가래	콧물	구취	설태	냉대하
아침																		
점심																		
저녁																		

▦ 먹어야 할 것

| 마음 일지 |

청소기
6일차 •━━━━━━━━━━━━━━━━━━━━━━━━

먹어야 할 것 (아침, 점심, 저녁 표시)							할 것 (O, X 표시)		배출 (O, X 표시), (횟수로 표시)								
밥	죽	반찬	과일	비피더스	해독차	정화주스	생활운동	반신욕, 족욕, 돌뜸, 사우나 중 선택	대변	소변	땀	피부반응	가래	콧물	구취	설태	냉대하
아침																	
점심																	
저녁																	

☐ 먹어야 할 것

| 마음 일지 |

먹어야 할 것 (아침, 점심, 저녁 표시)							할 것 (O, X 표시)		배출 (O, X 표시), (횟수로 표시)								
밥	죽	반찬	과일	비피더스	해독차	정화주스	생활운동	반신욕, 족욕, 돌뜸, 사우나 중 선택	대변	소변	땀	피부반응	가래	콧물	구취	설태	냉대하
아침																	
점심																	
저녁																	

먹어야 할 것

| 마음 일지 |

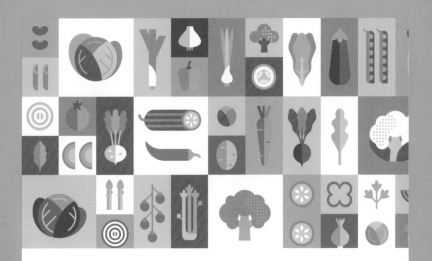

회복기

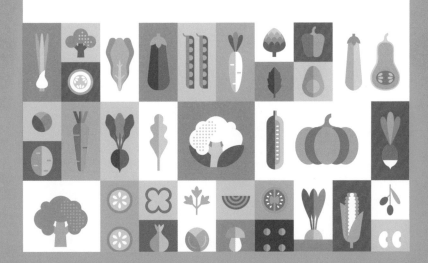

회복기
1일차 ●───────────────────────────────

먹어야 할 것 (아침, 점심, 저녁 표시)							할 것 (O, X 표시)		배출 (O, X 표시), (횟수로 표시)								
밥	죽	반찬	과일	비피더스	해독차	정화주스	생활운동	반신욕, 족욕, 돌뜸, 사우나 중 선택	대변	소변	땀	피부반응	가래	콧물	구취	설태	냉대하
아침																	
점심																	
저녁																	

▨ 먹어야 할 것

| 마음 일지 |

회복기
2일차 ●━━━━━━━━━━━━━━━

먹어야 할 것 (아침, 점심, 저녁 표시)							할 것 (O, X 표시)		배출 (O, X 표시), (횟수로 표시)								
밥	죽	반찬	과일	비피더스	해독차	정화주스	생활운동	반신욕, 족욕, 돌뜸, 사우나 중 선택	대변	소변	땀	피부반응	가래	콧물	구취	설태	냉대하

(아침, 점심, 저녁)

      먹어야 할 것

| 마음 일지 |

회복기
3일차 •

먹어야 할 것 (아침, 점심, 저녁 표시)							할 것 (O, X 표시)		배출 (O, X 표시), (횟수로 표시)								
	밥	죽	반찬	과일	비피더스	해독차	정화주스	생활운동	반신욕, 족욕, 돌뜸, 사우나 중 선택	대변	소변	땀	피부반응	가래	콧물	구취	설태	냉대하
아침																		
점심																		
저녁																		

▨ 먹어야 할 것

| 마음 일지 |

회복기
4일차 •────────────────────────

먹어야 할 것 (아침, 점심, 저녁 표시)							할 것 (O, X 표시)		배출 (O, X 표시), (횟수로 표시)								
	밥	죽	반찬	과일	비피더스	해독차	정화주스	생활운동	반신욕, 족욕, 돌뜸, 사우나 중 선택	대변	소변	땀	피부반응	가래	콧물	구취	설태	냉대하
아침																		
점심																		
저녁																		

■ 먹어야 할 것

| 마음 일지 |

회복기
5일차 ●━━━━━━━━━━━━━━━━━━━━━━

먹어야 할 것 (아침, 점심, 저녁 표시)							할 것 (O, X 표시)		배출 (O, X 표시), (횟수로 표시)								
	밥	죽	반찬	과일	비피더스	해독차	정화주스	생활운동	반신욕, 족욕, 돌뜸, 사우나 중 선택	대변	소변	땀	피부반응	가래	콧물	구취	설태	냉대하
아침																		
점심																		
저녁																		

▨ 먹어야 할 것

| 마음 일지 |

먹어야 할 것 (아침, 점심, 저녁 표시)							할 것 (O, X 표시)		배출 (O, X 표시), (횟수로 표시)								
	밥	죽	반찬	과일	비피더스	해독차	정화주스	생활운동	반신욕, 족욕, 돌뜸, 사우나 중 선택	대변	소변	땀	피부반응	가래	콧물	구취	설태	냉대하
아침																		
점심																		
저녁																		

먹어야 할 것

| 마음 일지 |

회복기
7일차 •————————————————————

먹어야 할 것 (아침, 점심, 저녁 표시)							할 것 (O, X 표시)		배출 (O, X 표시), (횟수로 표시)								
밥	죽	반찬	과일	비피더스	해독차	정화주스	생활운동	반신욕, 족욕, 돌뜸, 사우나 중 선택	대변	소변	땀	피부반응	가래	콧물	구취	설태	냉대하
아침																		
점심																		
저녁																		

▨ 먹어야 할 것

| 마음 일지 |

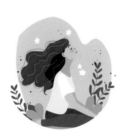

노화는 느리게 해독은 빠르게 몸은 가볍게

초판 1쇄 발행일 2025년 3월 31일

지은이 방성혜
펴낸이 박희연
대표 박창흠

펴낸곳 트로이목마
출판신고 2015년 6월 29일 제315-2015-000044호
주소 서울시 강서구 화곡로 68길 82, 강서 IT 밸리 1106-2호
전화번호 070-8724-0701
팩스번호 02-6005-9488
이메일 trojanhorsebook@gmail.com
페이스북 https://www.facebook.com/trojanhorsebook
네이버블로그 https://blog.naver.com/trojanhorsebook
인스타그램 https://www.instagram.com/trojanhorse_book/
인쇄 · 제작 ㈜미래상상

ⓒ **방성혜**, 저자와 맺은 특약에 따라 검인을 생략합니다.

ISBN 979-11-92959-49-8 (13510)

* 책값은 뒤표지에 있습니다.
* 잘못된 책은 구입하신 곳에서 바꾸어 드립니다.